ジストニア診療ガイドライン 2018

Practical Guideline for Dystonia 2018
© Societas Neurologica Japonica, 2018
Published by Nankodo Co., Ltd., Tokyo, 2018

ジストニア診療ガイドライン 2018

監修　日本神経学会
編集　「ジストニア診療ガイドライン」作成委員会

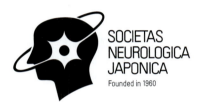

南江堂

監修
日本神経学会
（協力機関：厚生労働省　難治性疾患等政策研究事業（難治性疾患政策研究事業）遺伝性
ジストニア・ハンチントン病の診療ガイドラインに関するエビデンス構築のための臨床
研究班（H28- 難治等（難）- 一般-019）

編集
「ジストニア診療ガイドライン」作成委員会

委員長（研究代表者）
梶　　龍兒　　　　徳島大学　特命教授

副委員長
長谷川一子　　　　国立病院機構相模原病院神経内科　医長

委　員
宇川　義一　　　　福島県立医科大学神経再生医療学講座　教授
大澤美貴雄　　　　東京クリニックボツリヌス神経治療センター
柏原　健一　　　　岡山旭東病院神経内科　部長
瓦井　俊孝　　　　徳島大学大学院医歯薬学研究部臨床神経科学分野　講師
小林　武夫　　　　帝京大学ちば総合医療センター耳鼻咽喉科　客員教授
坂本　　崇　　　　国立精神・神経医療研究センター病院神経内科　医長
平　　孝臣　　　　東京女子医科大学脳神経外科　臨床教授
玉川　　聡　　　　たまがわクリニック　院長
中村　雄作　　　　近畿大学医学部地域医療連携学　教授/
　　　　　　　　　和泉市立総合医療センター脳神経内科　部長
野村　哲志　　　　のむらニューロスリープクリニック　院長
野村　芳子　　　　野村芳子小児神経学クリニック　院長
兵頭　政光　　　　高知大学医学部耳鼻咽喉科学　教授
堀内　正浩　　　　川崎市立多摩病院神経内科　部長
宮本　亮介　　　　徳島大学大学院医歯薬学研究部臨床神経科学分野　助教
目崎　高広　　　　榊原白鳳病院　診療顧問
望月　秀樹　　　　大阪大学大学院医学系研究科神経内科学　教授

研究協力者
古屋　晋一　　　　ソニーコンピュータサイエンス研究所　研究員
松本　英之　　　　日本赤十字社医療センター神経内科　副部長
三島　大徳　　　　国立病院機構相模原病院脳神経外科　医長
宮崎　由道　　　　兵庫県立淡路医療センター神経内科
吉田　和也　　　　国立病院機構京都医療センター歯科口腔外科　医長
若倉　雅登　　　　井上眼科病院　名誉院長

評価・調整委員
柴﨑　　浩　　　　京都大学　名誉教授
柳澤　信夫　　　　信州大学　名誉教授

（50 音順）

神経疾患診療ガイドラインの発行にあたって

　日本神経学会では，2001 年に当時の柳澤信夫理事長の提唱に基づき，理事会で主要な神経疾患について治療ガイドラインを作成することを決定し，2002 年に「慢性頭痛」，「パーキンソン病」，「てんかん」，「筋萎縮性側索硬化症」，「痴呆性疾患」，「脳卒中」の 6 疾患についての「治療ガイドライン 2002」を発行しました．

　「治療ガイドライン 2002」の発行から時間が経過し，新しい知見も著しく増加したため，2008 年の理事会（葛原茂樹元代表理事）で改訂を行うことを決定し，「治療ガイドライン 2010」では，「慢性頭痛」(2013 年発行)，「認知症」(2010 年発行)，「てんかん」(2010 年発行)，「多発性硬化症」(2010 年発行)，「パーキンソン病」(2011 年発行)，「脳卒中」(2009 年発行) の 6 疾患の治療ガイドライン作成委員会，および「遺伝子診断」(2009 年発行) のガイドライン作成委員会が発足しました．

　「治療ガイドライン 2010」の作成にあたっては，本学会としてすべての治療ガイドラインについて一貫性のある作成委員会構成を行いました．利益相反に関して，このガイドライン作成に携わる作成委員会委員は，「日本神経学会利益相反自己申告書」を代表理事に提出し，日本神経学会による「利益相反状態についての承認」を得ました．また，代表理事のもとに統括委員会を置き，その下に各治療ガイドライン作成委員会を設置しました．この改訂治療ガイドラインでは，パーキンソン病を除く全疾患について，他学会との合同委員会で作成されました．

　2009 年から 2011 年にかけて発行された治療ガイドラインは，代表的な神経疾患に関するものでした．しかし，その他の神経疾患でも治療ガイドラインの必要性が高まり，2011 年の理事会で新たに 6 神経疾患の診療ガイドライン（ギラン・バレー症候群・フィッシャー症候群，慢性炎症性脱髄性多発根ニューロパチー・多巣性運動ニューロパチー，筋萎縮性側索硬化症，細菌性髄膜炎，デュシェンヌ型筋ジストロフィー，重症筋無力症）を，診断・検査を含めた「診療ガイドライン」として作成することが決定されました．これらは 2013〜2014 年に発行され，「ガイドライン 2013」として広く活用されています．

　今回のガイドライン改訂・作成は 2013 年の理事会で，「遺伝子診断」(2009 年発行)，「てんかん」(2010 年発行)，「認知症疾患」(2010 年発行)，「多発性硬化症」(2010 年発行)，「パーキンソン病」(2011 年発行) の改訂，「単純ヘルペス脳炎」と「ジストニア」の作成，2014 年の理事会で「脊髄小脳変性症・多系統萎縮症診療ガイドライン」の作成が承認されたのを受けたものです．

　これらのガイドライン改訂は従来同様，根拠に基づく医療 (evidence-based medicine：EBM) の考え方に従い，「Minds 診療ガイドライン作成の手引き」2007 年版，および 2014 年版が作成に利用できたものに関しては 2014 年版に準拠して作成されました（2014 年版準拠は「多発性硬化症・視神経脊髄炎」，「パーキンソン病」，「てんかん」の診療ガイドラインなど）．2014 年版では患者やメディカルスタッフもクリニカルクエスチョン作成に参加する GRADE システムの導入を推奨しており，GRADE システムは新しいガイドラインの一部にも導入されています．

　診療ガイドラインは，臨床医が適切かつ妥当な診療を行うための臨床的判断を支援する目的で，現時点の医学的知見に基づいて作成されたものです．個々の患者さんの診療はすべての臨

床データをもとに，主治医によって個別の決定がなされるべきものであり，診療ガイドラインは医師の裁量を拘束するものではありません．診療ガイドラインはすべての患者に適応される性質のものではなく，患者さんの状態を正確に把握したうえで，それぞれの治療の現場で参考にされるために作成されたものです．

　神経疾患の治療も日進月歩で発展しており，診療ガイドラインは今後も定期的な改訂が必要となります．新しい診療ガイドラインが，学会員の皆様の日常診療の一助になることを心から願いますとともに，次期改訂に向けて，診療ガイドラインをさらによいものにするためのご評価，ご意見をお待ちしております．

2018 年 5 月

日本神経学会 前代表理事　**水澤　英洋**
日本神経学会 代表理事　**髙橋　良輔**
日本神経学会 前ガイドライン統括委員長　**祖父江　元**
日本神経学会 ガイドライン統括委員長　**亀井　聡**

序

　ジストニアはまだ一般の方々にとっては馴染みのない病名ですが，軽症を入れると全国で患者さんが数万人以上にも及ぶ可能性がある病気で，軽症であっても働き盛りの方が仕事ができなくなったり，重症例では寝たきりになることもある重要な神経疾患です．本診療ガイドラインは日本神経学会と厚生労働省の研究班が協力して作成した世界でも類を見ない本格的なジストニアの診療ガイドラインになっており，主な対象は医師を想定していますが，患者さんやご家族にもある程度おわかりいただける内容としました．

　遺伝性の症例については指定難病（120）になっていますが，現在のところ既知の遺伝子の変異が見つかっている方だけが対象になります．しかし，毎年のように新しい原因遺伝子が特定されてきており，従来の遺伝子の検査で正常であって家族に同様の患者さんがいる場合も将来的に難病認定される可能性があります．また，家族歴がなくとも，遺伝子の突然変異で起こる場合もあり，遺伝子検査が重要です．このためわれわれは日本ジストニアコンソーシアムという遺伝子検査を行う組織をつくり（連絡先は巻末 p.201 参照），患者さんの利便を図っています．

　既知の科学的な事実（エビデンス）が少なくガイドライン作成は難航を極め，足掛け 5 年を要しましたが，この 5 年の間に古くなった部分はできるだけ補うようにしました．特に，新規遺伝子はできるだけ更新するようにしました．遺伝性ジストニアの呼称については「DYT＋遺伝子」という新しいものをできるだけ併記するようにしましたが，まだ正確に遺伝子がわかっていないものの明らかに遺伝性であるものについてはあえて「DYT＋番号」という古い名前を用いています．

　最後に本稿をまとめるにあたってお忙しいなか副委員長としてお手伝いいただいた長谷川一子先生，最終年度に痙攣性発声障害班を合流させていただいた兵頭政光先生，査読をお願いした柳澤信夫先生，柴﨑 浩先生，原稿のまとめをお願いした徳島大学神経内科の宮本亮介・瓦井俊孝の両先生に深謝いたします．

2018 年 5 月

「ジストニア診療ガイドライン」作成委員会 委員長

梶　龍兒

ジストニア診療ガイドライン 2018 について

1. 構成・作成手順

Minds 診療ガイドライン 2014 に基づき，取り上げるべき最重要課題をスコープとして決定した後に，クリニカルクエスチョン (CQ) を設定した．それぞれの CQ について，作成委員会が特定非営利活動法人日本医学図書館協会診療ガイドラインワーキンググループ (担当：阿部信一氏) に依頼して，PubMed，医中誌 Web をデータベースとして検索式を作成した．原則としてこの検索結果を使用したが，必要な場合には追加検索で得られた結果も用いた．

ジストニアでは，ボツリヌス治療に関するものなどごく一部を除き，ランダム化比較試験 (RCT) やシステマティックレビューが存在せず，症例数の多い介入研究や対象群を伴う研究が非常に少ない．そのため，本ガイドラインでは，個々の論文に対してツールを用いて形式的にエビデンスの強さを決定する作業は行っていないが，多数の少数例の報告も考慮したうえで，「エビデンス総体」としてエビデンスの強さを示した．推奨の記載にあたっては，推奨の強さ (表 1) とエビデンスの強さ (表 2) の 2 つの軸を併記する形で示した．

表 1　推奨の強さ

「1」	：強く推奨する
「2」	：弱く推奨する

表 2　エビデンスの強さ

A（強）	：効果に強く確信が持てる
B（中）	：効果に中等度の確信が持てる
C（弱）	：効果に対する確信は限定的である
D（とても弱い）	：効果にほとんど確信を持てない

2. 利益相反 (conflict of interest：COI)

作成に携わった委員長をはじめとする各委員，研究協力者は，参加にあたり「日本神経学会診療ガイドライン作成に係る利益相反自己申告書」を日本神経学会に提出し，同学会の承認を得た．

申告された企業等を以下に示す．

- アッヴィ合同会社
- 大塚製薬株式会社
- 協和発酵キリン株式会社
- 総合南東北病院
- 第一三共株式会社
- ノバルティスファーマ株式会社

・株式会社メジカルビュー社

3. 作成費用

　日本神経学会の経費，および遺伝性ジストニアに関する部分については厚生労働省の班研究に依った．

2018 年 5 月

「ジストニア診療ガイドライン」作成委員会

目　次

1. 総論

1. 疾患概念
CQ 1–1　ジストニアの定義とはどのようなものですか …………………………………2
CQ 1–2　ジストニアは歴史的にどのように理解されてきましたか …………………4
CQ 1–3　どのような症状があればジストニアを考えますか ………………………6

2. 病型
CQ 2–1　病型分類にはどのようなものがありますか …………………………………8

3. 疫学
CQ 3–1　どの病型がどれくらい多いですか ………………………………………………11
CQ 3–2　遺伝しますか ………………………………………………………………………13

4. 病態・原因
CQ 4–1　ジストニアの病態はどのようなものですか …………………………………15
CQ 4–2　原因は何ですか ……………………………………………………………………18

5. 必要な診察と検査
CQ 5–1　どのように診察しますか ……………………………………………………………19
CQ 5–2　どのように鑑別を進めますか ……………………………………………………20
CQ 5–3　どのような検査が必要ですか ……………………………………………………23

6. 遺伝性ジストニアを疑う場合
CQ 6–1　どのような場合に遺伝性ジストニアを疑いますか …………………………24

7. 遺伝性ジストニアの原因遺伝子
CQ 7–1　遺伝性ジストニアにはどのようなものがありますか ………………………26

8. ジストニアをきたす遺伝性変性疾患
CQ 8–1　他にジストニアを症状とする病態（病気）にどのようなものがありますか …………32

9. 予後
CQ 9–1　ジストニアは回復しますか ……………………………………………………34

10. 治療
CQ 10–1　ジストニアの治療手段にはどのようなものがありますか …………………35
CQ 10–2　ジストニアの内服療法にはどのようなものがありますか …………………37
CQ 10–3　注射の治療にはどのようなものがありますか—ボツリヌス治療 …………39
CQ 10–4　注射の治療にはどのようなものがありますか— muscle afferent block …………41
CQ 10–5　バクロフェン髄注療法とはどのような治療ですか …………………………43
CQ 10–6　手術治療にはどのようなものがありますか …………………………………45
CQ 10–7　経頭蓋脳刺激法は有効ですか …………………………………………………47
CQ 10–8　リハビリテーションは有効ですか ……………………………………………49
CQ 10–9　日常生活上の注意点はありますか ……………………………………………51

2. 各論

11. 眼瞼痙攣
CQ 11–1　眼瞼痙攣はどのように診断しますか …………………………………………54

目　次

CQ 11–2　Meige 症候群とはどのようなものですか ……………………………………56
CQ 11–3　眼瞼痙攣の治療法にはどのようなものがありますか ………………………58
CQ 11–4　眼瞼痙攣に効果がある内服薬にはどのようなものがありますか …………60
CQ 11–5　眼瞼痙攣においてボツリヌス治療はどのように位置づけられますか ……62
CQ 11–6　眼瞼痙攣において手術治療はどのように位置づけられますか ……………63
CQ 11–7　眼瞼痙攣に効果がある装具にはどのようなものがありますか ……………65
CQ 11–8　治療困難例はどのように対処しますか ………………………………………67

12. 顎・口・舌ジストニア
CQ 12–1　顎・口・舌ジストニアの症状にはどのようなものがありますか …………69
CQ 12–2　顎・口・舌ジストニアはどのように治療しますか …………………………71

13. 頸部ジストニア（痙性斜頸）
CQ 13–1　痙性斜頸はどのように診断しますか …………………………………………73
CQ 13–2　痙性斜頸の治療法にはどのようなものがありますか ………………………75
CQ 13–3　痙性斜頸に効果がある内服薬にはどのようなものがありますか …………78
CQ 13–4　痙性斜頸においてボツリヌス治療はどのように位置づけられますか ……80
CQ 13–5　痙性斜頸において手術治療はどのように位置づけられますか ……………82
CQ 13–6　痙性斜頸に効果があるリハビリテーションにはどのようなものがありますか …84
CQ 13–7　治療困難例はどのように対処しますか ………………………………………85
CQ 13–8　痙性斜頸のボツリヌス治療にガイドは必要ですか …………………………86

14. 体幹・体軸のジストニア
CQ 14–1　首下がり，腰曲がりとはどのような症状ですか ……………………………87
CQ 14–2　首下がり，腰曲がりはどのように診断しますか ……………………………89
CQ 14–3　首下がり，腰曲がりはどのように治療しますか ……………………………91

15. 喉頭ジストニア
CQ 15–1　喉頭ジストニアはどのように診断しますか …………………………………93
CQ 15–2　喉頭ジストニアの治療法にはどのようなものがありますか ………………95
CQ 15–3　治療困難例はどのように対処しますか ………………………………………98
CQ 15–4　症候性喉頭ジストニアにはどのようなものがありますか ……………… 100
CQ 15–5　特発性呼吸性喉頭ジストニア，歌唱者の喉頭ジストニアはどのような状態ですか
　　　　　…………………………………………………………………………………… 101

16. 書痙・上肢ジストニア
CQ 16–1　書痙・上肢ジストニアはどのように診断しますか ……………………… 102
CQ 16–2　手のふるえをどのように鑑別しますか …………………………………… 104
CQ 16–3　書痙・上肢ジストニアの治療法にはどのようなものがありますか …… 106
CQ 16–4　書痙・上肢ジストニアに効果がある内服薬にはどのようなものがありますか．
　　　　　ボツリヌス治療はどのように位置づけられますか …………………………109
CQ 16–5　書痙・上肢ジストニアにおいて手術治療はどのように位置づけられますか …… 111
CQ 16–6　書痙・上肢ジストニアに効果があるリハビリテーションにはどのようなものがあり
　　　　　ますか ………………………………………………………………………… 113

17. 職業・スポーツ・外傷との関連
CQ 17–1　職業やスポーツによって生じるジストニアとはどのようなものですか … 115
CQ 17–2　職業やスポーツによって生じるジストニアはどのように診断や治療を行いますか
　　　　　…………………………………………………………………………………… 117
CQ 17–3　末梢神経の外傷により，ジストニアが発症しますか …………………… 119

18. 音楽家のジストニア
CQ 18–1　音楽家のジストニアにはどのようなものがありますか ………………… 121
CQ 18–2　音楽家のジストニアはどのくらいの頻度で起きますか ………………… 122
CQ 18–3　音楽家のジストニアはどのように診断しますか ………………………… 123

目 次

　　　CQ 18–4　音楽家のジストニアの治療法にはどのようなものがありますか ……………… 124
　19.　下肢ジストニア
　　　CQ 19–1　下肢ジストニアの症状にはどのようなものがありますか ………………… 126
　　　CQ 19–2　下肢ジストニアはどのように診断しますか ……………………………… 128
　　　CQ 19–3　下肢ジストニアはどのように治療しますか ……………………………… 129
　20.　全身性ジストニア
　　　CQ 20–1　全身性ジストニアの症状にはどのようなものがありますか ……………… 131
　　　CQ 20–2　全身性ジストニアはどのように診断しますか …………………………… 133
　　　CQ 20–3　全身性ジストニアはどのように治療しますか …………………………… 135
　21.　片側性ジストニア
　　　CQ 21–1　片側性ジストニアの症状にはどのようなものがありますか ……………… 137
　　　CQ 21–2　片側性ジストニアはどのように診断しますか …………………………… 138
　　　CQ 21–3　片側性ジストニアはどのように治療しますか …………………………… 140
　22.　小児に多いジストニア
　　　CQ 22–1　遺伝性ジストニアで小児発症が多いタイプは何ですか ………………… 142
　　　CQ 22–2　代謝異常によるジストニアで代表的なものは何ですか ………………… 145
　　　CQ 22–3　脳性麻痺でジストニアタイプを示すものは何ですか …………………… 148
　23.　パーキンソン病に伴うジストニア
　　　CQ 23–1　パーキンソン病に関連したジストニアの症状にはどのようなものがありますか … 150
　　　CQ 23–2　パーキンソン病に関連したジストニアの頻度はどのくらいですか ………… 153
　　　CQ 23–3　パーキンソン病に関連したジストニアはどのように診断しますか ………… 155
　　　CQ 23–4　パーキンソン病に関連したジストニアはどのように治療しますか ………… 157
　24.　その他の神経疾患に伴うジストニア
　　　CQ 24–1　その他の神経疾患に伴うジストニアにはどのようなものがありますか ……… 160
　25.　発作性ジストニア
　　　CQ 25–1　発作性ジストニアとは何ですか ………………………………………… 163
　　　CQ 25–2　発作性ジストニアはどのように治療しますか …………………………… 164
　26.　薬剤性ジストニア
　　　CQ 26–1　薬剤性ジストニアの症状にはどのようなものがありますか ……………… 165
　　　CQ 26–2　薬剤性ジストニアはどのように診断しますか …………………………… 168
　　　CQ 26–3　薬剤性ジストニアはどのように治療しますか …………………………… 171
　27.　緊急性のあるジストニア
　　　CQ 27–1　緊急性のあるジストニアにはどのようなものがありますか ……………… 174
　28.　心因性ジストニア
　　　CQ 28–1　ジストニアは心因性の要素がありますか ……………………………… 176
　29.　経済負担・社会資源
　　　CQ 29–1　ジストニアに対する社会資源や扶助はありますか …………………… 178
　30.　重症度 rating scale BFMDRS/BI/mRS
　　　CQ 30–1　評価スケールにはどのようなものがありますか ………………………… 180

巻末資料
　○別表　ジストニア鑑別の手引き ………………………………………………………… 184
　○ジストニアコンソーシアム　ホームページの案内 …………………………………………… 201

　索引 ……………………………………………………………………………………………… 203

● *xiii* ●

略語一覧

BPAN	beta-propeller protein-associated neurodegeration	
CBD	corticobasal degeneration	大脳皮質基底核変性症
CBS	corticobasal syndrome	大脳皮質基底核症候群
DBS	deep brain stimulation	脳深部刺激療法
DRD	dopa-responsive dystonia	ドパ反応性ジストニア
GABA	gamma-aminobutyric acid	γ-アミノ酪酸
GLUT1	glucose transporter 1	グルコーストランスポーター1
GMFCS	Gross Motor Function Classification System	
GPi	internal segment of globus pallidus	淡蒼球内節
ITB	intrathecal baclofen	バクロフェン髄注療法
MAB	muscle afferent block	
MSA	multiple system atrophy	多系統萎縮症
NBIA	neurodegeneration with brain iron accumulation	脳内鉄沈着神経変性症
PKAN	pantothenate kinase-associated neurodegeneration	
PSP	progressive supranuclear palsy	進行性核上性麻痺
rTMS	repetitive TMS	反復経頭蓋磁気刺激
SCD	spinocerebellar degeneration	脊髄小脳変性症
SD	spasmodic dysphonia	痙攣性発声障害
SENDA	static encephalopathy of childhood with neurodegeneration in adulthood	
tDCS	transcranial direct current stimulation	経頭蓋直流電気刺激
TENS	transcutaneous electrical nerve stimulation	経皮電気刺激法
TMS	transcranial magnetic stimulation	経頭蓋磁気刺激

1. 総論

1. 総論

Clinical Question 1-1　　　　　①疾患概念

ジストニアの定義とはどのようなものですか

回答

● ジストニアは運動障害のひとつであると同時に，疾患によっては診断名としてのジストニアという二面性を持つ用語である．ここでは運動障害を示す用語としてのジストニアの定義を以下に示す．

解説・エビデンス

1. ジストニアの定義 [1,2]

① ジストニアとは運動障害のひとつで，骨格筋の持続のやや長い収縮，もしくは間欠的な筋収縮に特徴づけられる症候で，異常な（しばしば反復性の要素を伴う）運動：ジストニア運動（dystonic movement）とジストニア姿位（dystonic posture），あるいは，両者よりなる．しかし，ジストニア姿位はジストニアに必須ではなく（顔面，喉頭など），ジストニアの本態は異常運動にある．

② ジストニア運動はその症例にとっては定型的（patterned）で，ねじれ運動，もしくは振戦様である．

③ ジストニアにより随意運動の遂行が様々な程度に妨げられる．

④ ジストニアはしばしば特定の随意運動により生じ，増悪することがある．これを動作性ジストニア（action dystonia）とも呼ぶ．

⑤ ジストニアは筋活動のオーバーフロー（運動の遂行には必要ではない筋の活動）を伴い，他の不随意運動（ミオクローヌスなど）を伴うことがしばしばある．

⑥ ジストニアの分類には発症年齢による分類，発現部位による分類，時間的パターン，もしくは発現パターンによる分類，随伴する症状の有無による分類，神経病理学的分類，発症病因による分類がある．発症病因による分類には遺伝性（常染色体優性，常染色体劣性，伴性劣性，ミトコンドリア遺伝），後天性，特発性がある．

文献

1) 長谷川一子．ジストニアの定義．ジストニア 2012，長谷川一子（編著），中外医学社，東京，2012

2) Albenese A, Bhatia K, Bressman SB, et al. Phenomenology and classification of dystonia: a consensus update. Mov Disord 2013; **28**: 861–873

①疾患概念

検索式・参考にした二次資料

PubMed（検索 2015 年 3 月 7 日）
"Dystonia"[MAJR] OR "Dystonic Disorders"[MAJR] OR "Dystonia Musculorum Deformans"[MAJR] OR "Torsion Abnormality"[MAJR]
医中誌（検索 2015 年 3 月 7 日）
ジストニア OR ジストニー OR ジストニック OR 異緊張症 OR 筋緊張異常 OR Dystonia OR dystonic OR dysmyotonia OR hemidystonia

1

総
論

1. 総　論

Clinical Question 1-2　　　　　　　　　①疾患概念

ジストニアは歴史的にどのように理解されてきましたか

回答

●ジストニアという用語を提唱したのはドイツの医師 Oppenheim である．用語への反対論や語法の混乱があり，また，心因性の病態であるとする誤解が長らく続いたが，1976 年に Marsden が局所性の病態を含め器質性疾患として総括したのち，現在の考え方がつくられた．

解説・エビデンス

　　ジストニア（ジストニー；dystonia）という用語を創出したのは，ドイツの医師 Hermann Oppenheim（1857.12.31–1919）である．Oppenheim は 1911 年に，全身の捻転姿勢を呈する症例に対し，dystonia musculorum deformans（変形性筋ジストニア）または dysbasia lordotica progressiva という新たな病名を提唱した[1]．ここでジストニアとは，筋緊張の亢進と低下とが併存する状態を意味していた．この 2 年後，日本の全身性ジストニア患者がはじめて医学誌に報告されたが[2]，チックを想定して考察されたため後年忘れられ，1924 年の報告をもって嚆矢とする誤解が多い．

　　ジストニアという用語への反対論や語法の混乱などを経て，1944 年の Herz の論文[3] 以後は筋緊張亢進のみが診断要件とされ，現代の認識に近づいた．しかし，細部ではなお意見の統一をみていない．たとえば現在ではジストニア姿勢とジストニア運動とを併記する立場が主流であると思われるが，ジストニアを姿勢異常に限定し，合併する不随意運動をジストニアに含めずアテトーゼとする見解もある．一方で過去には不随意運動を異常姿勢よりも重視する立場もあり，その名残は最近まで広く用いられたジストニアの定義にもみられた．また，随意運動障害の側面も重要と考えられる[4,5]．なお，日本の診断指針[6,7] で使用しないよう推奨されているジストニア性振戦（dystonic tremor）・ジストニア性ミオクローヌス（dystonic myoclonus）という用語は，海外では多く用いられ，少なくとも振戦についてはジストニアの合併症ではなく表現型であると推論されている．

　　全身性ジストニアとは別に，身体の一部に限局する筋緊張亢進症は比較的早く記載されていた．主要な病型（書痙，眼瞼痙攣［眼瞼攣縮］，痙性斜頸［攣縮性斜頸］など）は 19 世紀中に知られていたが，Oppenheim の提唱後も，ジストニアとしては認識されていなかった．これらは長らく心因性疾患として理解され，また，同様の傾向は全身性ジストニアにも及んで，20 世紀中葉にはジストニア全般を精神疾患として理解する立場が優勢であった．ただし，当時すでに定位脳手術の有効性を主張する医師があった点は特筆に値する．

　　全身性ジストニアと限局性のジストニアとを器質性の病態として，統一して理解する端緒となったのは，1976 年の Marsden による報告である[8]．現在，ジストニアは大脳基底核・視床・大脳皮質・脳幹・小脳などで構成される運動制御システムの異常として解釈され，感覚情報を

処理して運動情報を制御する過程の障害（sensory-motor disintegration）が関与すると考えられている[9]．日本では今なお心因を重視する立場が根強いが，情動や環境による症候の重症度変動を理由に疾患自体を精神症状の身体化とみなし精神疾患と考えることは，ごく一部の例を除き誤りである．

　現在，一部の家族性ジストニアにおいて原因遺伝子が明らかにされている．Oppenheim の症例は，Ashkenazi 系ユダヤ人に多く DYT1（DYT-*TOR1A*）遺伝子座に変異を持つ遺伝性全身性ジストニアであるが，当初，遺伝性については Oppenheim はじめ否定的な研究者が少なくなかった．この病型が遺伝性疾患であると認識されたのは，1959 年の Zeman らによる報告[10] 以後と考えられる．DYT1（DYT-*TOR1A*）遺伝子座の発見は Ozelius ら（1989 年），Kramer ら（1990 年）による．患者の大半を占める成人発症の孤発性ジストニア（sporadic dystonia）は現在も病因不明であるが，何らかの感受性遺伝子の関与が推定されている．

文献

1) Oppenheim H. Über eine eigenartige Krampfkrankheit des kindlichen und jugendlichen Alters (Dysbasia lordotica progressiva, Dystonia musculorum deformans). Neurologisches Zentralblatt 1911; **30**: 1090–1107
2) 井上善次郎，林　晃．ちっくノー症カ．神經學雑誌 1913; **12**: 369–379, 412–422
3) Herz E. Dystonia. II. Clinical classification. Arch Neurol Psychitry 1944; **51**: 319–355
4) 金澤一郎．ジストニアの定義―その歴史的変遷．神経内科 2007; **67**: 1–5
5) Mezaki T. Dystonia redefined as central non-paretic loss of control of muscle action: a concept including inability to activate muscles required for a specific movement, or 'negative dystonia'. Med Hypotheses 2007; **69**: 1309–1312
6) 長谷川一子．ジストニアの定義―コンセンサスクライテリアとジストニアの診断指針について．神経内科 2007; **67**: 6–13
7) 長谷川一子（主任研究者）．ジストニアの疫学，病態，治療に関する研究．平成 18–20 年度 総括研究報告書，平成 21 年 3 月
8) Marsden CD. Blepharospasm-oromandibular dystonia syndrome (Brueghel's syndrome): a variant of adult-onset torsion dystonia? J Neurol Neurosurg Psychiatry 1976; **39**: 1204–1209
9) Kaji R, Rothwell JC, Katayama M, et al. Tonic vibration reflex and muscle afferent block in writer's cramp. Ann Neurol 1995; **38**: 155–162
10) Zeman W, Kaelbling R, Pasamanick B. Idiopathic dystonia musculorum deformans. I. The hereditary pattern. Am J Hum Genet 1959; **11**: 188–202

検索式・参考にした二次資料

PubMed（検索 2015 年 1 月 22 日）
("Dystonia"[MAJR] OR "Dystonic Disorders"[MAJR] OR "Dystonia Musculorum Deformans"[MAJR] OR "Torsion Abnormality"[MAJR]) AND ("Historical Article"[PT] OR ((historical[TI] OR history[TI]) AND Review[PT])) OR "Dystonia/history"[MAJR] OR "Dystonic Disorders/history"[MAJR] OR "Dystonia Musculorum Deformans/history"[MAJR] OR "Torsion Abnormality/history"[MAJR]
医中誌（検索 2015 年 1 月 22 日）
(ジストニア OR ジストニー OR ジストニック OR 異緊張症 OR 筋緊張異常 OR Dystonia OR dystonic OR dysmyotonia OR hemidystonia) AND (歴史/TH OR 歴史/TI OR history/TI OR historical/TI OR historic/TI)

1. 総 論

Clinical Question 1-3 　　　　　①疾患概念

どのような症状があればジストニアを考えますか

回答

●ジストニアは，定型的（patterned）な異常な筋収縮が特定の姿勢や運動に際してみられる場合に考える．その運動は，しばしば反復したり，ねじれを伴っていることもある．持続する姿勢異常，体のふるえ，開瞼困難，声のとぎれ，あるいは頭痛，肩こり，腰痛などの多様な症状がジストニアによって生じる．

解説・エビデンス

　ジストニアの特徴的な症状は，繰り返し同じ筋群に認められる（patterned movements）反復するねじれであり，時に持続する姿勢異常として認められることを念頭に置く．そのうえで，顔面や喉頭のジストニアではねじれの要素を欠くことが多いことにも注意する．

　ジストニアの異常運動の速度は速い場合と遅い場合があり，この差が，ジストニア運動からジストニア姿勢までの表現型の違いを生む．異常運動の速度は，しばしば他の不随意運動との鑑別点として重視される．つまり，典型的には，ジストニアの異常運動の速度はアテトーゼより早く，コレアやミオクローヌスよりも遅い．なお，ジストニア患者がリズミカルな筋収縮を呈することもあり，視診上振戦との区別が問題となる場合がある[1]．また，神経変性疾患において，ジストニアはしばしば他の不随意運動とともに出現する．

　多くのジストニアにおいて，初発時には，動作を行うときに出現し（action dystonia），また，"特定の"動作を行うときにのみジストニアが出現することも多い（task-specific）[2]．症状が進行するとともに様々な動作でジストニアが出現するようになり（task-specificity の消失），他の遠隔部位にもジストニアが波及したり，安静時にも症状が認められるようになる．

　体の一部に自身の手などで感覚入力を与えることによる症状が軽快する感覚トリック（sensory trick）[3] はジストニアに特徴的であるとされており，また，朝起床時に症状が軽快する morning benefit が認められる場合もある．

　痛みもジストニアの一症状と考えられており，痙性斜頸の患者の75%で痛みが認められたという報告がある[4]．

　軽症のジストニアは見過ごされやすく，注意が必要である[5]．特に眼瞼痙攣などでは診察室では症状が明らかでなくなる場合もあり，患者の訴えを注意深く聴取する必要がある．また，音楽家のジストニアなどでは，楽器を持参させたり，症状が出る場面のビデオを撮影したもので判定する必要がある．

6

①疾患概念

文献

1) Yanagisawa N, Goto A, Narabayashi H. Familial dystonia musculorum deformans and tremor. J Neurol Sci 1972; **16**: 125–136
2) Svetel M, Ivanovic N, Marinkovic J, et al. Characteristics of dystonic movements in primary and symptomatic dystonias. J Neurol Neurosurg Psychiatry 2004; **75**: 329–330
3) Muller J, Wissel J, Masuhr F, et al. Clinical characteristics of the geste antagoniste in cervical dystonia. J Neurol 2001; **248**: 478–482
4) Chan J, Brin MF, Fahn S. Idiopathic cervical dystonia: clinical characteristics. Mov Disord 1991; **6**: 119–126
5) 梶　龍兒．ジストニアのすべて，診断と治療社，東京，2013

検索式・参考にした二次資料

PubMed（検索 2015 年 4 月 7 日）
("Dystonia/diagnosis"[Majr] OR "Dystonic Disorders/diagnosis"[Majr]) AND ("Diagnosis, Differential"[Mesh] OR "Diagnostic Errors"[Mesh] OR "Sensitivity and Specificity"[Mesh])
医中誌（検索 2015 年 4 月 7 日）
(ジストニア OR ジストニー OR ジストニック OR 異緊張症 OR 筋緊張異常 OR Dystonia OR dystonic OR dysmyotonia OR hemidystonia) AND ((SH=診断的利用,診断,画像診断,X 線診断,放射性核種診断,超音波診断) OR 診断/TH OR 診断/TI OR diagnosis/TI OR diagnostic/TI) AND 鑑別診断

総論

1. 総 論

Clinical Question 2-1　　　　　　　　　②病型

病型分類にはどのようなものがありますか

回答

● 2013年にジストニアの新しい分類案[1]が提唱された．本項ではおおむねこれに準拠し，従来の分類[2,3]を用いて補足する．一次性（primary）・二次性（secondary）の二分法は，現在でも用いられるが，病因の研究が進むとともに不明確となってきている．

解説・エビデンス

　ジストニアの分類については過去にいくつかの案が提唱されたが，新たな研究成果を反映しきれず，常に批判に曝されてきた．2013年に新しい分類案が出版されたが[1]，これも暫定案とされている．本項ではこれを従来の案[2,3]を用いて補足しながら紹介する．

　新しい分類は臨床特徴（clinical characteristics）と病因（etiology）との二軸構成である．臨床特徴による分類は，発症年齢，罹患部位，経過，随伴症状によって，また，病因による分類は，神経病理，原因によって，それぞれ属性を決定する．従来は，背景疾患や原因を特定できない場合に一次性（primary），特定できる場合に二次性（secondary）とする分類が多く用いられたが，いずれとも決めがたい病態が多々明らかになったことから，本分類では採用されていない．

1. 発症年齢（age at onset）による分類

　ジストニアの発症年齢は乳児期から老年期にわたる．
　○乳児期 infancy：出生時から2歳まで
　○小児期 childhood：3〜12歳
　○青年期 adolescence：13〜20歳
　○成人早期 early adulthood：21〜40歳
　○成人 late adulthood：＞40歳
　と分類している．
　一般に発症年齢が若いほど罹患範囲が広範化する傾向を持つ．

2. 罹患部位（body distribution）による分類

　身体を頭部上半域・頭部下半域・頸部・喉頭・体幹・上肢・下肢の7部位に区分し，このうちどの部位が罹患しているかで，以下の5型に分類する．従来と同一の名称であるが，一部で解釈が変更された．
　a）局所性ジストニア（focal dystonia）
　身体の7部位中，1部位のジストニアである．成人発症の一次性ジストニアは大多数が局所性ジストニアである．

8

b) 分節性ジストニア（segmental dystonia）

隣接する 2 つ以上の部位が罹患している場合である．

○頭頸部（cranial）：頭頸部の 2 箇所以上

○体軸（axial）：頸部＋体幹

○腕部（brachial）：一側上肢＋体幹，または両側上肢±頸部±体幹

○脚部（crural）：一側下肢＋体幹，または両側下肢±体幹

に加えて，Fahn は

○頭頸部＋体軸ジストニア

○頭頸部＋腕部ジストニア

を追加して定義の間隙を埋めている[2]．

c) 全身性ジストニア（generalized dystonia）

「体幹＋その他 2 部位以上」と定義し，これに下肢罹患の有無を付記する．従来の分類では「脚部ジストニア＋他部位のジストニア」であったが[2]，新たに体幹が必須とされた一方で，下肢の罹患は必須ではなくなった．

d) 多巣性ジストニア（multifocal dystonia）

隣接しない 2 つ以上の部位が罹患している場合とする．「上肢と体幹」および「下肢と体幹」は，それぞれ肩甲帯または腰帯を介して隣接するとみなす．一方，「頭部と体幹」は頸部によって隔てられると考え，頸部罹患がない場合には多巣性ジストニアとする．

e) 片側性ジストニア（hemidystonia）

身体の一側のみをおかすジストニアである．従来は片側上下肢のジストニアとされたが[2]，新分類では厳密な片側性を要件とせず，罹患部位が片側に偏っている場合とする．

3. 経過（temporal pattern）による分類

疾患の経過から停止性（static）または進行性（progressive），症状の変動性から持続性（persistent），動作特異性（action-specific; task-specific を含む），日内変動性（diurnal），発作性（paroxysmal）に分類する．

4. 随伴症状（associated features）による分類

振戦以外の運動症候を伴わない孤立性ジストニア（isolated dystonia）と，他の運動症候（パーキンソン症候群，ミオクローヌスなど）を伴う複合性ジストニア（combined dystonia）とに分類する．かつて一次性ジストニア（primary dystonia）とされた病型の多くは孤立性ジストニアに，また，かつてジストニア・プラス症候群（dystonia-plus syndrome）[3]，あるいは遺伝性変性ジストニア（heredodegenerative dystonia）[3]とされた病型の多くは複合性ジストニアに含まれる．ここでは運動症候の合併のみを問題とし，病因を問わない．

また，これとは別に，他の神経症候・全身症候（co-occurring manifestations）を記載する．

5. 神経病理所見による分類

次の 3 病型に分類する．

○進行性の神経変性を認める病型（evidence of degeneration）

○通常は非進行性の形態異常（奇形，後天性病変など）を認める病型（evidence of structural lesions）

1. 総 論

○いずれも認めない病型（no evidence of degeneration or structural lesion）

6. 原因による分類

遺伝性（inherited），後天性（acquired），特発性（idiopathic）に分類する．遺伝性ジストニアには「DYT＋番号」で分類される病型のほか，遺伝性が確定している他の疾患も含む．なお，現在「DYT＋番号」を修正した新たな表記法が提案されているため，本ガイドラインでは，できる範囲で併記することとする．後天性とは非遺伝性の原因を特定できる場合であり，例として周産期脳外傷，感染症，薬物，中毒，血管障害，新生物（傍腫瘍症候群を含む），脳外傷（手術を含む），心因性があげられた．心因性ジストニア（psychogenic /functional dystonia）の扱いについては決着していないが，単なる除外診断ではなく積極的に診断し，治療法を模索する動きもある．特発性ジストニアは原因が不明であることを意味し，孤発性（sporadic）・家族性（familial）に分類される．

■ 文献

1) Albanese A, Bhatia K, Bressman SB, et al. Phenomenology and classification of dystonia: a consensus update. Mov Disord 2013; **28**: 863–873
2) Fahn S. Concept and classification of dystonia. Adv Neurol 1988; **50**: 1–8
3) Fahn S, Bressman SB, Marsden CD. Classification of dystonia. Adv Neurol 1998; **78**: 1–10

■ 検索式・参考にした二次資料

PubMed（検索 2015 年 1 月 22 日）
(("Dystonia"[MAJR] OR "Dystonic Disorders"[MAJR] OR "Dystonia Musculorum Deformans"[MAJR] OR "Torsion Abnormality"[MAJR]) AND classif*[TI]) OR "Dystonia/classification"[MAJR] OR "Dystonic Disorders/classification"[MAJR] OR "Dystonia Musculorum Deformans/classification"[MAJR] OR "Torsion Abnormality/classification"[MAJR]
医中誌（検索 2015 年 1 月 22 日）
(ジストニア OR ジストニー OR ジストニック OR 異緊張症 OR 筋緊張異常 OR Dystonia OR dystonic OR dysmyotonia OR hemidystonia) AND (分類/TH OR 分類/TI OR classified/TI or classification/TI)

③疫学

Clinical Question 3-1　　　　　　　　　　　　③疫学

どの病型がどれくらい多いですか

1
総論

回答

●一次性ジストニアは人口 10 万人あたり 16.43 人，局所性・分節性ジストニアは 15.4 人，眼瞼痙攣は 4.2 人，痙性斜頸は 5.0 人である[1~3]．軽症例が診断されにくく過小評価である可能性がある．

■ 解説・エビデンス

メタアナリシスの結果より一次性ジストニアは 10 万人あたり 16.43 人（12.09～22.23）と報告されている．

全身性ジストニアは海外の報告より有病率は人口 10 万人あたり 0.3～5 人程度である．本報告では地域調査が医療機関調査より高いことも指摘している[1]．全身性ジストニアのシステマティックレビューはないが，年間発症率は 1 万人あたり 1.07 人となっている．日本においては 2003～2005 年度において厚生労働省・精神・神経疾患研究委託費『ジストニアの疫学，診断，治療法に関する総合的研究』研究班が行った全国調査では遺伝性ジストニアは 10 万人あたり 0.31，孤発性ジストニアは 7.07 人である[2]．全身性ジストニアの地域調査では 0.68～2.8 と報告されている[3]．

一方，局所性ジストニアは人口 10 万人あたり 3～38 人となっている．病型別では 10 万人あたり，眼瞼痙攣が 1.2～14.3 人，痙性斜頸 0.39～18.3 人，書痙 0.2～21 人，喉頭性痙攣 0.3～5.2 人と報告されている．メタアナリシスによれば局所性・分節性ジストニアは 15.4 人（12.1～19.5），眼瞼痙攣は 4.2 人（2.9～6.2），痙性斜頸は 5.0 人（3.6～6.9）と報告している[1]．システマティックレビューが行われ，10 万人あたり痙性斜頸 2～410 人とばらつきが多く，男：女＝1：2，発生率 10 万人 1 年あたり 0.8～1.2 人と報告している[4]．日本において，局所性ジストニアは人口 10 万人あたり 6.1～13.7 人，眼瞼痙攣が 1.6～6.5 人，痙性斜頸 2～2.9 人，書痙 1.6～4.4 人と報告されているが，同地域からの 10 年後の報告では 2 倍に増えており，発症者の上昇とともにボツリヌス注射の適応といった社会的な影響も考えられる．これらの調査は病院受診者をベースとしており過小評価である可能性がある．

薬剤性ジストニアの頻度は 0.4 から 13.4％と報告されている[5~7]．9 年間フォローを行った検討では，累積発症率は 16.1％であり，軽症例は軽快し，重症例のみ症状が持続していたと報告している[8]．重症例でも第一世代抗精神病薬から非定型抗精神病薬の使用で軽快する例もある[8]．

このように，疫学調査は多くの地域で行われており，調査法が異なり，地域差などのバイアスが存在する．さらに，軽症例が漏れているものもある．このため，報告による頻度よりも高い可能性がある．

文献

1) Steeves TD, Day L, Dykeman J, et al. The prevalence of primary dystonia: a systematic review and meta-analysis. Mov Disord 2012; **27**: 1789–1796
2) 長谷川一子．ジストニアの疫学―神経内科専門医を対象とした全国調査．神経内科 2007; **67**: 53–56
3) 岸本利一郎，菊池誠志．ジストニアの疫学―地域別調査．神経内科 2007; **67**: 57–61
4) Defazio G, Jankovic J, Giel J, et al. Descriptive epidemiology of cervial dystonia. Tremor Other Hyperkinet Mov (NY) 2013; **3**: 1–8
5) Chiu H, Shum P, Lau J et al. Prevalence of tardive dyskinesia, tardive dystonia, and respiratory dyskinesia among Chinese psychiatric patients in Hong Kong. Am J Psychiatry 1992; **149**: 1081–1085
6) Inada T, Yagi G, Kaijima K, et al. Clinical variants of tardive dyskinesia in Japan. Jpn J Psychiatry Neurol 1991; **45**: 67–71
7) van Harten N, Matroos E, Hoek W, et al. The prevalence of tardive dystonia, tardive dyskinesia, parkinsonism and akathisia. The Curacao Extrapyramidal Syndromes Study I. Schizophr Res 1996; **19**: 195–203
8) van Harten PN, Matroos GE, van Os J. The course of tardive dystonia in Afro Caribbean patients, a population-based study. The Curacao Extrapyramidal Syndromes Study: VII. Schizophr Res 2008; **98**: 79–83

検索式・参考にした二次資料

PubMed（検索 2015 年 1 月 27 日）
("Dystonia/epidemiology"[Mesh] OR "Dystonic Disorders/epidemiology"[Mesh] OR "Dystonia Musculorum Deformans/epidemiology"[Mesh] OR "Torsion Abnormality/epidemiology"[Mesh] OR Epidemiology[Mesh] OR Prevalence[Mesh] OR Incidence[Mesh] OR (community AND "Population Characteristics"[Mesh]) OR "Demography"[Mesh] OR "gender distribution" OR "Sex Distribution"[Mesh] OR "spontaneous remission" OR "Remission, Spontaneous"[Mesh]) AND ("segmental dystonia" OR "multifocal dystonia" OR "Facial Nerve Diseases"[Mesh] OR "Facial Muscles"[Mesh] OR "Mouth Diseases"[Mesh] OR "facial dystonia" OR "Laryngeal Diseases"[Mesh] OR "Laryngeal Muscles"[Mesh] OR "laryngeal dystonia" OR "writer's cramp" OR "focal dystonia" OR "Blepharospasm"[Mesh] OR "Blepharospasm"[Mesh] OR "cervical dystonia") OR "Blepharospasm/epidemiology"[Mesh] OR (blepharospasm AND "Eyelid Diseases/epidemiology"[Mesh]) OR "Torticollis/epidemiology"[Mesh]
医中誌（検索 2015 年 1 月 30 日）
(ジストニア OR ジストニー OR ジストニック OR 異緊張症 OR 筋緊張異常 OR Dystonia OR dystonic OR dysmyotonia OR hemidystonia OR 書痙 OR "writer's cramp" OR 眼瞼痙攣 OR blepharospasm OR 痙性斜頸 OR "Torticollis) AND (疫学/TH OR (SH=疫学) OR epidemiology/AL OR 有病率 OR 発生率 OR prevalence OR incidence OR 地域 OR community OR 性差 OR "gender distribution" OR "sex distribution" OR 自然寛解 OR "spontaneous remission")

③疫学

Clinical Question 3-2

③疫学

1
総論

遺伝しますか

回答

●ジストニアを主に示し，病因遺伝子が解明されている群を遺伝性ジストニアと総称する．遺伝性ジストニアを示す疾患群では浸透率が低く，病因遺伝子を有していても発症しないことや，いわゆる *de novo* 変異のこともある．すなわち，家系内に発症者がいなくても遺伝性ジストニアである場合があり，一般の遺伝性疾患とはやや様相が異なり，明言しがたい．

解説・エビデンス

日本全国の神経内科医師を対象としたアンケート調査の結果では，ジストニア患者 16,846 名中，遺伝性ジストニアと診断された症例が 390 名（2.3％）あった[1]．遺伝性ジストニアには優性遺伝，劣性遺伝，ゲノム刷り込み現象により父親からのみ遺伝する病型がある．さらに DYT5（DYT/PARK-*GCH1*）ジストニアでは発症が女性優位であるなどの特徴がある．また，優性遺伝様式を示す遺伝性ジストニアであってもいわゆる優性遺伝性神経疾患よりも浸透率が低く，一見孤発性ジストニアと考えられる群もあること，*de novo* 変異も少なくないことなどの特徴がある．一見孤発性ジストニアと見なしても，臨床病型の特徴から遺伝性ジストニアの鑑別が必要であることを銘記すべきである．遺伝性ジストニアにおいては，常染色体優性遺伝形式をとる場合が多く，つまり，両親いずれかがジストニアに罹患しており，この場合，子に遺伝することがある．また，血族婚で起こる常染色体劣性遺伝形式をとるものもある．浸透率が世代間で異なることがあり，孤発例のように思われる遺伝性ジストニアもある．また，発症年齢や重症度も世代間で異なることがある．たとえば，優性遺伝形式をとる DYT1（DYT-*TOR1A*）や DYT5（DYT/PARK-*GCH1*）（瀬川病），DYT10（PxMD-*PRRT2*）では，変異を持っていても発症する場合と発症しない場合がある[2~4]．DYT1（DYT-*TOR1A*）では浸透率は 30％と報告されている[3]．さらに，DYT11（DYT-*SGCE*）（ミオクローヌス・ジストニア）では，ゲノム刷り込み現象により，発症している父親からのみ遺伝するという特殊な現象もある[5]．ジストニアの遺伝を考えるとき，このような特殊なことを考慮しなければならない場合がある．

文献

1) 長谷川一子．【ジストニアをめぐって】ジストニアの疫学—神経内科専門医を対象とした全国調査．神経内科 2007; **67**: 53–56

2) Segawa M, Nomura Y. Genetics and pathophysiology of primary dystonia with special emphasis on DYT1 and DYT5. Semin Neurol 2014; **34**: 306–311

3) Kosti VS, Svetel M, Kabakci K, et al. Intrafamilial phenotypic and genetic heterogeneity of dystonia. J Neurol Sci 2006; **250**: 92–96

1. 総　論

4) Friedman J, Olvera J, Silhavy JL, et al. Mild paroxysmal kinesigenic dyskinesia caused by PRRT2 missense mutation with reduced penetrance. Neurology 2012; **79**: 946–948
5) Kinugawa K, Vidailhet M, Clot F, et al. Myoclonus-dystonia: an update. Mov Disord 2009; **24**: 479–489

検索式・参考にした二次資料

PubMed（検索 2015 年 2 月 19 日）
"hereditary dystonia" OR "familial dystonia" OR "familial dyskinesia" OR "familial Parkinson*" OR "Dystonia/genetics"[Mesh] OR "Dystonic Disorders/genetics"[Mesh] OR "Dystonia Musculorum Deformans/genetics"[Mesh] OR "Torsion Abnormality/genetics"[Mesh] OR "Movement Disorders/genetics"[Mesh]
医中誌（検索 2015 年 2 月 19 日）
#01　ジストニア OR ジストニー OR ジストニック OR 異緊張症 OR 筋緊張異常 OR Dystonia OR dystonic OR dysmyotonia OR hemidystonia) AND ((SH=遺伝学) OR 遺伝学/TH OR 遺伝子/TH OR 遺伝性疾患/TH OR 遺伝/TI OR 先天性/TI OR 家族性/TI OR hereditary/TI OR familial/TI)

④病態・原因

Clinical Question 4-1　　　　　　　　　　④病態・原因

ジストニアの病態はどのようなものですか

1
総論

回答

●大脳基底核を中心とする運動ループの機能異常による仮説が有力である．周辺抑制の障害，感覚運動連関の異常，神経可塑性の異常などの仮説もある．ドパミン系，アセチルコリン系の異常も想定される．その他，一次感覚野，小脳，脳幹，脊髄を含む，様々な領域の機能異常も関係しているとされる．

●近年，大脳基底核の重要な入力として筋紡錘などからの感覚情報が小脳を介して直接基底核に到達することが判明しており，大脳基底核の神経可塑性の異常または小脳からの異常な感覚入力がその病態であるとする仮説が出てきた．

解説・エビデンス

1．運動ループ仮説

運動にかかわる神経回路として，大脳基底核を中心とする運動ループの仮説が広く知られている[1,2]．直接路は，線条体から淡蒼球内節/黒質網様部へ抑制性に投射している．一方，間接路は，線状体から淡蒼球内節/黒質網様部へ複数のシナプスを介して，興奮性に投射している．結果的に直接路の活動亢進は大脳皮質興奮性を増大させ，間接路の活動亢進は大脳皮質興奮性を低下させる働きがある（図1）．

a）直接路の活動亢進，間接路の活動低下

ジストニアでは，直接路の活動が亢進し，あるいは間接路の活動が低下していると考えられている[3]．その結果，大脳皮質の興奮性が増大する．実際に磁気刺激による大脳皮質興奮性の検討では，書痙や痙性斜頸の罹患筋を支配する大脳皮質興奮性増大が認められる[4]．罹患筋以外の大脳皮質興奮性は正常であることから，部位特異性があると想定されている．全身性ジストニアでは，姿勢や歩行に関係する脚橋被蓋核の興奮性増大も関与していると考えられている[5]．

b）周辺抑制の障害

健常人の運動の際，直接路の一部の経路に限局した抑制が起こり，大脳皮質に局所的な興奮性増大がみられる．同時に間接路の全体の経路の活動亢進により，大脳皮質の広範囲に抑制がかかる．このように，直接路が必要な運動を行う一方で，間接路が意図しない運動が起こらないようにしている．ジストニアでは，この周辺抑制の障害が生じているとされる[6]．本来，弛緩すべき拮抗筋の収縮がみられる現象（共収縮），通常は収縮しない筋に収縮がみられたりする現象（オーバーフロー現象）を説明する仮説である．

c）感覚運動連関の異常

大脳基底核はどの感覚入力を運動野に入力すべきかを選択する働きがあると考えられており，その障害が関係している可能性がある[7]．ある特定の感覚入力によって運動症状が軽減する現象（感覚トリック）を説明する仮説である．一方，感覚入力は間接的に大脳基底核に入力するもの

15

1. 総　論

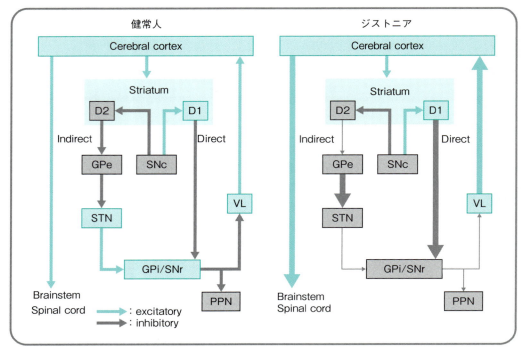

図1　大脳基底核を中心とする運動ループ仮説
Brainstem：脳幹, Cerebral cortex：大脳皮質, Spinal cord：脊髄, Striatum：線条体, excitatory：興奮性投射, inhibitory：抑制性投射, Direct：直接路, Indirect：間接路, D1：D1受容体, D2：D2受容体, GPe：淡蒼球外節, GPi：淡蒼球内節, SNr：黒質網様部, SNc：黒質緻密部, STN：視床下核, PPN：脚橋被蓋核, VL：視床外側腹側核

の，小脳には直接的に入力するため，小脳が大脳皮質の体性感覚閾値などに影響している可能性も提唱されている．

　d）神経可塑性の異常
　磁気刺激での検討から，神経可塑性の異常が指摘されている[8]．神経可塑性とは，発達・記憶・学習などの過程で，必要なシナプスを強化し，不要なシナプスを弱めることにより，神経回路が変化する性質を指す．実際に脳深部刺激療法での微小電極記録の検討では，淡蒼球の神経細胞の発火頻度，発火パターン，周期性などに異常がみられ，大脳基底核の可塑性の異常が認められる．常に一定の運動異常・姿勢異常を呈する現象（定型性）やある特殊な動作の繰り返しが発症の誘因になる機序を説明する仮説である．

　e）ドパミン系，アセチルコリン系の異常
　パーキンソン病におけるジストニアは，L-dopa製剤の長期内服により出現しうる．ジストニア自体は抗コリン薬が有効である．これらから，ドパミン系，アセチルコリン系の異常が関与していると考えられている．

2．新しい小脳経路を含む仮説
　近年，ジストニアは小脳疾患であるという仮説が多く提出されているが，基底核病変でもみられることは事実である．これらを解決するジストニアの発症機序に関する仮説が発表された[9]．従来，小脳と基底核は直接線維連絡を持たないとされてきたが，2シナプス性の小脳・基底核

④病態・原因

路が神経生理学的に同定され，特に小脳を経由する筋紡錘などからの動作覚が直接基底核に
フィードバックされる可能性が指摘された[10]．すなわち，ジストニアは大脳基底核，特に線条
体での異常な神経可塑性のために動作覚と運動出力のミスマッチが起こることが原因となりう
る反面，小脳からの異常な感覚入力によっても生じる可能性が指摘され，病態の理解が進んで
きた．

文献

1) Alexander GE, Crutcher MD. Functional architecture of basal ganglia circuits: neural substrates of parallel processing. Trends Neurosci 1990; **13**: 266–271
2) DeLong MR. Primate models of movement disorders of basal ganglia origin. Trends Neurosci 1990; **13**: 281–285
3) Quartarone A, Hallett M. Emerging concepts in the physiological basis of dystonia. Mov Disord 2013; **28**: 958–967
4) Hanajima R, Okabe S, Terao Y, et al. Difference in intracortical inhibition of the motor cortex between cortical myoclonus and focal hand dystonia. Clin Neurophysiol 2008: **119**: 1400–1407
5) Berardelli A, Rothwell JC, Hallett M, et al. The pathophysiology of primary dystonia. Brain 1998; **121**: 1195–1212
6) Mink JW. The basal ganglia: focused selection and inhibition of competing motor programs. Prog Neurobiol 1996; **50**: 381–425
7) Kaji R, Murase N, Urushihara R, Asanuma K. Sensory deficits in dystonia and their significance. Adv Neurol 2004; **94**: 11–17
8) Ugawa Y. Motor cortical plasticity in basal ganglia disorders or movement disorders. Basal Ganglia 2012; 2: 119–121
9) Kaji R, Bhatia K, Graybiel AM. Pathogenesis of dystonia: is it of cerebellar or basal ganglia origin? J Neurol Neurosurg Psychiatry 2017 doi: 10.1136/jnnp-2017-316250
10) Chen CH, Fremont R, Arteaga-Bracho EE, Khodakah K. Short latency cerebellar modulation of the basal ganglia. Nat Neurosci 2014; **17**: 1767–1775

検索式・参考にした二次資料

PubMed（検索 2015 年 3 月 12 日）
"Dystonia/pathology"[Majr] OR "Dystonic Disorders/pathology"[Majr] OR "Dystonia/physiopathology"[Majr] OR "Dystonic Disorders/physiopathology"[Majr] OR "Dystonia/etiology"[Majr] OR "Dystonic Disorders/etiology"[Majr]
医中誌（検索 2015 年 3 月 12 日）
(ジストニア OR ジストニー OR ジストニック OR 異緊張症 OR 筋緊張異常 OR Dystonia OR dystonic OR dysmyotonia OR hemidystonia) AND (SH=病理学) OR 病理学/TH OR 病理/TI OR (SH=病因,遺伝学,化学的誘発) OR 遺伝学/TH OR 病態生理/TH)

17

1. 総 論

Clinical Question 4-2　　　　④病態・原因

原因は何ですか

回答

●原因については，不明な点が多い．遺伝性ジストニアでは遺伝子異常が関係している．動作特異性ジストニアでは，一定の作業あるいは反復する作業が誘因となるという仮説があるが，因果関係は不明である．一部のジストニアの発症には，ストレスが誘因となりうる．その他，神経変性疾患，代謝性疾患，脳性麻痺，薬剤などが原因となりうる．

解説・エビデンス

　　原因については，不明な点が多い[1]．遺伝性ジストニアは，遺伝子異常が関係している．ジストニア遺伝子は浸透率が低いことが多いため，孤発性ジストニアであっても，原因に遺伝子異常が関係している可能性は否定できない．動作特異性ジストニアでは，作業上，上肢や頸部を使用する頻度が高いことが誘因となり，結果として，同部位にジストニアを生じるとする仮説があるが，因果関係は不明である．一部のジストニアの発症には，ストレスが誘因となりうる（CQ 28–1 参照）．

　　その他，神経変性疾患，代謝性疾患，脳性麻痺，薬剤，中毒，脳炎，脳血管障害，脳血管奇形，脳腫瘍，多発性硬化症，脊髄障害，橋中心髄鞘崩壊症，頭部外傷なども原因となりうる（CQ 8–1 参照）．

文献

1) 長谷川一子．ジストニアの定義—コンセンサスクライテリアとジストニアの診断指針について．神経内科 2007; **67**: 6–13

検索式・参考にした二次資料

PubMed（検索 2015 年 3 月 12 日）
"Dystonia/pathology"[Majr] OR "Dystonic Disorders/pathology"[Majr] OR "Dystonia/physiopathology"[Majr] OR "Dystonic Disorders/physiopathology"[Majr] OR "Dystonia/etiology"[Majr] OR "Dystonic Disorders/etiology"[Majr]
医中誌（検索 2015 年 3 月 12 日）
(ジストニア OR ジストニー OR ジストニック OR 異緊張症 OR 筋緊張異常 OR Dystonia OR dystonic OR dysmyotonia OR hemidystonia) AND (SH=病理学) OR 病理学/TH OR 病理/TI OR (SH=病因,遺伝学,化学的誘発) OR 遺伝学/TH OR 病態生理/TH)

Clinical Question 5-1　⑤必要な診察と検査

どのように診察しますか

回答

● 患者背景や病歴の詳しい聴取が必要であることは，一般の神経疾患と同様である．特に発作性に起こるか否かを病歴で確認する．診察時にみられる場合，異常運動を観察し，それがどのようなとき（静止時・姿勢時・運動時）に出現するか，どのような刺激や運動時に出現するかを分析する．特定の状況でのみ出現する場合（階段昇降時，楽器演奏時など），症状を再現できる場を設けるか，症状があるときのビデオを持参させる．特に下肢ジストニアでは前歩きよりも後ろ歩きのほうが症状が少なく，後ろ歩きも観察する．ジストニアに特徴的な筋収縮のパターンと罹患部位の拡がりを視診と触診で確認する．ビデオ記録を行うことが望ましい．

解説・エビデンス

　問診では，職歴（音楽家やライン作業従事者などにおいて局所性ジストニアが認められる場合がある），起床時の症状改善（ジストニア患者の一部で早朝効果［morning benefit］が認められる），精神疾患の既往・抗精神病薬の内服歴（薬剤性ジストニアの鑑別），外傷歴，家族歴を確認する．また，特定の動作や姿勢で症状が誘発されるかどうかについてや，感覚トリックの有無も確認する．多くのジストニアにおいて患者が診察室で症状を示していない場合も多く，症状が再現できる状況を提供することも重要である．

　身体診察では視診と触診に加え，筋トーヌスの評価を含めた神経学的診察が有用である．ジストニアの異常筋収縮は，典型的には，比較的持続時間が長く，主働筋・拮抗筋の共収縮を伴い，同じ筋群に繰り返し認められる．局所の症状を主訴とする患者においても，他の身体部位の診察を行いジストニア罹患部位の拡がりを決定する．可能であれば受診ごとにビデオの記録を行い，診療方針決定の参考とする．症状の記載にあたっては，ジストニア姿勢（dystonic posture）とジストニア運動（dystonic movement）を併記する．認知症やてんかん，パーキンソニズム，コレアなどの他の神経症状の合併は，二次性ジストニアを示唆する所見となるため，その場合は神経学的診察が特に重要となる[1]．

文献

1) Fung VS, Jinnah HA, Bhatia K, Vidailhet M. Assessment of patients with isolated or combined dystonia: an update on dystonia syndromes. Mov Disord 2013; **28**: 889–898

1. 総論

Clinical Question 5-2　　　⑤必要な診察と検査

どのように鑑別を進めますか

回答

● 異常運動・姿勢の症候学を検討し，ジストニアにあたるか否かを判断する．ジストニアであった場合，他の不随意運動や随伴徴候があるか，家族歴があるか，多用する動作があるか（流れ作業，音楽家など）を吟味しながら，画像や神経生理所見，遺伝検査などを参考に鑑別を進める．

解説・エビデンス

以下の一連の手順を踏むと鑑別が行いやすい[1]．

①まず症候学的に上述のジストニアにあたるか否か，罹患部位はどこかを検討する．

②ジストニアのみであるか，または他の不随意運動やパーキンソニズムと合併しているかを観察する．

③腱反射の亢進や，小脳症状，難聴，知的能力の低下など他の神経学的な徴候や，肝機能障害など他臓器障害を伴っているかを検討する．

④発症の時間的経過に注意する（rapid-onset dystonia parkinsonism など）

⑤発症年齢に注意する．

⑥神経画像検査・血液検査など，他の検査所見を検討する．

⑦どのようなジストニア症候群に分類されるかを検討する．

⑧その結果，必要であれば遺伝子診断なども用いながら病因診断をする．

　鑑別には表1を参考にするとよい[1]．随伴症状や徴候をもとにした鑑別の手引き[1]を巻末資料に掲げる．

　また，ジストニアと類似した表2の疾患（Pseudodystonia）の鑑別も重要である．

文献

1) Fung VS, Jinnah HA, Bhatia K, Vidailhet M. Assessment of patients with isolated or combined dystonia: an update on dystonia syndromes. Mov Disord 2013; **28**: 889–898

2) Tadic V, Kasten M, Bruggemann N, et al. Dopa-responsive dystonia revisited: diagnostic delay, residual signs, and nonmotor signs. Arch Neurol 2012; **69**: 1558–1562

3) Pettigrew LC, Jankovic J. Hemidystonia: a report of 22 patients and a review of the literature. J Neurol Neurosurg Psychiatry 1985; **48**: 650–657

4) Chuang C, Fahn S, Frucht SJ. The natural history and treatment of acquired hemidystonia: report of 33 cases and review of the literature. J Neurol Neurosurg Psychiatry 2002; 72: 59–67

5) Tan EK, Jankovic J. Tardive and idiopathic oromandibular dystonia: a clinical comparison. J Neurol Neurosurg Psychiatry 2000; **68**: 186–190

6) Huang XJ, Wang T, Wang JL, et al. Paroxysmal kinesigenic dyskinesia: Clinical and genetic analyses of 110 patients. Neurology 2015; **85**: 1546–1553

⑤必要な診察と検査

表1 ジストニアの鑑別で注意すべき症候群（巻末別表も参照）

1. 特発性ジストニアが他の症候群や変性疾患の初発または診断の契機となる場合
   a. 若年者や小児で発症する頭頸部のジストニア―著明な口顎部ジストニア
      Lesch-Nyhan 病，glutaric aciduria，neuroacanthocytosis neuronal brain iron accumulation (NBIA)
   b. 四肢ジストニア
      Wilson 病，成人発症では，皮質基底核変性症，パーキンソン病
   c. 体幹ジストニア
      camptocormia，後弓反張，Pisa 症候群：薬剤性でみられやすい
      脳炎後遺症，Lesch-Nyhan 病（小児）など
2. 他の運動障害と合併するジストニア
   a. ジストニア（＋パーキンソニズム）
      乳幼児期・小児期発症（別表1）
      思春期・若年発症（別表2）
      成人発症（別表3）
   b. 痙縮を伴うジストニア（＋パーキンソニズム）（別表4）
   c. 小脳失調を伴うジストニア（別表5）
   d. ミオクローヌスを伴うジストニア（別表6）
   e. 発作性ジスキネジアの一部としてのジストニア（別表7）
   f. 舞踏症を伴うジストニア
      Hunchington 病，STUB1 mutation，ADCY5 mutation
   g. チックを伴うジストニア
3. 他の神経徴候を伴うジストニア
   a. 難聴を伴うジストニア（別表8）
   b. 眼症状を伴うジストニア（別表9）
   c. 末梢神経障害を伴うジストニア（別表10）
4. 他の全身性疾患を伴うジストニア
   a. 内分泌疾患に伴うジストニア（別表11）
   b. 血液疾患に伴うジストニア（別表12）
   c. 他の臓器疾患に伴うジストニア（別表13）
5. 画像診断に基づく鑑別
   a. MRIで鉄の沈着を伴うジストニア（別表14）
   b. 基底核病変を伴うジストニア（別表15）
   c. 白質脳症を伴うジストニア（別表16）
   d. 基底核石灰化を伴うジストニア（別表17）
6. 認知機能障害を伴う進行性ジストニア（別表18）
   1. 発症年齢による分類からの鑑別（別表1〜3）
      小児期以前に発症したジストニアでは，ドパ反応性ジストニアの可能性を念頭に置き，鑑別・診断的治療のためにL-dopaの投与を検討する[2]．
   2. 罹患部位による分類からの鑑別
      片側性ジストニア（hemidystonia）のうちでも，厳密に片側のみに症状があるものは，多くの場合明らかな原因が対側半球に特定されうる[3]．片側性ジストニアの最も多い原因は，脳卒中，外傷，周産期障害である[4]．
      なお，頭部上半域のジストニアである眼瞼痙攣では，重症筋無力症との鑑別が必要になる場合がある．頭部下半域のジストニア（oromandibular dystonia など）は，薬剤性であることが多い[5]．
   3. 経過による分類からの鑑別
      日内変動が顕著である場合には，ドパ反応性ジストニアの可能性を考慮する．ドパ反応性ジストニアは下肢の症状が前景に立つ場合が多いことも鑑別の一助となる．
      症状が発作性である場合には，症状が運動や労作によって誘発されるかどうかに注意する（別表7）．運動によって誘発される発作性ジストニア（paroxysmal kinesigenic dystonia）ではカルバマゼピンなどの抗てんかん薬が著効する場合があり，その点において発作性と非発作性の鑑別は重要である[6]．
   4. 随伴症状による鑑別
      パーキンソニズム（別表1〜3），痙縮（別表4），失調（別表5），ミオクローヌス（別表6），舞踏症，難聴（別表8），眼症状（別表9），末梢神経障害（別表10），内分泌疾患（別表11），血液疾患（別表12），他臓器障害（別表13），MRIでの鉄沈着（別表14），基底核病変（別表15），白質脳症（別表16），基底核石灰化（別表17），慢性進行性でMRIで軽微な異常を伴う例（別表18）などの他疾患の随伴が認められる際は，基礎に何らかの神経変性疾患が存在する可能性を考慮する．
   5. 家族歴からの鑑別
      家族歴がある場合には，比較的頻度の高い，DYT1（DYT-*TOR1A*），DYT5（DYT/PARK-*GCH1*），DYT6（DYT-*THAP1*），DYT10（PxMD-*PRRT2*），DYT11（DYT-*SGCE*），DYT25（DYT-*GNAL*）などの遺伝性ジストニアの可能性をまず考慮する（CQ7 表1参照）．
   6. その他
      症状に一貫性がない，注意をそらすことで症状が消失する，あるいは初発時から固定肢位がみられる場合などは，心因性ジストニアの可能性も考慮する．また，偽性ジストニア（真のジストニアとはみなされないが，ジストニアで認められるような姿勢異常をきたす疾患群）の可能性についても留意する．

（文献1を参考に作成）

1. 総 論

表 2　ジストニアと類似した疾患（Pseudodystonia）

1. チック　Dystonic（tonic）tics
    感覚症状があり自制可能
2. 代償性頭位異常
    前庭神経障害，滑車神経麻痺など
3. 骨関節・軟部組織の異常
    bent spine, camptocormia, scoliosis（一部はジストニア），Arnold-Chiari 奇形，軸環椎異常，
    肩関節亜脱臼，軟部組織腫瘤，ばね指，Dupuytren's 拘縮，Klippel-Feil 奇形，関節リウマチ
    など
4. 先天性筋性斜頸
    小児の斜頸では多い
5. 筋痙攣
    里吉病
    Stiff-person 症候群
    Isaacs 症候群
    低カルシウム血症，低マグネシウム血症，アルカローシス
    Sandifer syndrome（胃食道逆流症）
6. 脱感覚神経
    感覚性偽アテトーシス（pseudoathetosis）

⑤必要な診察と検査

Clinical Question 5-3　　　　　⑤必要な診察と検査

どのような検査が必要ですか

回答

●診断支持のために表面筋電図，場合によっては針筋電図が用いられる．また，原因の鑑別のために，頭部 MRI，血液検査，尿検査，髄液検査，遺伝子検査などを状況に応じて検討する．

解説・エビデンス

　検査は，ジストニアの診断を支持する目的，あるいはジストニアの原因を鑑別していく目的で行う．

　診断支持のための検査としては表面筋電図，針筋電図がある．ジストニアでは，骨格筋の持続のやや長い収縮，共収縮が認められることが特徴である[1]．また，ある運動を行う際に，意図する運動に必要な筋が十分に駆動されない現象（陰性ジストニア）もジストニアの特徴と考える意見がある[1]．

　原因を鑑別するための検査として，画像検査（頭部 MRI，脳血流，DAT スキャンなど），血液検査，尿検査，髄液検査，遺伝子検査などを行う場合がある．多くのジストニアおいて，原因が特定できないため（つまり，一次性ジストニア），検査で異常が検出されたときのメリットと，検査を行うにあたっての患者の身体的負担や医療経済的問題をよく考慮する必要がある．特異的な治療がある疾患に対する検査として，Wilson 病が疑われる場合の頭部 MRI や銅代謝などの検査，GLUT1 異常症が疑われる場合の髄液糖検査[2]，ドパ反応性ジストニアが疑われる場合の L-dopa トライアルや髄液検査（ネオプテリン，ビオプテリン，HVA，5-HIAA など）がある．また，DYT1（DYT-*TOR1A*）遺伝子検査は，脳深部刺激療法（DBS）の適応判断や効果予測に有用である可能性がある[3]．なお，DBS を含む，脳へのアプローチを行う外科的手術の前には，手術部位決定のために頭部 MRI が必要となる．

文献

1) 目崎高広．痙性斜頸治療の実際．脳 21 2002; **5**: 406–410
2) Lebon S, Suarez P, Alija S, et al. When should clinicians search for GLUT1 deficiency syndrome in childhood generalized epilepsies? Eur J Paediatr Neurol 2015; **19**: 170–175
3) Fox MD, Alterman RL. Brain Stimulation for Torsion Dystonia. JAMA Neurol 2015; **72**: 713–719

1. 総 論

Clinical Question 6-1　　⑥遺伝性ジストニアを疑う場合

どのような場合に遺伝性ジストニアを疑いますか

回答

●通常の遺伝性神経疾患と同様，家系内に同症がみられる場合には遺伝性ジストニアを疑う．しかし，遺伝性ジストニアは優性遺伝であっても浸透率が低く，孤発性と思われたり，*de novo* 変異の頻度も高いため，家系内に同症がみられない場合でも，臨床症状から遺伝性ジストニアが疑われることがある．さらに，同一遺伝子異常により異なる表現型を示すこともあるので注意が必要である．

解説・エビデンス

　遺伝性ジストニアでは，他の遺伝性疾患と同様，常染色体優性遺伝形式，常染色体劣性遺伝形式，性染色体劣性遺伝形式をとる疾患群が報告されている[1]．したがって，常染色体優性遺伝形式では，遺伝子異常が 50％の確率で子に受け継がれるが，ジストニアにおいては，浸透率が低い疾患が多く，特に小児期発症で多い DYT1（DYT-*TOR1A*）では 35％前後と低い．したがって，遺伝子異常を親から受け継いだとしても必ず発症するとは限らない．また，家系内において症状の重症度の違いが大きく，親が軽症で注意して観察しないと親も罹患者であることに気づかれないこともある．*de novo* 変異によってジストニアが発症することもあり，その場合，症状から遺伝子異常を疑う必要がある[2]．

　小児期に四肢から発症し全身化する場合 DYT1（DYT-*TOR1A*）をまず考える．また，小児期に足にジストニアが出現し，症状の日内変動が認められる場合，あるいは睡眠で症状が軽快する場合，DYT5（DYT/PARK-*GCH1*）（瀬川病）を疑う[3]．急に走ったり，手を使ったりしたときに，手足がもつれるといった症状が出現する場合，DYT10（PxMD-*PRRT2*）を疑う[4]．ジストニア以外にミオクローヌスが認められる場合，DYT11（DYT-*SGCE*）や DYT23（PxMD-*CACNA1B*）を疑う[5,6]．DYT5（DYT/PARK-*GCH1*）（瀬川病）の場合，少量の L-dopa 投与が効果を呈するので，早期の診断が重要である[3]．

文献

1) Klein C. Genetics in dystonia. Parkinsonism Relat Disord 2014; **20**: S137–142

2) Kawarai T, Miyamoto R, Murakami N, et al. Dystonia genes and elucidation of their roles in dystonia pathogenesis. Rinsho Shinkeigaku 2013; **53**: 419–429

3) Segawa M, Nomura Y. Genetics and pathophysiology of primary dystonia with special emphasis on DYT1 and DYT5. Semin Neurol 2014; **34**: 306–311

4) Lohmann K, Klein C. Genetics of Dystonia: What's Known? What's New? What's Next? Mov Disord 2013; **28**: 899–905

5) Kinugawa K, Vidailhet M, Clot F, et al. Myoclonus-dystonia: an update. Mov Disord 2009; **24**: 479–489

6) Mencacci NE, Rubio-Agusti I, Zdebik A, et al. A missense mutation in KCTD17 causes autosomal dominant myoclonus-dystonia. Am J Hum Genet 2015; **96**: 938–947

⑥遺伝性ジストニアを疑う場合

検索式・参考にした二次資料

PubMed（検索 2015 年 2 月 19 日）
"hereditary dystonia" OR "familial dystonia" OR "familial dyskinesia" OR "familial Parkinson*" OR "Dystonia/genetics"[Mesh] OR "Dystonic Disorders/genetics"[Mesh] OR "Dystonia Musculorum Deformans/genetics"[Mesh] OR "Torsion Abnormality/genetics"[Mesh] OR "Movement Disorders/genetics"[Mesh]
医中誌（検索 2015 年 2 月 19 日）
#01　ジストニア OR ジストニー OR ジストニック OR 異緊張症 OR 筋緊張異常 OR Dystonia OR dystonic OR dysmyotonia OR hemidystonia) AND ((SH=遺伝学) OR 遺伝学/TH OR 遺伝子/TH OR 遺伝性疾患/TH OR 遺伝/TI OR 先天性/TI OR 家族性/TI OR hereditary/TI OR familial/TI)

1. 総 論

Clinical Question 7-1　⑦遺伝性ジストニアの原因遺伝子

遺伝性ジストニアにはどのようなものがありますか

回答

● 現在，遺伝性ジストニアとして DYT の名前を冠して登録されているものは，DYT1
（DYT-*TOR1A*）から DYT29（DYTOABG：dystonia optic atrophy basal
ganglia abnormality：DYT-*MEC*?）まである．そのなかで原因遺伝子が判明し
ているものは 20 ある．

● 脳内鉄沈着神経変性症（neurodegeneration with brain iron accumula-
tion：NBIA）では，10 の原因遺伝子が判明している．遺伝子型と症状は一致する
ことが多いが，発症年齢や重症度などは多様な場合がある．

■ 解説・エビデンス

　現在報告されている DYT 遺伝子および NBIA 遺伝子を別表に示す（表 1，表 2）．DYT 遺伝子
として，本項執筆時までに日本国内で報告されているものとして，DYT1（DYT-*TOR1A*），DYT3
（DYT/PARK-*TAF1*），DYT5（DYT/PARK-*GCH1*），DYT6（DYT-*THAP1*），DYT9（DYT18）（PxMD-
SLC2A1），DYT10（PxMD-*PRRT2*），DYT11（DYT-*SGCE*），DYT25（DYT-*GNAL*），DYT28（DYT-
KMT2B）がある．

　DYT3（DYT/PARK-*TAF1*）は，フィリピンに多い疾患であるが，日本国内ではフィリピン系
日本人で見出されている．今後，ジストニア遺伝子のさらなる発見，遺伝子診断技術の発達に
より報告が増える可能性がある[1]．

　以下に，日本国内で報告されているものに関して概説する．

　DYT1（DYT-*TOR1A*）は，10 歳前後にジストニアが四肢に出現，特に下肢より発症することが
多い．そして月あるいは年単位で全身に広がる捻転性ジストニアである[2]．*TOR1A* 遺伝子に変
異が認められており，変異により神経発生や神経伝達系の異常を呈すると考えられている．

　DYT3（DYT/PARK-*TAF1*）は，10 歳代から 50 歳代の男性において，ジストニアで発症し，そ
の後，半数の症例でパーキンソニズムを呈する．

　DYT5（DYT/PARK-*GCH1*）は，10 歳以下で下肢のジストニアで発症することが多く，著明な
日内変動を呈する．朝方は調子がよく，夕方に悪化し歩行困難となることが多い．睡眠で症状
が改善する．少量の L-dopa の内服治療が奏効する．ドパミンの生合成に関係する酵素 *GCH1* 遺
伝子に変異が認められる[3]．

　DYT6（DYT-*THAP1*）は，平均して 16 歳頃に上肢や頭頸部のジストニアで発症し，全身に広
がることが多い．転写因子である *THAP1* 遺伝子に変異が認められる[4]．

　DYT10（PxMD-*PRRT2*）は，発作性運動誘発性ジスキネジアと呼ばれる症状が出現する．典型
的な症状としては，徒競走で走り始めたときに，足にジスキネジアが出現して動けなくなる．
発作は，数秒から数分で治まる．*PRRT2* 遺伝子に変異が認められている．*PRRT2* 遺伝子の機能

⑦遺伝性ジストニアの原因遺伝子

表1 ジストニア遺伝子（DYTシリーズ）

疾患	疾患 （新しい命名法）	OMIM	遺伝子／遺伝子座	機能	遺伝形式	臨床表現型	日本国内での報告・頻度
DYT1	DYT-TOR1A	128100	TOR1A/9q34	AAA蛋白	優性遺伝	発症平均年齢10歳前後，四肢で発症し全身に広がる	あり**
DYT2		224500	HPCA/1p35	神経系に特異的に発現しているカルシウムセンサー蛋白	劣性遺伝	DYT1と似て若年発症し全身型に移行する	なし
DYT3/XDP	DYT/PARK-TAF1	314250	TAF1/Xq13.1	転写因子	伴性劣性遺伝	フィリピンのバナイ島出身者に多い．発症年齢12～52歳，半数の患者で後にパーキンソニズムを呈する．自殺例が多い	あり（フィリピン系日本人男）*
DYT4		128101	TUBB4A/19p13.3	微小管構成，細胞骨格	優性遺伝	オーストラリアの一家系，捻転ジストニア，ささやき発声障害	*
DYT5	DYT/PARK-GCH1	128230	GCH1/14q13	ドパミン生合成の律速酵素であるチロシン水酸化酵素の補酵素テトラヒドロビオプテリンの生合成経路の律速酵素	ほとんどが優性遺伝であるが，変異の部位により劣性遺伝形式をとることあり	レボドパ反応性ジスニア．発症年齢10歳以下．下肢ジストニアで発症，著明な症状の日内変動を伴う（夕方に症状悪化，睡眠で改善），低用量のレボドパが著効する．	あり***
DYT6	DYT-THAP1	602629	THAP1/8p21-q22	転写因子	優性遺伝	平均発症年齢16歳，上肢・頭頸部よりジストニアが出現し全身に広がることが多い．DYT5と異なり下肢のジストニアで発症することは少ない	あり*
DYT8	PxMD-MR-1	118800	MR-1/2q35	解毒作用	優性遺伝	発症性非運動誘発性ジスキネジア（paroxysmal nonkinesigenic dyskinesia：PNKD）．幼小児期・青年期に発症，突然のジストニア，舞踏運動，バリスムス，アテトーゼ，数分から数時間続くアルコールやカフェインにより誘発・悪化する	なし
DYT9	PxMD-SLC2A1	601042	GLUT1（SLC2A1）/1p34.2	グルコーストランスポーター	優性遺伝	ドイツ人家系，四肢ジストニア，構音障害，複視，発作性舞踏・アテトーゼ，失調，ジスキネジア，痙性対麻痺を伴うこともあり，発作は20分前後続く	あり*
DYT10	PxMD-PRRT2	128200	PRRT2/16p11.2-q12.1	神経伝達物質の放出調整	優性遺伝	発作性運動誘発性ジスキネジア（paroxysmal kinesigenic dyskinesia：PKD）あるいは発作性労作誘発性ジスキネジア（paroxysmal exercise-induced dyskinesia：PED）．日本人家系で遺伝子座が発見される．数秒か数分の短い発作時間，突然の予期しない運動により誘発される，1日100回位まで発作が出現することもある．小児期痙攣（infantile convulsions）の既往が認められることがあり，診断のヒントになりうる．	あり***
DYT11	DYT-SGCE	159900	SGCE/7q21.3	細胞骨格，中枢での働きは不明	優性遺伝／ゲノム刷り込み現象	小児期発症，女性のほうが男性より発症年齢若い．頸部・上肢・体幹に出現，特に斜頸，書痙が多い，ミオクローヌスは飲酒にて改善することがある	あり**
DYT12	DYT/PARK-ATP1A3	128235	ATP1A3/19q13.31	ナトリウムポンプ	優性遺伝，de novo変異	突然発症のパーキンソニズムに伴うジストニア，球麻痺，顔面・上肢の症状が下肢よりも強い．症状は数分から1ヵ月ほど続くことあり	なし（alternating hemiplegia of childhoodの表現型の報告はある）
DYT16	DYT-PRKRA	612067	PRKRA/2q31.2	ストレス反応遺伝子	劣性遺伝	ブラジル家系，12歳頃に歩行障害・下肢痛で発症，全身に広がる．口顔面ジストニア・しかめ面が特徴的である	なし
DYT18	PxMD-SLC2A1	612126	GLUT1（SLC2A1）/1p34.2	グルコーストランスポーター	優性遺伝	運動誘発性ジスキネジア・舞踏運動・アテトーゼ・バリスムス，数分から1時間続く．小児期に発症，てんかん・片頭痛・精神発育遅滞・溶血性貧血を伴うことあり	あり*

DYT25は，DYT7もしくはDYT15と同一の可能性あり
DYT9とDYT18は，いずれもGLUT1変異によるが，執筆時点では統一されていない
頻度：日本国内での報告数ならびにJapan Dystonia Consortiumでの結果の集計　（*）10症例以下；（**）10～50症例；（***）50症例以上

1. 総 論

表1 つづき

疾患	疾患 (新しい命名法)	OMIM	遺伝子/遺伝子座	機能	遺伝形式	臨床表現型	日本国内での 報告・頻度
DYT23	PxMD- CACNA1B	614860	CACNA1B/9q34.3				
DYT24		615034	ANO3/11p14.2	Ca²⁺依存性 Cl チャネル	優性遺伝	英国家系．成人発症，頸部ジストニア，全身に広がることもある	なし
DYT25	DYT-GNAL	615072	GNAL/18p11.21	嗅覚シグナル伝達，ドパミンシグナル伝達	優性遺伝	成人発症，頸部ジストニア，発声障害，嗅覚低下	あり*
DYT26		616398	KCTD17/7q21	網様体形成，カルシウムシグナルに関与	優性遺伝	小児期発症，ミオクローヌス・ジストニア	なし
DYT27		616411	COL6A3/2q37	Ⅵ型コラーゲン・アルファ鎖3	劣性遺伝	20歳代までに頸部や手において分節性もしくは局所性ジストニアとして発症する．Ullrich 先天性筋ジストロフィーの原因遺伝子として同定されているが，DYT27 では筋ジストロフィー症状は認められない	なし
DYT28	DYT-KMT2B	617284	KMT2B/19q13.12	リシン特異的メチルトランスフェラーゼ（エピジェネティクス，ゲノム DNA のメチル化）	優性遺伝，de novo 変異	幼少児期発症，下肢ジストニアで発症することが多く，その後，上肢・頸部・口顔面に広がることがある．特徴的な顔貌（long face，面長）団子鼻（bulbous nose），小頭症，低身長が見られることがある．半数で精神運動発育遅滞を呈する．	あり*
DYT29		617282	MECR/1p35.3	mitochondrial trans-2-enoyl-CoA reductase（ミトコンドリア脂肪酸合成に関与）	劣性遺伝	Childhood-onset dystonia with optic atrophy and basal ganglia abnormalities：DYTABG），幼少児期発症のジストニア，同時期もしくは少し遅れて視神経萎縮が出現する．頭部 MRI で基底核の信号異常あり，認知機能は障害されない．	

DYT25 は，DYT7 もしくは DYT15 と同一の可能性あり
DYT9 と DYT18 は，いずれも GLUT1 変異によるが，執筆時点では統一されていない
頻度：日本国内での報告数ならびに Japan Dystonia Consortium での結果の集計　（*）10症例以下；（**）10～50症例；（***）50症例以上

はよくわかっていない．カルバマゼピンなど抗痙攣薬が有効である[5]．

　DYT11（DYT-SGCE）では，ミオクローヌスとジストニアの2つの症状が小児期に出現する．ジストニアは，斜頸や書痙という形で出現することが多い．細胞骨格に関与している SGCE 遺伝子に変異が認められる．ゲノム刷り込み（ゲノムインプリンティング）の影響で，父親から変異遺伝子を受け継いだ場合，発症することが多い．ミオクローヌスは，飲酒により改善することがある[6]．

　DYT18（PxMD-SLC2A1）は，運動誘発性で運動開始後，しばらくしてジスキネジア・舞踏運動・アテトーゼ・バリスムスが出現する[7]．

　DYT25（DYT-GNAL）では，小児期から成人期にかけて斜頸で発症することが多く，全身にジストニアが広がる症例も一部ある．嗅覚が低下するという報告もある．ドパミンシグナルに関与している GNAL 遺伝子に変異が認められている[8]．

　DYT28（DYT-KMT2B）では，幼少児期にジストニアが出現する．多くは下肢から始まり，全身に広がることもある．特徴的な顔貌，小頭症，低身長が認められることがある．ゲノム DNA のメチル化に関与している遺伝子 KMT2B に変異が認められ，多くは突然変異である[8]．

　遺伝子診断は，診断に役立つ以外に，治療法の選択にも役立つものと考えられている．DYT6（DYT-THAP1）では，DYT1（DYT-TOR1A）よりも淡蒼球内節への脳深部刺激療法（DBS）に対して効果が限定的であるとの報告もある[9]．遺伝子型と治療効果との関連の蓄積は，治療方法，順番，タイミングなどの選択に重要になると考えられている．

　脳内鉄沈着神経変性症（neurodegeneration with brain iron accumulation：NBIA）では，無セ

⑦遺伝性ジストニアの原因遺伝子

表2　脳内鉄沈着神経変性症（NBIA）遺伝子

疾患	OMIM	遺伝子／遺伝子座	機能	遺伝形式	臨床表現型	日本国内での報告
pantothenate kinase-associated neurodegeneraton (PKAN)	NBIA1/234200	Pantothenate knase 2 (PANK2) /20p13	Coenzyme Aの生合成に関与する調節酵素	劣性遺伝	小児期に発症，進行性認知機能障害，パーキンソニズム，姿勢異常，ジストニア（口下顎を含む全身性），眼瞼痙攣，開瞼失行，失声，構音障害	あり
PLA2G6-associated neurodegeneraton (PLAN)	NBIA2A/256600	Phospholipase A2, Group Ⅵ (PLA2G6) /22q13.1	リン脂質のsn-2位のエステル結合を加水分解してアラキドン酸や他の脂肪酸を切り離す作用	劣性遺伝	1～2歳頃より精神運動発育遅滞で発症，球麻状，痙性対麻痺，拘縮，ジストニア，小脳失調，視神経萎縮，運動感覚性末梢神経障害	あり
mitochondrial membrane protein-associated neurodegeneraton (MPAN)	NBIA4/614298	C19orf12/19q12	ミトコンドリア蛋白	劣性遺伝	4～20歳頃に，歩行障害，発話障害で発症，その後，口下顎を含む全身性ジストニア，パーキンソニズムが出現する．遠位筋の筋萎縮，軸索障害性末梢神経障害が出現することもある．	なし
beta-propeller protein-associated neurodegeneraton (BPAN)	NBIA5/300894	WD repeat-containing protein 45 (WDR45) /Xp11.23	シグナル伝達，転写調節，オートファジー，細胞サイクル調整	X染色体連鎖性優性遺伝／突然変異	幼小児期より精神運動発育遅滞で発症，20～30歳代で，パーキンソニズム，全身性ジストニア，嚥下障害が出現	あり
fatty acid hydroxylase-associated neurodegeneraton (FAHN)	611026	Fatty acide 2-hydroxylase (FA2H) /16q23.1	スフィンゴミエリンを構成する2-hydroxy fatty acidsを水酸化する酵素	劣性遺伝	幼小児期に痙性対麻痺による歩行障害で発症，その後，四肢，体幹，顔面にジストニアが出現，認知機能障害，小脳失調症状も出現する．MRIで白質変化を認める．	なし
Kufor-Rakeb syndrome	606693	ATPase, type 13A2 (ATP13A2) /1p36.13	ライソゾームⅤ型ATPase	劣性遺伝	ジストニア以外に，パーキンソニズム，核上性眼球運動障害，痙性対麻痺，認知機能障害，嚥下障害，構音障害が認められる．	なし
Neuroferritinopathy	NBIA3/606159	Ferritin light chain (FTL) /19p.13.33	鉄代謝（フェリチン軽鎖，鉄をフェリチン内部に取り込む作用）	優性遺伝	発症年齢は13歳から63歳と幅広く，その後，5～10年かけて痙性対麻痺，ジストニア（下肢），舞踏病様運動，眼瞼痙攣，小脳失調，パーキンソニズム，認知機能障害を呈するようになる．	あり
Acerubplasminemia	604290	Cerubplasmin (CP) /3q24-q25	鉄代謝　細胞外へ輸送された二価鉄(Fe^{2+})を三価鉄(Fe^{3+})に酸化して，Fe^{3+}を鉄輸送蛋白であるトランスフェリンに受け渡す	劣性遺伝	30歳代前後で糖尿病発症，40歳代以降にジストニア，舞踏病様運動，振戦，小脳失調が出現，50歳代後半から認知症症状が出現する．他に，網膜変性症も認められる．	
Woodhouse-Sakati syndrome	241080	DDB1- and CUL4-associated factor 17 (DCAF17) /2q31.1	核内蛋白	劣性遺伝	ジストニア以外に，部分的禿頭症，性腺機能低下症，二次性徴の欠如，認知機能障害，難聴，糖尿病などが認められる．	なし
COASY protein-associated neurodegeneration (CoPAN)	NBIA6/615643	Coenzyme A synthase (COASY) /17q21.2	Coenzyme Aの生合成に関与	劣性遺伝	口下顎ジストニア，痙性およびジストニアの要素を持つ四肢運動麻痺，パーキンソニズム，遠位部筋萎縮，凹足，認知機能障害，軸索障害性の末梢神経障害	なし

ルロプラスミン血症とBPANを除いて，ほとんどが幼小児期に先進発育遅滞で発症し，その後，ジストニア，パーキンソニズムなど多種の神経症状を呈する．頭部MRIでは，淡蒼球や黒質を中心にT1強調画像で低信号を呈する鉄沈着所見が認められる[10]．

遺伝性ジストニア診断のアプローチとしては，図1を参考にするとよい．

遺伝子検査の可能な施設については，徳島大学ホームページ（http://neuro-tokushima.com/dystonia.html）参照.

1. 総論

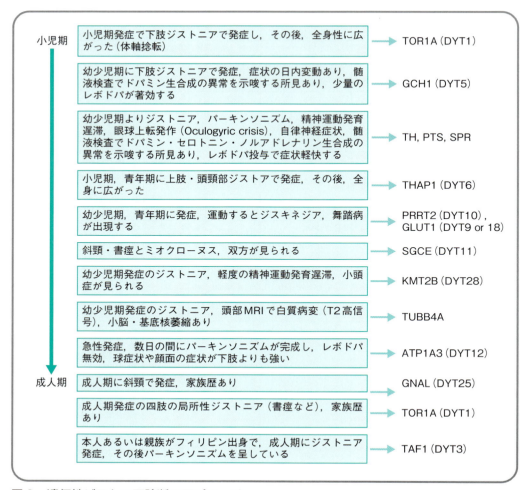

図1　遺伝性ジストニア診断のアプローチ

文献

1) Kawarai T, Miyamoto R, Murakami N, et al. Dystonia genes and elucidation of their roles in dystonia pathogenesis. Rinsho Shinkeigaku 2013; **53**: 419–429
2) 横地房子．遺伝性ジストニア—DYT1 の表現型について．臨床神経 2012; **52**: 1071–1073
3) Segawa M, Nomura Y. Genetics and pathophysiology of primary dystonia with special emphasis on DYT1 and DYT5. Semin Neurol 2014; **34**: 306–311
4) Klein C. Genetics in dystonia. Parkinsonism Relat Disord 2014; **20**: S137–142
5) Xiao J, Vemula SR, LeDoux MS. Recent advances in the genetics of dystonia. Curr Neurol Neurosci Rep 2014; **14**: 462
6) Kinugawa K, Vidailhet M, Clot F, et al. Myoclonus-dystonia: an update. Mov Disord 2009; **24**: 479–489
7) Suls A, Dedeken P, Goffin K, et al. Paroxysmal exercise-induced dyskinesia and epilepsy is due to mutations in SLC2A1, encoding the glucose transporter GLUT1. Brain 2008; **131**: 1831–1844

⑦遺伝性ジストニアの原因遺伝子

8) Zech M, Boesch S, Maier EM, et al. Haploinsufficiency of KMT2B, encoding the lysine-specific histone methyltransferase 2B, results in early-onset generalized dystonia. Am J Hum Genet 2016; **99**: 1377–1387
9) Panov F, Tagliati M, Ozelius LJ, et al. Pallidal deep brain stimulation for DYT6 dystonia. J Neurol Neurosurg Psychiatry 2012; **83**: 182–187
10) Meyer E, Kurian MA, Hayflick SJ. Neurodegeneration with Brain Iron Accumulation: Genetic Diversity and Pathophysiological Mechanisms. Annu Rev Genomics Hum Genet 2015; **16**: 257–279

■ 検索式・参考にした二次資料

PubMed（検索 2015 年 2 月 19 日）
"hereditary dystonia" OR "familial dystonia" OR "familial dyskinesia" OR "familial Parkinson*" OR "Dystonia/genetics"[Mesh] OR "Dystonic Disorders/genetics"[Mesh] OR "Dystonia Musculorum Deformans/genetics"[Mesh] OR "Torsion Abnormality/genetics"[Mesh] OR "Movement Disorders/genetics"[Mesh]
医中誌（検索 2015 年 2 月 19 日）
#01 ジストニア OR ジストニー OR ジストニック OR 異緊張症 OR 筋緊張異常 OR Dystonia OR dystonic OR dysmyotonia OR hemidystonia) AND ((SH=遺伝学) OR 遺伝学/TH OR 遺伝子/TH OR 遺伝性疾患/TH OR 遺伝/TI OR 先天性/TI OR 家族性/TI OR hereditary/TI OR familial/TI)

1. 総論

Clinical Question 8-1　⑧ジストニアをきたす遺伝性変性疾患

他にジストニアを症状とする病態（病気）にどのようなものがありますか

回答

- ジストニアをきたす疾患は非常に多い．ここでは遺伝性ジストニアおよび偽ジストニアの鑑別すべき疾患を列挙する[1,2]．

解説・エビデンス

1. 遺伝性（Inherited）
   - 常染色体優性（Autosomal dominant）

   DYT1（DYT-*TOR1A*），DYT4，DYT5a（DYT/PARK-*GCH1*），DYT6（DYT-*THAP1*），DYT7，DYT8（PxMD-*MR-1*），DYT10（PxMD-*PRRT2*），DYT11（DYT-*SGCE*），DYT12（rapid-onset dystonia-parkinsonism；DYT/PARK-*ATP1A3*），DYT13，DYT15，DYT18（PxMD-*SLC2A1*），DYT19，DYT20，DYT21，DYT23（PxMD-*CACNA1B*），DYT24，neuroferritinopathy（NBIA3），dentatorubral-pallidoluysian atrophy（DRPLA），Huntington 病

   - 常染色体劣性（Autosomal recessive）

   DYT2，DYT5b（DYT/PARK-*GCH1*），DYT16（DYT-*PRKRA*），DYT17，Wilson 病，PKAN（NBIA1），PLAN（NBIA2），PARK2（juvenile Parkinson），その他多数の代謝性疾患

   - 伴性劣性（X-linked recessive）

   DYT3（DYT/PARK-*TAF1*）（lubag），Lesch-Nyhan 症候群，Mohr-Tanebjaerg 症候群（Deafness-dystonia-optic neuronopathy［DDON］syndrome）

   - Mitochondrial

   Leigh 症候群，Leber 病

2. 後天性（Acquired）
   - 周産期脳障害（Perinatal brain injury）
   - 感染（Infection）
   - 薬剤性（Drug）
   - 中毒性（Toxic）
   - 血管性（Vascular）
   - 新生物（Neoplastic）
   - 脳外傷（Brain injury）
   - 機能性（Psychogenic/functional）

3. Idiopathic
   - Sporadic

⑧ジストニアをきたす遺伝性変性疾患

- Familial

CQ5–2 も参照.

文献

1) 長谷川一子. ジストニア班　ジストニアの分類
2) Albanese A, Bhatia K, Bressman SB, et al. Phenomenology and classivication of dystonia: consensus update Mov Disord 2013; **28**: 863–873

1. 総　論

Clinical Question 9-1　　　　　　　　　　　　　　⑨予後

ジストニアは回復しますか

回答

●ジストニアに関する自然寛解率については，ボツリヌス治療が始まる前の研究では，たとえば痙性斜頸の場合 11〜20％との報告があるが，1980 年代に各国でボツリヌス治療が開始されてからの報告は極めて少ない．しかし，同治療法の出現後は，明らかに自然寛解率は増加していると考えられ，決して回復しない病気とはいえない．また，全身性ジストニアであっても脳深部刺激療法（DBS）により症状が軽快，消滅することも少なくない．

解説・エビデンス

　ジストニアは局所性から全身性に及び，それぞれの自然および治療介入後の寛解率に関する報告は少ない[1,2]．たとえば治療介入がない場合の痙性斜頸は寛解がわずか3.3％にみられたというものから[3]，12％とする報告[4]や，23％にも及ぶという報告もある[5]．古くは，全身性ジストニアを中心とする研究では226例中6人が自然寛解したという報告がある[6]．また，向精神薬などの服用後に起こる遅発性ジストニアでは自然寛解はさらに少ないとされる[7]．ボツリヌス治療や脳深部刺激療法などの画期的な治療法が普及してからの寛解率は，系統的な研究はいまだなく，これらの数字を上回っていることは確からしい．小規模の痙性斜頸の報告では50％にも及ぶとされる[8]．

文献

1) MearesR. Natural history of spasmodic torticollis, and eflect of surgery. Lancet 1971; **2**: 149–150
2) Maraden CD, Harrison MJ. Idiopathic torsion dyetonia (dystonia musculorum deformans): a review of forty-two patients. Brain 1974; **97**: 793–810
3) Matthews WB, Beasley P, Parry-Jones W, Garland G. Spasmodic torticollisi a combined clinical study. J Neurol Neurosurg Psychiatry 1978; **41**: 485–492
4) Friedman A, Falm S. Spontaneous remissions in spasmodic torticollis. Neurology 1986; **36**: 398–400
5) Jayne D, Lees AJ, Stern GM. Remission in spasmodic torticollis. J Neurol Neurosurg Psychiatry 1984; **47**: 1236–1237
6) Cooper IS, Cullinan T, Riklan M. The natural history of dystonia. Adv Neurol 1976; **14**: 157–169
7) Ksng UJ, Burke RE, Fahn S. Tardive dystonia. Adv Neurol 1988; **50**; 415–429
8) Giladi N, Meer J, Kidan H, Honigman S. Longterm remission of idiopathic cervical dvstonia after treatment with botulinum toxin. Eur Neurol 2000; **44**: 144–146

Clinical Question 10-1

⑩治療

ジストニアの治療手段にはどのようなものがありますか

回答

● ジストニアの治療法は，病型および罹患範囲，また，ボツリヌス治療の適否，脳深部刺激療法（DBS）の適否，バクロフェン髄注療法の適否，大脳の肉眼的異常の有無などによって選択する（図1）．しばしばこれに，様々な補助療法を組み合わせる．治療の必要性は患者の背景によって異なるため，治療方針の決定には患者との意思疎通が必須である．

解説・エビデンス

ジストニアの治療法は病型および罹患範囲によって異なる．
内服治療は最も多く行われるが，ジストニアを効能・効果とする内服薬は存在しないため，す

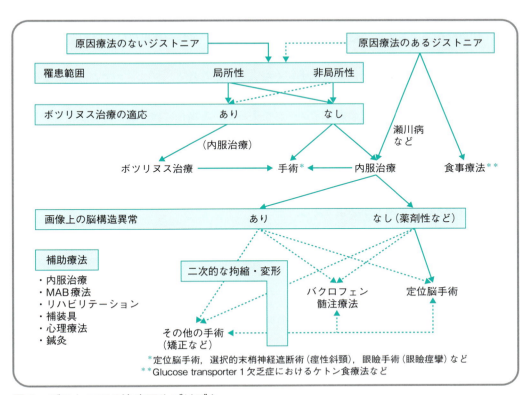

図1　ジストニアの治療アルゴリズム
　一般的な方針を示す．若年発症のジストニアではしばしば最初にL-dopaを試みる．本図にない治療戦略や複数治療の併用，また，掲示した治療法以外を排除するものではない．

べて off-label の使用である．2004 年に日本神経学会評議員（現 代議員）を対象に行ったアンケート調査[1] では，調査に応じた 168 名のうち，第一選択として内服治療を選択したのは，全身性ジストニアで 141 名，眼瞼痙攣で 102 名，痙性斜頸で 111 名，書痙で 141 名であった．用いる内服薬の上位 3 種は，疾患により順位に違いはあるが，いずれもトリヘキシフェニジル，ジアゼパム，クロナゼパムであった．なお，瀬川病への L-dopa のように，内服治療が著効し，第一選択とすべき疾患がある．瀬川病の典型例でなくても，若年発症のジストニアではしばしば最初に L-dopa を試みる．

　ボツリヌス治療は，ジストニアでは眼瞼痙攣および痙性斜頸が適応症である．上記のアンケート実施時には本療法の普及度が低かったため[2]，現在では眼瞼痙攣・痙性斜頸で第一選択とされる頻度がより高いと推測される．広範なジストニアでも，眼囲または頸部（および傍脊柱筋）に限定して適用する場合がある．

　手術療法は，ボツリヌス治療の適応がないジストニアにおいて，治療の必要性によっては第一選択になりうる．定位脳手術は罹患範囲が広いジストニアなどを対象として行われ，脳の明らかな構造異常を伴わない病型で高い効果を期待できるほか，後天性（acquired）ジストニアのうち薬剤性に起こる遅発性ジストニアでは効果が高い．また，大脳に肉眼的異常がある場合にも症例を選んで施行される．このほか，眼瞼痙攣では種々の眼科手術，また痙性斜頸では選択的末梢神経遮断術が行われる．眼瞼痙攣では術後もボツリヌス治療を要することが多いが[3]，難治性の痙性斜頸では術後著しい改善を認める例もみられる．バクロフェン髄注療法は脳性麻痺で痙縮とジストニアとを合併する症例を中心に選択されるが，大脳の肉眼的異常を伴う他の二次性ジストニアでも定位脳手術とともに検討の対象となる．ただし承認された病態が「脳脊髄疾患に由来する重度の痙性麻痺」のみであるため，実際の適用には支障がある．

　リハビリテーション（リハ）の是非には議論がある．様々なリハの方法が提案されているが，一般に罹患部位の筋力訓練は望ましくないと考えられる．ジストニアのために姿勢が固定する傾向がある場合には，拘縮・強直を予防するために可動域訓練を行うことがある．頸部・体幹のジストニアで，正常の身体イメージを失っている場合には，鏡の前で正常姿勢をとる練習を行う．

　このほか，MAB（muscle afferent block）療法，心理療法，鍼灸などがある．グルコース・トランスポーター 1（GLUT1）欠乏症におけるケトン食療法のように，食事療法を行う疾患もある．

　なお，同程度の症候であっても治療の必要性は患者によって様々である．治療方針の決定には患者との意思疎通が必須である．

■ 文献

1) 目崎高広，林　明人，中瀬浩史ほか．わが国におけるジストニー治療の現況．臨床神経 2005; **45**: 634-642
2) 目崎高広，林　明人，中瀬浩史ほか．ボツリヌス治療の普及状況調査．脳神経 2006; **58**: 219-224
3) 三村　治．難治性眼瞼痙攣に眼瞼手術療法は有効か？ あたらしい眼科 2012; **29**: 781-785

⑩治療

Clinical Question 10-2　⑩治療

ジストニアの内服療法にはどのようなものがありますか

推奨

❶全身性または分節性ジストニア，ボツリヌス治療の効果が不十分な症例，中和抗体の産生によりボツリヌスが無効になった症例に試みる[1C]．しかし，有効率の低さ，不定な効果，副作用のため補足的な役割にとどめる．トリヘキシフェニジル[1B]，バクロフェン[1C]，クロナゼパム[1C]，メキシレチン[1C]，ゾルピデム[1C]などは試みてよい．なお，L-dopaはドパ反応性ジストニア（DRD）に有効で，特に，若年発症のジストニア例では試みてよい[1C]．

解説・エビデンス

　少数例での試験や非盲検臨床試験で，抗コリン薬，バクロフェン，ベンゾジアゼピン系，ドパ反応性ジストニア（DRD）に対するL-dopaを含むいくつかの薬剤が有効性を報告しているが，ジストニアに対する根拠に基づいた治療はない[1~3]．確実な効果を期待できる薬剤は，ドパ反応性ジストニアに対するL-dopaのみだが，ジストニアに対して保険適用にはなっていない[3]．

　抗コリン薬は，内服薬のなかで最も成功する薬剤で，通常トリヘキシフェニジルが用いられている．本剤は，小児期発症の一次性，二次性ジストニアを対象とした交叉試験で偽薬に比してより優れた効果を示したが，成人発症のジストニアでは有意性がなく，後ろ向き調査では有効性が確立されていない[1]．局所性ジストニアにはボツリヌス治療の優位性が確立されているため，本剤は全身性・分節性ジストニアで試みてよい[4]．しかし，高齢者には認知機能の低下などの副作用がありうるため慎重に投与すべきである．

　バクロフェンはシナプス前GABA受容体作動薬で，対照試験はみられないが，多くの症例報告や後ろ向き調査では特に小児で有効性が報告されている[5]．

　ベンゾジアゼピン系はしばしばジストニアに用いられるが，多数例での交叉試験は検討されていない．クロナゼパムが最も頻繁に用いられ，頭部振戦が優位な痙性斜頸で有用とされる[5]．

　メキシレチンはリドカインの経口薬誘導体で，450~2,000 mgが眼瞼痙攣や痙性斜頸で有効との報告がみられる[2]．

　ゾルピデムは，ベンゾジアゼピン亜型受容体BZ1（ω1）に対して高い親和性を有するイミダゾピリジン作動薬であり，非盲検試験により痙性斜頸には無効であるが，5~20 mgが全身性ジストニア，Meige症候群，手のジストニアに有効であると報告されている[6]．

　L-dopaはドパミン合成障害が主な異常であるドパ反応性ジストニアの適切な内服薬である[1]．通常少量の100 mgと脱炭酸酵素阻害薬25 mgで劇的に効果がみられる[4]．一般にドパ反応性ジストニアの典型的な症候がなくとも小児期発症のジストニアで試みられるべきである[4]．

　ドパミン拮抗・枯渇薬は，パーキンソン症候群やジスキネジアなどの副作用を惹起する危険性があり，薬剤中止・減量後の遅発性ジストニアを除いて勧められない．ただし，テトラベナ

37

ジンはアカシジア，パーキンソン症候群，うつなどの副作用の危険性はあるが，遅発性ジスキネジアの原因とはならないことから，遅発性ジストニアに有効である[2,4,5]．ただし，日本では適応外である．

文献

1) Albanese A, Barnes MP, Bhatia KP, et al. A systematic review on the diagnosis and treatment of primary (idiopathic) dystonia and dystonia plus syndromes: report of an EFNS/MDS-ES Task Force. Eur J Neurol 2006; **13**: 433–444
2) Kartha N. Therapeutic challenges in dystonia plus syndrome. Neurol Clin 2010; **28**: 927–940
3) 目崎高広．ジストニアの治療．脳神経 2006; **57**: 973–982
4) Fahn S, Jankovic J. Treatment of dystonia. Principles and Practice of Movement Disorders, 2nd Ed, Fahn S, Jankovic J, Hallet M (eds), Elsevier, Edinburgh, 2011: p.293–310
5) Cloud LJ, Jinnah HA. Treatment strategies for dystonia. Expert Opin Pharmacother 2010; **11**: 5–15
6) Miyazaki Y, Sako W, Asanuma K, et al. Efficacy of zolpidem for dystonia: a study among different subtypes. Front Neurol 2012; **3**: 1–4

検索式・参考にした二次資料

PubMed（検索 2015 年 2 月 26 日）
("Dystonia/drug therapy"[Mesh] OR "Dystonic Disorders/drug therapy"[Mesh] OR "Dystonia Musculorum Deformans/drug therapy"[Mesh] OR "Torsion Abnormality/drug therapy"[Mesh]) AND ("Administration, Oral"[Mesh] OR "oral administration" OR "oral treatment" OR "administer orally" OR "oral dose" OR "oral doses" OR "oral dosing" OR "oral dosage" OR "oral dosages")
医中誌（検索 2015 年 2 月 26 日）
(ジストニア OR ジストニー OR ジストニック OR 異緊張症 OR 筋緊張異常 OR Dystonia OR dystonic OR dysmyotonia OR hemidystonia) AND (薬物療法/TH OR (SH=薬物療法)) AND (内服 OR 経口)

⑩治療

Clinical Question 10-3　⑩治療

注射の治療にはどのようなものがありますか —ボツリヌス治療

推奨

❶ボツリヌス注射は A 型・B 型の製剤が発売されている．ジストニアに対する日本での保険適用は眼瞼痙攣[1A]と痙性斜頸[1A]に限られるが，海外では口顎部ジストニア[1C]・痙攣性発声障害[1C]・上肢ジストニア[1B]への有効性も報告されている．

❷治療の要諦は，ジストニアの原因筋を的確に捉え，適切な量を適切な間隔で的確に施注することである．そのためには，解剖学的・生理学的な筋肉への洞察が必要であり，実際の注射手技には筋電図や超音波検査を用いることが推奨される[2A]．

解説・エビデンス

　日本で使用できるボツリヌス毒素製剤は A 型の onabotulinumtoxinA（ボトックス®）と B 型の rimabotulinumtoxinB（ナーブロック®）であるが，A 型の保険適用は眼瞼痙攣・痙性斜頸，片側顔面痙攣，脳性麻痺の小児尖足，上下肢痙縮，多汗症，B 型については痙性斜頸のみである．したがって，厳密にはジストニアへの使用は眼瞼痙攣と痙性斜頸のみに限られている．

　海外では他に A 型の製剤として abobotulinumtoxinA（Dysport®），incobotulinumtoxinA（Xeomin®）などが発売されており，それぞれの製剤について，各種ジストニアへの有効性が報告されている．

　onabotulinumtoxinA については，眼瞼痙攣[1~3]・痙性斜頸[1,3~5]がレベル A，口顎部ジストニアがレベル C[1,3]，上肢ジストニアがレベル B[1]，痙攣性発声障害でレベル C[1]とされている．

　B 型 rimabotulinumtoxinB は痙性斜頸でレベル A の推奨があり[1,6]，さらに A 型との比較においても劣らない有効性が確認されている[5,6]．さらにその他のジストニアにおいても有効性が報告されている．

　ボツリヌス治療では，異常姿勢・異常運動の原因筋に対して適切な量を・適切な間隔で・適切にアプローチすることが重要である．

　量については，使用制限量をいかに分配投与するかが重要である．すなわち，ジストニアの原因筋のなかでも特に重要な要素を抽出し重点的に治療することを考える必要がある．

　現在日本では，2ヵ月以上の間隔をあけての使用と決められているが，必要以上に頻回投与することは中和抗体産生の危険を高めるおそれがある．

　筋へのアプローチについては，筋電図・超音波検査によるモニターが有用である．筋電図は筋放電を確認して異常を把握するのに有用であるが，それがジストニアの原因であるかをしっかり吟味することを忘れてはならない．超音波検査は実際に筋とともに血管や神経などの近接構造物を視覚的に捉えることができるため，目視下のアプローチで確実かつ安全な投与が可能となる．

文献

1) Hallett M, Albanese A, Dressler D, et al. Evidence-based review and assessment of botulinum neurotoxin for the treatment of movement disorders. Toxicon 2013; **67**: 94–114
2) Costa J, Espírito-Santo C, Borges A, et al. Botulinum toxin type A therapy for blepharospasm. Cochrane Database Syst Rev 2005; (1): CD004900
3) 大澤美貴雄, 目崎高広, 宮城 愛ほか. 日本神経治療学会治療指針作成委員会 日本神経治療学会 標準的神経治療 ボツリヌス治療. 神経治療学 2013; **30**: 471–494
4) Costa J, Espirito-Santo C, Borges A, et al. Botulinum toxin type A therapy for cervical dystonia. Cochrane Database Syst Rev 2005; (1): CD003633
5) Costa J, Borges A, Espírito-Santo C, et al. Botulinum toxin type A versus botulinum toxin type B for cervical dystonia. Cochrane Database Syst Rev 2005; (1): CD004314
6) Costa J, Espírito-Santo C, Borges A, et al. Botulinum toxin type B for cervical dystonia. Cochrane Database Syst Rev 2005; (1): CD004315

検索式・参考にした二次資料

PubMed（検索 2015 年 2 月 7 日）
(("Dystonia/therapy"[Mesh] OR "Dystonic Disorders/therapy"[Mesh] OR "Dystonia Musculorum Deformans/therapy"[Mesh] OR "Torsion Abnormality/therapy"[Mesh]) AND ("Botulinum Toxins/therapeutic use"[Mesh] OR "Injections"[Mesh])) OR ((dystonia OR distonic) AND therapy AND ((("botulinum toxin" OR BTX) AND therapy) OR "botulinum therapy"))
医中誌（検索 2015 年 1 月 22 日）
(ジストニア OR ジストニー OR ジストニック OR 異緊張症 OR 筋緊張異常 OR Dystonia OR dystonic OR dysmyotonia OR hemidystonia) AND (ボツリヌス毒素 OR "botulinum toxin" OR BTX)

⑩治療

Clinical Question 10-4　　　　　　　　　　⑩治療

注射の治療にはどのようなものがありますか —muscle afferent block

1 総論

推奨

❶muscle afferent block（MAB）では局所麻酔薬と純エタノールとを最大週2回程度まで筋肉内注射し，筋弛緩を図る．痙性斜頸，書痙，下顎ジストニア，痙縮で報告があるほか[2C]，舌ジストニア，camptocormiaへも試みられている[2D]．リドカインのみを注射し，ボツリヌス毒素の治療効果を推定する場合もある[2C]．

■ 解説・エビデンス

　muscle afferent block（MAB）とは，局所麻酔薬と純エタノールとを筋肉内注射し，筋弛緩を図る治療法である．ボツリヌス治療の代替法としてKajiらにより開発された[1,2]．痙性斜頸，書痙，下顎ジストニア，痙縮などで有効性が報告されているほか，舌ジストニア，camptocormiaへの応用も試みられている．

　原法では，0.5％リドカインと無水エタノールとを用量比10：1で異なるシリンジに準備し，両者を三方活栓で連結して筋肉内注射する．まずリドカインを全量の70％注射し，続いてエタノール，最後にリドカイン残量の順とする．週2回程度で10回程度反復し，効果を確認する．最初は短時間の効果にとどまるが，有効例では作用時間が次第に延長する．筋あたりの最大量はリドカイン25mLおよびエタノール2.5mL，1回あたりの最大量はリドカイン50mLおよびエタノール5mLである．

　単回注射では，主に筋紡錘へ作用すると推定される．リドカインは小径線維へ作用しやすいため，筋紡錘のγ運動神経が一時的に遮断され，これによる筋紡錘の感受性低下（すなわち間接的な求心性伝導の遮断［afferent block］）を介して反射性筋収縮が抑制されると考えられる．治療後，筋紡錘の機能を反映するT波は減弱するが，治療した筋から記録した複合筋活動電位の振幅は変化しないことから[2]，α運動神経は単回注射によって障害されないと考えられる．しかし，反復治療中の針筋電図所見は筋原性変化が主体であり，治療終了後は経過とともに慢性脱神経所見が優位となることから[3]，長期的には筋組織の破壊，α運動神経の障害も生じると推定される．同様に，筋紡錘内の感覚神経への直接作用も想定される．

　反復治療により非可逆性の組織破壊をきたして，筋が索状に硬結し後遺することがある．美容上留意が必要である．

　ボツリヌス毒素の治療効果を推定する目的で，リドカインのみを注射することがある．なお，顔面神経支配筋では筋紡錘がほとんどないため，本治療法は適用されない．

■ 文献

1) Kaji R, Rothwell JC, Katayama M, et al. Tonic vibration reflex and muscle afferent block in writer's cramp.

1. 総　論

Ann Neurol 1995; 38: 155–162

2) Kaji R, Kohara N, Katayama M, et al. Muscle afferent block by intramuscular injection of lidocaine for the treatment of writer's cramp. Muscle Nerve 1995; 18: 234–235

3) 目崎高広, 梶　龍兒. MAB (muscle afferent block) 療法による針筋電図所見の変化. 臨床脳波 2000; 42: 366–369

検索式・参考にした二次資料

PubMed（検索 2015 年 1 月 23 日）
("Dystonia/therapy"[Mesh] OR "Dystonic Disorders/therapy"[Mesh] OR "Dystonia Musculorum Deformans/therapy"[Mesh] OR "Torsion Abnormality/therapy"[Mesh]) AND (muscle afferent block OR MAB OR "Injections, Intramuscular"[Mesh])

医中誌（検索 2015 年 1 月 23 日）
(ジストニア OR ジストニー OR ジストニック OR 異緊張症 OR 筋緊張異常 OR Dystonia OR dystonic OR dysmyotonia OR hemidystonia) AND ("muscle afferent block" OR (MAB NOT モノクローナル抗体/TH) OR 筋肉内注射/TH OR "Intramuscular Injection" OR 局所投与 OR 筋注 OR 筋内注 OR 筋肉注)

⑩治療

Clinical Question 10-5　　　　　⑩治療

バクロフェン髄注療法とはどのような治療ですか

推奨

❶痙縮やジストニアの緩和効果があるバクロフェン薬液を，髄腔内に投与する治療方法（intrathecal baclofen：ITB）である．ジストニアの症状緩和や ADL 改善に対しての有効性が報告されている．

❷薬液の髄腔内投与のために薬液ポンプシステムを手術で体内に植え込む必要があり，外科的治療に分類される．難治性（他の治療が奏効しない場合や，効果不十分）のジストニアに対して ITB 療法が考慮される[1C]．

解説・エビデンス

　バクロフェンを中枢神経系（脳や脊髄）に直接作用させるために開発されたのがバクロフェン髄注療法（intrathecal baclofen：ITB）である．日本での普及はいまだ乏しいが，ジストニア症例への適応報告は 1991 年から始まっている[1~3]．対象となった小児脳性麻痺や成人二次性ジストニアなどの様々なジストニア症例[4]で，その症状緩和に有効であったとする報告が多数ある[5,6]．

　バクロフェンは γ-アミノ酪酸（GABA）の誘導体で，中枢神経系（脳および脊髄）では抑制性神経伝達物質として働く．主作用は脊髄のシナプス反射が抑制による痙性緩和効果なので[7]，ジストニア症状の痙性成分を減弱させる効果がある[8,9]．また，ジストニア症状全体を緩和する効果が，バクロフェンの大脳基底核，淡蒼球への抑制により得られることが考察されている[1]．さらに，ジストニアに伴う痛みの軽減効果も報告されている[2]．

　バクロフェンには血液脳関門による輸送制限と大脳への親和性の高さといった，中枢神経（脳や脊髄）での薬物動態に特徴がある．そのため，効果発現のために必要な高濃度バクロフェンの脊髄への曝露[10]は経口服用や全身投与では達成されない．専用のポンプシステムを体内に手術で植え込み，バクロフェンの髄腔内投与を行う必要があるのはそのためである．

　治療開始前にはスクリーニングテスト（腰椎穿刺によるバクロフェン髄腔内投与）を行い，有効かつ副作用のない場合にポンプシステムの植え込み手術を施行する．ポンプは腹部皮下や筋膜下に留置され，ポンプからのカテーテルが髄腔内（主に脊髄くも膜下腔）に挿入される．カテーテルの先端位置によって作用する脊髄高位を変更し，効果範囲を頸部から上肢，体幹，下肢にかけて調節ができる[11]．薬液注入量の変更には専用のプログラマを用い，ポンプ植え込み術後の効果調節も可能である．ポンプ植え込み後の日常生活では，高温や高圧などの特殊環境を避ける以外に制限事項はほとんどない．定期的（3ヵ月に1回程度）なポンプへの薬液補充が必要になるが，皮膚の上からポンプへの注射なので外来や在宅でも行える．また，ポンプはバッテリー駆動のため数年に一度の交換は必要である．ITB 療法のためのポンプ植え込み手術や薬液補充管理などは，日本では専門の講習を修了した医師のみに認可され，施行されている[12]．

1
総論

文献

1) Albright AL, Barry MJ, Painter MJ, et al. Infusion of intrathecal baclofen for generalized dystonia in cerebral palsy. J Neurosurg 1998; **88**: 73–76
2) Narayan RK, Loubser PG, Jankovic J, et al. Intrathecal baclofen for intractable axial dystonia. Neurology 1991; **41**: 1141–1142
3) Albright AL, Barry MJ, Fasick P, et al. Continuous intrathecal baclofen infusion for symptomatic generalized dystonia. Neurosurgery 1996; **38**: 934–938
4) Tasseel Ponche S, Ferrapie AL, Chenet A, et al. Intrathecal baclofen in cerebral palsy: a retrospective study of 25 wheelchair-assisted adults. Ann Phys Rehabil Med 2010; **53**: 483–498
5) Bonouvrie LA, Becher JG, Vles JS, et al. Intrathecal baclofen treatment in dystonic cerebral palsy: a randomized clinical trial: the IDYS trial. BMC Pediatr 2013; **13**: 175
6) Martinez JA, Pinsker MO, Arango GJ, et al. Neurosurgical treatment for dystonia: long-term outcome in a case series of 80 patients. Clin Neurol Neurosurg 2014; **123**: 191–198
7) Knutsson E, Lindblom U, Martensson A. Plasma and cerebrospinal fluid levels of baclofen (Lioresal) at optimal therapeutic responses in spastic paresis. J Neurol Sci 1974; **23**: 473–484
8) Anca MH, Zaccai TF, Badarna S, et al. Natural history of Oppenheim's dystonia (DYT1) in Israel. J Child Neurol 2003; **18**: 325–330
9) Dauer WT, Burke RE, Greene P, et al. Current concepts on the clinical features, aetiology and management of idiopathic cervical dystonia. Brain 1998; **121**: 547–560
10) Vadivelu S, Stratton A, Pierce W. Pediatric tone management. Phys Med Rehabil Clin N Am 2015; **26**: 69–78
11) Motta F, Antonello CE, Stignani C. Upper limbs function after intrathecal baclofen therapy in children with secondary dystonia. J Pediatr Orthop 2009; **29**: 817–821
12) Taira T, Ueta T, Katayama Y, et al. Rate of complications among the recipients of intrathecal baclofen pump in Japan: a multicenter study. Neuromodulation 2013; **16**: 266–272

検索式・参考にした二次資料

PubMed（検索 2015 年 3 月 7 日）
("Dystonia/drug therapy"[Mesh] OR "Dystonic Disorders/drug therapy"[Mesh] OR "Dystonia Musculorum Deformans/drug therapy"[Mesh] OR "Torsion Abnormality/drug therapy"[Mesh]) AND "Baclofen/therapeutic use"[Mesh] AND "Injections, Spinal"[Mesh]
医中誌（検索 2015 年 3 月 7 日）
(ジストニア OR ジストニー OR ジストニック OR 異緊張症 OR 筋緊張異常 OR Dystonia OR dystonic OR dysmyotonia OR hemidystonia) AND (Baclofen/TH OR バクロフェン/AL) AND (脊椎内投与/TH OR 髄注療法)

⑩治療

Clinical Question 10-6

⑩治療

手術治療にはどのようなものがありますか

1 総論

推奨

❶一次性全身性ジストニアは両側 GPi-DBS（脳深部刺激療法）が有効であり，推奨される[1A]．遅発性ジストニアなど二次性全身性ジストニアでも効果が認められることがあるので，薬剤抵抗性の全身性ジストニアで，除外項目がなければ両側 GPi-DBS が推奨される[1B]．全身性ジストニアに対する両側 GPi-DBS では認知，感情，知能に対する悪影響は認めない[1B]．視床の凝固術は，ジストニア症状が一側で上肢遠位部に限局する動作特異性局所ジストニア（書痙，音楽家のジストニアなど）に対して，一部の施設で積極的に行われている[2C]．

❷選択的末梢神経遮断術は頸部ジストニアにおいて異常収縮筋が常に一定で，不随意な動きが少ない場合に下記の条件下で選択されることが推奨される[1B]．
・十分な量と期間のボツリヌス局所注射治療で良好な効果がみられない場合
・社会的理由などでボツリヌス治療を継続するのに問題のある場合

❸全身性ジストニアで GPi-DBS 後に頸部症状が残存し，ボツリヌス局所注射治療で限界がある場合には，選択的末梢神経遮断術を考慮してもよい[1C]．

❹脊髄硬膜外電気刺激，脊髄硬膜内神経根遮断，微小血管減圧術は過去に試みられてきたが，効果や副作用の点で現在では行われない[1D]．

解説・エビデンス

　ジストニアの症状緩和の目的で，外科的治療の果たす役割は重要視されている．保存的治療で十分な効果が得られない場合などに，次の治療段階として手術治療が選択肢のひとつとなる．手術方法は，ジストニアの症状や分布，年齢などに応じて選択する．大別すると淡蒼球内節（GPi）[1~7]，視床 Vo 核などに対する定位脳手術[8] と，異常収縮筋への末梢神経を遮断する末梢神経手術[9~11]，髄液腔内に薬剤を持続投与するバクロフェン髄腔内投与ポンプ植え込み術[12,13] があげられる．定位脳手術には脳内の標的部位を破壊する凝固術と慢性的に高頻度電気刺激を行う脳深部刺激療法（DBS）がある．いずれの外科的治療においても発症から長期を経過し筋骨格系などの二次性変化を起こしている場合，全身栄養状態が極めて悪化している場合などには有効性は低くなる[14]．DBS においては創部感染，皮膚壊死，リード断裂などの機器に関する合併症が5~20％の頻度でみられる[15]．手術に伴う頭蓋内出血は1~2％の頻度で生じるが，死亡を含めた重篤な転帰をとる例は極めてまれである．動作特異性局所ジストニアに対して視床凝固術を選択するか脳深部刺激を選択すべきかは，それぞれの利点欠点や患者の社会的背景を十分考慮したうえで，決定するのが望ましい．

● **45** ●

文献

1) Krauss JK. Deep brain stimulation for treatment of cervical dystonia. Acta Neurochir Suppl 2007; **97**: 201–205

2) Sathe KP, Hegde AU, Doshi PK. Deep brain stimulation improves quality of life in pantothenate kinase-associated neurodegeneration. J Pediatr Neurosci 2013; **8**: 46–48

3) Panov F, Gologorsky Y, Connors G, et al. Deep Brain Stimulation in DYT1 Dystonia: a 10-Year Experience. Neurosurgery 2013; **73**: 86–93

4) Detante O, Vercueil L, Thobois S, et al. Globus pallidus internus stimulation in primary generalized dystonia: a H215O PET study. Brain 2004; **127**: 1899–1908

5) Isaias IU, Alterman RL, Tagliati M. Outcome predictors of pallidal stimulation in patients with primary dystonia: the role of disease duration. Brain 2008; **131**: 1895–1902

6) Kiss ZH, Doig-Beyaert K, Eliasziw M, et al. The Canadian multicentre study of deep brain stimulation for cervical dystonia. Brain 2007; **130**: 2879–2886

7) Walsh RA, Sidiropoulos C, Lozano AM, et al. Bilateral pallidal stimulation in cervical dystonia: blinded evidence of benefit beyond 5 years. Brain 2013; **136**: 761–769

8) Horisawa S, Taira T, Goto S, et al. Long-term improvement of musician's dystonia after stereotactic ventro-oral thalamotomy. Ann Neurol 2013; **74**: 648–654

9) Bertrand CM. Selective peripheral denervation for spasmodic torticollis: surgical technique, results, and observations in 260 cases. Surg Neurol 1993; **40**: 96–103

10) Taira T, Kobayashi T, Takahashi K, et al. A new denervation procedure for idiopathic cervical dystonia. J Neurosurg 2002; **97**: 201–206

11) Chung M, Han I, Chung SS, et al. Effectiveness of selective peripheral denervation in combination with pallidal deep brain stimulation for the treatment of cervical dystonia. Acta Neurochir (Wien) 2015; **157**: 435–442

12) Motta F, Stignani C, Antonello CE. Effect of intrathecal baclofen on dystonia in children with cerebral palsy and the use of functional scales. J Pediatr Orthop. 2008; **28**: 213–217

13) Albright AL, Barry MJ, Shafton DH, et al. Intrathecal baclofen for generalized dystonia. Dev Med Child Neurol 2001; **43**: 652–657

14) Thobois S, Taira T, Comella C,et al. Pre-operative evaluations for DBS in dystonia. Mov Disord 2011; **26**: S17–S22

15) Pepper J, Zrinzo L, Mirza B, et al. The risk of hardware infection in deep brain stimulation surgery is greater at impulse generator replacement than at the primary procedure. Stereotact Funct Neurosurg 2013; **91**: 56–65

検索式・参考にした二次資料

PubMed（検索 2015 年 2 月 18 日）
"Dystonia/surgery"[Mesh] OR "Dystonic Disorders/surgery"[Mesh] OR "Dystonia Musculorum Deformans/surgery"[Mesh] OR "Torsion Abnormality/surgery"[Mesh] OR (("Dystonia"[Mesh] OR "Dystonic Disorders"[Mesh] OR "Dystonia Musculorum Deformans"[Mesh] OR "Torsion Abnormality"[Mesh]) AND "Surgical Procedures, Operative"[Mesh])
医中誌（検索 2015 年 2 月 18 日）
(ジストニア OR ジストニー OR ジストニック OR 異緊張症 OR 筋緊張異常 OR Dystonia OR dystonic OR dysmyotonia OR hemidystonia) AND ((SH=外科的療法) OR 外科手術/TH OR 外科/TI OR 手術/TI OR surgery/TI OR surgical/TI OR operation/TI OR 脳深部刺激/TI OR "deep brain stimulation"/TI OR 定位脳手術 OR 脳深部刺激)

⑩治療

Clinical Question 10-7　　　　　　　　　　　⑩治療

経頭蓋脳刺激法は有効ですか

回答

● 反復経頭蓋磁気刺激や経頭蓋直流電気刺激は，一部のジストニアに有効とする報告は存在するが，エビデンスに乏しく，臨床応用には更なる研究を要する.

解説・エビデンス

1. 経頭蓋脳刺激法とは

　経頭蓋磁気刺激（transcranial magnetic stimulation：TMS）や経頭蓋直流電気刺激（transcranial direct current stimulation：tDCS）は，痛みなく，非侵襲的に脳を刺激できる手法である. TMS とは，コイルに瞬間的に電流を流すことにより，コイルを貫く変動磁場を発生させ，これにより生体内に誘導電流を発生させる. この誘導電流により脳の神経細胞を刺激できる. この TMS をある一定の周期で反復して行う手法が，反復経頭蓋磁気刺激（repetitive TMS：rTMS）である. tDCS とは，頭部に微弱な直流電流を一定の時間，持続的に通電することにより，神経細胞を刺激する手法である. この rTMS や tDCS は，大脳皮質の興奮性を長時間増大あるいは低下させることができるため，ジストニアを含む神経疾患の新たな治療法として期待されている[1,2].

　ジストニアは，大脳基底核を中心とする運動ループの機能障害によって生じ，結果的に大脳皮質の興奮性が増大しているとされる（CQ 4–1 参照）. そこで rTMS や tDCS により大脳皮質の興奮性を抑制し，正常化させれば，二次的に大脳基底核にも影響を及ぼし，治療できる可能性が考えられている.

2. 経頭蓋脳刺激法のジストニアへの応用研究

　rTMS では，書痙，音楽家のジストニア，眼瞼痙攣，痙性斜頸などの報告があり，その多くが有効と報告されている[3~9]. tDCS については，音楽家のジストニアや小児のジストニアで有効と報告されている[10,11]. ただし，これらの報告はいずれも症例数が少なく，顕著な改善は認められず，短期間の刺激効果の検討にとどまる. また効果的な刺激方法も確立していない. つまり現時点では，ジストニアに脳刺激法を臨床応用するには十分な科学的根拠があるとはいえない. いまだ研究段階であり，治療法としては未承認である. 治療応用には，今後，更なる研究が必要である.

文献

1) 松本英之，宇川義一. 臨床神経学での磁気刺激. 臨床神経 2010; **50**: 803–807
2) Matsumoto H, Ugawa Y. Therapeutic effects of non-invasive brain stimulation for dystonia. Basal Ganglia 2016; **6**: 101–105

1. 総 論

3) Siebner HR, Tormos JM, Ceballos-Baumann AO, et al. Low-frequency repetitive transcranial magnetic stimulation of the motor cortex in writer's cramp. Neurology 1999; **52**: 529–537

4) Murase N, Rothwell JC, Kaji R, et al. Subthreshold low-frequency repetitive transcranial magnetic stimulation over the premotor cortex modulates writer's cramp. Brain 2005; **128**: 104–115

5) Borich M, Arora S, Kimberley TJ. Lasting effects of repeated rTMS application in focal hand dystonia. Restor Neurol Neurosci 2009; **27**: 55–65

6) Havrankova P, Jech R, Walker ND, et al. Repetitive TMS of the somatosensory cortex improves writer's cramp and enhances cortical activity. Neuro Endocrinol Lett 2010; **31**: 73–86

7) Kranz G, Shamim EA, Lin PT, et al. Transcranial magnetic brain stimulation modulates blepharospasm: a randomized controlled study. Neurology 2010; **75**: 1465–1471

8) Kimberley TJ, Borich MR, Arora S, Siebner HR. Multiple sessions of low-frequency repetitive transcranial magnetic stimulation in focal hand dystonia: clinical and physiological effects. Restor Neurol Neurosci 2013; **31**: 533–542

9) Koch G, Porcacchia P, Ponzo V, et al. Effects of two weeks of cerebellar theta burst stimulation in cervical dystonia patients. Brain Stimul 2014; **7**: 564–572

10) Furuya S, Nitsche MA, Paulus W, et al. Surmounting retraining limits in musicians' dystonia by transcranial stimulation. Ann Neurol 2014; **75**: 700–707

11) Young SJ, Bertucco M, Sanger TD. Cathodal transcranial direct current stimulation in children with dystonia: a sham-controlled study. J Child Neurol 2014; **29**: 232–239

■ 検索式・参考にした二次資料

PubMed（検索 2015 年 1 月 26 日）
("Dystonia/therapy"[Mesh] OR "Dystonic Disorders/therapy"[Mesh] OR "Dystonia Musculorum Deformans/therapy"[Mesh] OR "Torsion Abnormality/therapy"[Mesh]) AND ("Transcranial Magnetic Stimulation"[Mesh] OR "transcranial magnetic stimulation" OR TMS OR rTMS OR "repetitive TMS")
医中誌（検索 2015 年 1 月 26 日）
(((ジストニア OR ジストニー OR ジストニック OR 異緊張症 OR 筋緊張異常) AND (治療 OR 療法)) OR ((Dystonia OR dystonic OR dysmyotonia OR hemidystonia) AND (治療 OR therapy))) AND ("経頭蓋磁気刺激" OR "transcranial magnetic stimulation" OR TMS OR rTMS OR "repetitive TMS")

⑩治療

Clinical Question 10-8　⑩治療

リハビリテーションは有効ですか

1 総論

推奨

❶書痙や音楽家のジストニアなど罹患部位が限定されているものに関しては，装具による固定，バイオフィードバック法，再チューニング法などの治療法が提唱されているが，単独での治療効果は乏しい．全身性ジストニアに関しては，特異的なリハビリテーション法は提唱されておらず，関節拘縮や疼痛の抑制を目的としたリラクセーション法，関節可動域訓練，装具による固定などが行われている[2C]．

解説・エビデンス

　局所性ジストニアや分節性ジストニアでは，特定の動作で誘発されたり増悪したりするものがあり，特定の運動サブルーチンの障害が考えられており，そのなかで感覚運動連関の異常が推測される．そのため，リハビリテーションの手法としても，過剰な感覚入力を避けることや，感覚情報処理の再組織化を図ることを目的とした方法が試みられている[1~4]．しかし，リハビリテーションのみによる治療効果は限定的であり，ボツリヌス治療との併用によりボツリヌス治療効果の延長や日常生活への支障が減ずるという報告が多い[5~9]．各病型に対する具体的な方法に関しては，各項を参照していただきたい．

　全身性ジストニアに対しては，二次性に生じる関節拘縮や骨変形を防止することを目的とした理学療法・作業療法が試みられる．全身性ジストニアに関してリハビリテーションを必要とする患者の多くは小児であること，患者ごとに運動機能障害や社会的制約が異なることなどから，多面的な対応が必要となる[10]．

　リハビリテーションを行ううえで注意すべき点は，罹患部位の過剰な筋力強化訓練や関節可動域訓練はジストニアを悪化させる可能性があることである[11]．書痙や音楽家のジストニアなどでは罹患部位の反復使用が発症・増悪に関連していることが報告されており，むしろ当該作業はできるだけ避けることを指導する．また，Rondot らは痙性斜頸では皮膚刺激により不適切な反射性収縮を発現させるため，ジストニア罹患筋へのマッサージは禁止すべきと述べている[12]．同様に，痙性斜頸で偏倚の反対側に無理やり引っ張ったり，頸椎牽引治療を行ったりといった対応は，感覚入力の増大により症状を増悪させることが懸念されるため勧められない．

文献

1) Byl NN, Archer ES, McKenzie A. Focal hand dystonia: effectiveness of a home program of fitness and learning-based sensorimotor and memory training. J Hand Ther 2009; **22**: 183–197

2) Cogiamanian F, Barbieri S, Priori A. Novel nonpharmacologic perspectives for the treatment of task-specific focal hand dystonia. J Hand Ther 2009; **22**: 156-161

3) Zeuner KE, Molloy FM. Abnormal reorganization in focal hand dystonia— sensory and motor training

1. 総論

programs to retrain cortical function. NeuroRehabilitation 2008; **23**: 43–53

4) van Vugt FT, Boullet L, Jabusch HC, et al. Musician's dystonia in pianists: long-term evaluation of retraining and other therapies. Parkinsonism Relat Disord 2004; **20**: 8–12

5) Bleton JP. Physiotherapy of focal dystonia: a physiotherapist's personal experience. Eur J Neurol 2010; **17**: s107–112

6) Delnooz CC, Horstink MW, Tijssen MA, et al. Paramedical treatment in primary dystonia: a systematic review. Mov Disord 2009; **24**: 2187–2198

7) Sheean G. Restoring balance in focal limb dystonia with botulinum toxin. Disabil Rehabil 2007; **29**: 1778–1788

8) Tassorelli C, Mancini F, Balloni L, et al. Botulinum toxin and neuromotor rehabilitation: An integrated approach to idiopathic cervical dystonia. Mov Disord 2006; **21**: 2240–2243

9) van den Dool J, Visser B, Koelman JH, et al. Cervical dystonia: effectiveness of a standardized physical therapy program; study design and protocol of a single blind randomized controlled trial. BMC Neurol 2013; **13**: 85

10) Burke RE, Fahn S, Marsden CD, et al. Validity and reliability of a rating scale for the primary torsion dystonias. Neurology 1985; **35**: 73–77

11) 目崎高広，梶　龍兒．ジストニアとボツリヌス治療，第 2 版，診断と治療社，東京，2005: p.143

12) 岡本　保（訳）．ジストニー，文光堂，東京，2005: p.61（オリジナル Rondot P. Les Dystonies, Masson: Eticom (Acanthe), Paris, 2003）

検索式・参考にした二次資料

PubMed（検索 2015 年 2 月 12 日）
(("writer's cramp" OR "occupational cramp" OR "occupational dystonia" OR "musician's cramp" OR "musician's dystonia") AND (rehabilitation* OR orthosis OR splint OR immobilization OR physiotherapy OR "physical therapy" OR (occupational therapy) OR (complementary therapy) OR "complementary medicine"OR "alternative therapy" OR "alternative medicine" OR "acupuncture therapy" OR relaxation)) OR "Dystonia/rehabilitation" [Mesh] OR "Movement Disorders/rehabilitation"[Mesh] OR "Dystonia Musculorum Deformans/rehabilitation" [Mesh] OR "Torsion Abnormality/rehabilitation"[Mesh] OR (("Dystonia"[Mesh] OR "Dystonic Disorders"[Mesh] OR "Dystonia Musculorum Deformans"[Mesh] OR "Torsion Abnormality"[Mesh]) AND (Rehabilitation[Mesh] OR "Orthotic Devices"[Mesh] OR "Splints"[Mesh] OR "Immobilization"[Mesh] OR "Occupational Therapy" [Mesh] OR "Complementary Therapies"[Mesh]))
医中誌（検索 2015 年 2 月 13 日）
("writer's cramp" OR "occupational cramp" OR "occupational dystonia" OR "musician's cramp" OR "musician's dystonia" OR 書痙 OR 職業性ジストニア OR 奏楽手痙 OR ジストニア/TH) AND (rehabilitation* OR orthosis OR splint OR immobilization OR physiotherapy OR "physical therapy" OR (occupational therapy) OR (complementary therapy) OR "complementary medicine"OR "alternative therapy" OR "alternative medicine" OR "acupuncture therapy" OR relaxation OR リハビリテーション OR 装具 OR 理学療法 OR 作業療法 OR 補完医療 OR 鍼治療 OR リラクセーション OR リハビリテーション/TH OR (SH=リハビリテーション) OR 理学療法/TH OR 鍼療法 /TH OR 代替医療/TH OR 装具/TH))

⑩治療

Clinical Question 10-9　　　　　　　　　⑩治療

日常生活上の注意点はありますか

1 総論

回答

●ジストニアの改善・増悪をきたす外的条件には個人差が大きい.
●感覚トリックや有用な器具を積極的に利用する，比較的症状が軽い時間帯に行動するなど，無理のない方法で症状による心身の負担を最少化し，疾患と心理的に共存するよう配慮すると同時に，増悪をきたす状況をできるだけ回避することが望ましい.

解説・エビデンス

　ジストニアにおける日常生活のあり方については，研究者により様々な意見があり，また，患者によって個人差が大きい[1].

　罹患部位の安静は不要であり，可能な動作は行ってよい．しかし，ジストニアが過度の反復動作を契機として発症したと推測される場合がある．因果関係は不明であるが，この場合，反復動作を継続・強化しないことが望ましい．患部のリハビリテーションの方法には議論があるが，痙性斜頸の場合，比較的軽症の例を中心として，鏡を見ながら正常頭位をとる練習，回旋を主とする例では回旋対側へ向けて弓を引く姿勢をとり姿勢反射を利用して頭部を異常頭位に抗して回旋させる練習[2]などを行うことがある．その一方で，罹患部位の筋への過剰な負荷はしばしば発症・増悪の契機になる．したがって，罹患部位の整体や筋力訓練は多くの場合勧められない．同部を集中的に使うスポーツも禁止するが，全身運動の一環として同部を使用することは差し支えないことが多い．罹患部位への負荷を考慮して可否を選択し，増悪する場合には禁止する.

　就業している場合，仕事を継続できるならば休業の必要はない．むしろ長期間の休業は復職への心理的障壁を形成し，復職自体が心理的負荷となってジストニアの悪化をきたす可能性もある．復職時には短時間勤務から始めるなど，雇用側の配慮が重要である．なお，発症の契機となった反復動作が業務上必要である場合には，配置転換が望ましい.

　食事制限は，特殊な原因疾患を有する場合を除き，不要である．嗜好品のうち，アルコール[1]・タバコ[3,4]の影響は患者により異なると思われるが，改善する場合も治療目的で使用すべきではない．Murase らはタバコによる書痙の増悪例を報告し，ニコチンの関与を指摘している[5].

　睡眠の影響も様々である．十分な睡眠で改善する例も，逆に，断眠により一時的に改善する例もある.

　一般に，自尊心が損なわれ社会生活を忌避する傾向が指摘されている．心身のストレスにより増悪することが多いが，逆に，適度の精神緊張が有益な例もある.

　感覚トリックや早朝効果（morning benefit）を持つ患者では積極的に利用する．最も安楽な方法で良好な姿勢を維持し生活することが重要である．この目的で，眼瞼痙攣ではクラッチ眼鏡や遮光レンズなどの使用，書痙では軸の太い，あるいは，筆圧の低い筆記具が，ときに有用で

● 51 ●

ある.

文献

1) Jahanshahi M. Factors that ameliorate or aggravate spasmodic torticollis. J Neurol Neurosurg Psychiatry 2000; **68**: 227–229

2) 目崎高広, 梶 龍兒. ジストニアとボツリヌス治療. 第2版. 診断と治療社, 東京. 2005: p.142–144

3) Defazio G, Berardelli A, Abbruzzese G, et al. Possible risk factors for primary adult onset dystonia: a case-control investigation by the Italian Movement Disorders Study Group. J Neurol Neurosurg Psychiatry 1998; **64**: 25–32

4) Newman JR, Boyle RS, O'Sullivan JD, et al. Risk factors for idiopathic dystonia in Queensland, Australia. J Clin Neurosci 2014; **21**: 2145–2149

5) Murase N, Kaji R, Sakamoto T, et al. Nicotine-sensitive writer's cramp. Mov Disord 2000; **15**: 1276–1279

2．各論

2. 各 論

Clinical Question 11-1   ⑪眼瞼痙攣

眼瞼痙攣はどのように診断しますか

回答

● 眼輪筋をはじめとした瞼裂周囲の筋に，間欠性または持続性の不随意収縮がみられ，不随意な閉瞼を生じたり，円滑な開瞼に支障をきたしたりした場合に診断する．
● 臨床診断であり，特異的な検査法はない．
● 角結膜刺激症状による二次性の瞬目増多，加齢性眼瞼下垂，眼瞼皮膚弛緩，片側（半側）顔面攣縮，眼瞼ミオキミア，チックなどを鑑別する必要がある．
● 眼科でドライアイとして治療されている症例も多い．

解説・エビデンス

　眼瞼痙攣は眼輪筋の痙攣を中心とした開瞼に関与する瞼裂周囲の筋の異常収縮により，不随意な閉瞼が生じ，円滑な開瞼に支障をきたすものである．眼輪筋以外にも，皺眉筋，鼻根筋，鼻筋などの眼瞼周囲にも不随意収縮が及ぶことがある．しばしば開瞼失行と呼ばれている筋の収縮亢進が観察されない病態があるが，これも眼瞼痙攣と同一スペクトラムの疾患と考えられている[1,2]．重症例では終始閉瞼し，機能的に盲となる．一方軽症例では，診察室で不随意運動がみられず，開瞼困難や眼表面の不快感のみ訴える場合があり，ドライアイなどの誤診につながりやすい．発症年齢50歳代が最も多いが，より若年・高年でも発症し，女性に多い（男：女は約1：2〜3）．

　眼瞼痙攣の診断は臨床所見をもって行い，特異的な検査異常はない．受診するきっかけとなる愁訴として多いものとしては，表1にあげられるものがある[3]．重症例を除いて不随意運動を自覚していることは必ずしも多くなく，開瞼しにくい，眼を開けていられない，瞬目が多いといった眼瞼運動異常を表現する訴えや，羞明，乾燥感，異物感といった感覚過敏を示唆する訴えのみの場合もしばしばみられる．それらの症状は初期には間欠的に現れるが，次第に常時自

表1　来院理由となった愁訴（n = 75，重複あり）

○眩しい	95%
○目を開いていられない，目をつぶっていたほうが楽	92%
○目が乾く（乾燥感）	51%
○外を歩くと閉瞼してしまう	49%
○目がうっとうしい，ゴロゴロする（異物感）	41%
○下を向いていたい	34%
○眼瞼が垂れる（目が細い）	29%
○まばたきが多い	26%

（文献3より引用）

覚するようになり，歩行，運転などによる自身の移動に支障が生じ，社会生活を継続することがしばしば不可能になる．屋外で症状が増悪することが多く，診察室では症状を過小評価しないよう注意を払う必要がある．

Defazio らは眼輪筋の痙攣に伴う開瞼困難があり，感覚トリックや瞬目数増加がある場合に眼瞼痙攣と診断するアルゴリズムを提唱している[4]．しかし，同一スペクトラムの開瞼失行では眼輪筋の痙攣がみられないため，必ずしも痙攣が認められない例でも広義の眼瞼痙攣の可能性があることを周知しておく必要がある．日本神経眼科学会が作成した「眼瞼けいれん診療ガイドライン」では，速瞬テスト，軽瞬テスト，強瞬テストといった誘発試験の有用性を強調している[3]．

眼瞼痙攣の重症度評価としては，症状を重症度スコアと頻度スコアとに分けて点数化する Jankovic 評価スケールが広く用いられているが，各スコアの違いがわかりづらいという指摘がある[5]．若倉らは瞬目異常や誘発試験に着目した程度分類を提唱している[6]．

■ 文献

1) Krack P, Marion MH. "Apraxia of lid opening," a focal eyelid dystonia: clinical study of 32 patients. Mov Disord 1994; **9**: 610–615
2) Peckham EL, Lopez G, Shamim EA, et al. Clinical features of patients with blepharospasm: a report of 240 patients. Eur J Neurol 2011; **18**: 382–386
3) 三村　治，河原正明，清澤源弘ほか；日本神経眼科学会眼瞼痙攣診療ガイドライン委員会．眼瞼けいれん診療ガイドライン．日本眼科学会雑誌 2011; **115**: 617–628
4) Defazio G, Hallett M, Jinnah HA, et al. Development and validation of a clinical guideline for diagnosing blepharospasm. Neurology 2013; **81**: 236–240
5) Jankovic J, Havins WE, Wilkins RB. Blinking and blepharospasm. Mechanism, diagnosis, and management. JAMA 1982; **248**: 3160–3164
6) 若倉雅登．眼瞼けいれんと顔面けいれん．日本眼科学会雑誌 2005; **109**; 667–680

■ 検索式・参考にした二次資料

PubMed（検索 2015 年 2 月 13 日）
"Blepharospasm/diagnosis"[Mesh] OR ("Apraxias/diagnosis"[Mesh] AND ("Eyelids"[Mesh] OR "Eyelid Diseases"[Mesh])) OR ("Apraxias"[Mesh] AND "Eyelid Diseases/diagnosis"[Mesh]) OR ((blepharospasm OR "orbital dystonia" OR "lid-opening apraxia" OR "apraxia of eye lid opening") AND ("diagnosis"[TI] OR "diagnostic"[TI] OR rating scale*))
医中誌（検索 2015 年 2 月 13 日）
(眼瞼痙攣 OR 眼瞼攣縮 OR 眼瞼ジストニア OR 開瞼失行 OR 開眼失行 OR blepharospasm OR "orbital dystonia" OR "lid-opening apraxia" OR "apraxia of eye lid opening") AND ((SH=診断的利用,診断,画像診断,X 線診断,放射性核種診断,超音波診断) OR 診断/TH OR 診断/TI OR diagnosis/TI OR diagnostic/TI) AND (重症度 OR 評価スケール OR 評価表 OR "rating scale")

2. 各 論

Clinical Question 11-2

⑪眼瞼痙攣

Meige 症候群とはどのようなものですか

回答

●Meige 症候群とは，眼瞼痙攣を主症状とする頭頸部の分節性ジストニアである．すなわち，眼瞼痙攣に加えて，他の頭部（顔面）およびこれに隣接する下顎・舌・咽頭・喉頭・頸部のいずれかにジストニアを認める場合とする．「眼瞼痙攣＋口・下顎ジストニア」とする定義は誤りである．誤解を避けるため，症候の記載に際しては罹患部位を具体的に記載することが望ましい．

解説・エビデンス

　Henry Meige（アンリ・メージュ）（1866–1940）の名を冠した「Meige 症候群」を提唱したのは Paulson と思われる[1]．これが Marsden による「Brueghel 症候群」[2] と同一視されたことで，しばしば Meige 症候群は「眼瞼痙攣＋口・下顎ジストニア」と定義される．しかし，これは原典の記載と異なり，正しくない[3]．

　1910 年の原典[4] では，眼輪筋の両側性攣縮（すなわち眼瞼痙攣）を主体とする “spasme facial median”（median facial spasm）が主症候であり，「眼輪筋だけがおかされることは極めてまれ」とされた．眼輪筋に加えて，顔面の諸筋のほか，咽頭，下顎，口腔底と舌，の罹患例が紹介された．記載からは口部ジスキネジアを含む可能性が高い．なお，母が斜頸を呈した例が紹介されるなど，“mental torticollis of Brissaud”（痙性斜頸と考えられる）との類似性が指摘された．ジストニアの特徴である定型性や感覚トリックと思われる記載もある．なお 1910 年当時，ジストニアの概念はまだなかった．

　眼瞼痙攣は顔面のみならず他部位のジストニアとともに認められることがある．口舌ジスキネジアは眼瞼痙攣に合併する運動異常症として最も多く，Meige もこれを排除していないと読める．しかし，これらのうち特定の組み合わせを Meige 症候群とする合理性は乏しい．

　現代の知見に合致し，かつ，原典との乖離をきたさない定義を試みるなら，Meige 症候群とは，眼瞼痙攣を主症状とする頭頸部の分節性ジストニアである[5]．すなわち，眼瞼痙攣に加えて，他の頭部（顔面）およびこれに隣接する下顎・舌・咽頭・喉頭・頸部のいずれかにジストニアを認める場合とする（口舌ジスキネジアを含めない）．しかし，すでに周知された誤った解釈を変更することは難しい．罹患部位とその特徴とを具体的に記載することが望ましい．

文献

1) Paulson GW. Meige's syndrome. Dyskinesia of the eyelids and facial muscles. Geriatrics 1972; **27**: 69–73
2) Marsden CD. Blepharospasm-oromandibular dystonia syndrome (Brueghel's syndrome): a variant of adult-onset torsion dystonia? J Neurol Neurosurg Psychiatry 1976; **39**: 1204–1209

3） 日本神経学会用語委員会（編）．神経学用語集，第3版，文光堂，東京，2008: p.21
4） Meige H. Les convulsions de la face. Une forme clinique de convulsion faciale bilatérale et médiane (1). Rev Neurol (Paris) 1910; **21**: 437–443（英文抄訳：Tolosa ES, Klawans HL. Meige's syndrome: a clinical form of facial convulsion, bilateral and medial. Arch Neurol 1979; **36**: 635–637）
5） LeDoux MS. Meige syndrome: what's in a name? Parkinsonism Relat Disord 2009; **15**: 483–489

検索式・参考にした二次資料

PubMed（検索 2015 年 3 月 13 日）
"Meige Syndrome"[Mesh] OR "Meige Syndrome"[TI]
医中誌（検索 2015 年 3 月 13 日）
"Meige Syndrome" OR Meige 症候群 OR Meige/TI

2. 各論

Clinical Question 11-3　　　　　　　　⑪眼瞼痙攣

眼瞼痙攣の治療法にはどのようなものがありますか

推奨

❶ボツリヌス治療が第一選択である[1A]．内服薬としてはトリヘキシフェニジル・クロナゼパム・ゾルピデムなどの報告がある[2C]．
❷ボツリヌス治療の無効例には眼輪筋切除術を含む眼瞼手術[2B]，特に Meige 症候群では脳深部刺激療法（DBS）[2B]も有効である．

解説・エビデンス

　　眼瞼痙攣のボツリヌス治療は，欧米のガイドラインでも第一選択として推奨されている．基本的に治療対象筋は眼輪筋で，眼瞼挙筋への浸潤を回避するために上眼瞼中央部への投与を避けることで良好な成績が得られている[1~3]．

　　それに比べて内服薬の効果は劣るが，トリヘキシフェニジル[4]，クロナゼパム[5]，ゾルピデム[6]が有効とする報告があるが，眠気・ふらつきなどの副作用の問題で十分な効果を得る量の内服が困難となる場合が少なくない．一般にジストニアに用いられるベンゾジアゼピン系が有効な場合もあるが，逆に眼瞼痙攣を悪化することがあることも報告されている．反復磁気刺激治療が有効とする報告もある[7]．

　　外科的治療としては眼輪筋切除術などがある[8]．また，Meige 症候群として他の頭頸部領域のジストニア症状が強い場合には脳深部刺激療法（DBS）が考慮される[9]．

文献

1) Simpson DM, Blitzer A, Brashear A, et al. Assessment: Botulinum neurotoxin for the treatment of movement disorders (an evidence-based review): report of the Therapeutics and Technology Assessment Subcommittee of the American Academy of Neurology. Neurology 2008; **70**: 1699–1706

2) Hallett M, Albanese A, Dressler D, et al. Evidence-based review and assessment of botulinum neurotoxin for the treatment of movement disorders. Toxicon 2013; **67**: 94–114

3) Costa J, Espirito-Santo C, Borges A, et al. Botulinum toxin type A therapy for blepharospasm. Cochrane Database Syst Rev 2005; (1): CD004900

4) Hípola D, Mateo D, Giménez-Roldán S. Meige's syndrome: acute and chronic responses to clonazepan and anticholinergics. Eur Neurol 1984; **23**: 474–478

5) Merikangas JR, Reynolds CF 3rd. Blepharospasm: successful treatment with clonazepam. Ann Neurol 1979; **5**: 401–402

6) Miyazaki Y, Sako W, Asanuma K, et al. Efficacy of zolpidem for dystonia: a study among different subtypes. Front Neurol 2012; **3**: 58

7) Kranz G, Shamim EA, Lin PT, et al. Transcranial magnetic brain stimulation modulates blepharospasm: a randomized controlled study. Neurology 2010; **75**: 1465–1471

8) Pariseau B, Worley MW, Anderson RL. Myectomy for blepharospasm. Curr Opin Ophthalmol 2013; **24**: 488–493

9) Lyons MK, Birch BD, Hillman RA, et al. Long-term follow-up of deep brain stimulation for Meige syndrome. Neurosurg Focus 2010; **29**: E5

検索式・参考にした二次資料

PubMed（検索 2015 年 2 月 7 日）
"Blepharospasm/therapy"[Mesh] OR (blepharospasm[TIAB] AND (medication[TIAB] OR injection[TIAB] OR operation[TIAB] OR treatment[TIAB] OR therapy[TIAB]))
医中誌（検索 2015 年 2 月 7 日）
(眼瞼けいれん/TH or 眼瞼痙攣/AL) AND (治療 OR 療法 OR (SH=治療的利用,治療,薬物療法,外科的療法,移植,食事療法,精神療法,放射線療法)

2. 各 論

Clinical Question 11-4　⑪眼瞼痙攣

眼瞼痙攣に効果がある内服薬にはどのようなものがありますか

回答

●眼瞼痙攣に有効性が確立した内服薬は存在しないが，補助療法として種々の内服薬を試みてよい.

■ 解説・エビデンス

　眼瞼痙攣を効能・効果とする内服薬は存在しない．有効性が確立した内服薬も存在しない．簡便であるためにしばしば初期治療として用いられるが，補助療法と考えられる.

　トリヘキシフェニジルのみ二重盲検試験があるが，有効例（著効）は9例中1例のみであった[1]．日本神経学会評議員（現 代議員）を対象とした2004年の調査では，内服薬の第一または第二選択として，クロナゼパム，トリヘキシフェニジル，ジアゼパムが比較的多く用いられていた[2]．日本神経眼科学会が作成した「眼瞼けいれん診療ガイドライン」[3]では，内服薬の有効率は低いとしたうえで，クロナゼパム，カルバマゼピン，バルプロ酸，トリヘキシフェニジル，ジアゼパム，クロチアゼパム，エチゾラム，ブロチゾラム，バクロフェン，パロキセチン，フルボキサミンが紹介されている.

　Andersonらによる患者へのアンケート調査では[4]，1,653例の眼瞼痙攣患者のうち1,162例が内服薬によって治療を受け，43%が何らかの内服薬に有効性を自覚していた．有効率が高い順にロラゼパム（67%），オルフェナジン（58%），クロナゼパム（42%），トリヘキシフェニジル（41%），L-dopa（28%），ジアゼパム（23%），バクロフェン（21%），カルバマゼピン（14%），アミトリプチリン（13%），ハロペリドール（9%）であった（いずれも患者数は50例以上）．ただし，このうち52%は「50%以下の改善」であり，また通常，効果の持続は一時的であった．メキシレチン，ゾルピデム，テトラベナジンなどが注目されているが，有効性の検証は今後の課題である.

　抗ドパミン薬は遅発性症候群をきたすおそれがあるため，眼瞼痙攣の治療には使用しないことが望ましい．またWakakuraらは，ベンゾジアゼピン系薬物やチエノジアゼピン系薬物（エチゾラムなど）も眼瞼痙攣の原因になると報告し，減量・中止を主張している[5,6]．しかし，これらはしばしば眼瞼痙攣の治療薬として用いられ，一部に有効例があること，また，合併する精神疾患に対して用いられている場合には，減量・中止により精神症状の悪化をきたすおそれがあることから，実際の判断は現場に委ねられる.

■ 文献

1) Nutt JG, Hammerstad JP, deGarmo P, et al. Cranial dystonia: double-blind crossover study of anticholinergics. Neurology 1984; **34**: 215–217

⑪眼瞼痙攣

2) 目崎高広，林　明人，中瀬浩史ほか．わが国におけるジストニー治療の現況．臨床神経 2005; **45**: 634–642
3) 三村　治，河原正明，清澤源弘ほか；日本神経眼科学会眼瞼痙攣診療ガイドライン委員会．眼瞼けいれん診療ガイドライン．日本眼科学会雑誌 2011; **115**: 617–628
4) Anderson RL, Patel BCK, Holds JB, et al. Blepharospasm: past, present, and future. Ophthalmic Plast Reconstr 1998; **14**: 305–317
5) Wakakura M, Tsubouchi T, Inouye J. Etizolam and benzodiazepine induced blepharospasm. J Neurol Neurosurg Psychiatry 2004; **75**: 506–507
6) Emoto Y, Emoto H, Oishi E, et al. Twelve cases of drug-induced blepharospasm improved within 2 months of psychotropic cessation. Drug Healthc Patient Saf 2011; **3**: 9–14

検索式・参考にした二次資料

PubMed（検索 2015 年 1 月 23 日）
"Blepharospasm/drug therapy"[Mesh]
医中誌（検索 2015 年 1 月 23 日）
(眼瞼けいれん/TH or 眼瞼痙攣/AL) AND 薬物療法 AND (経口投与 OR 内服)

2. 各 論

Clinical Question 11-5　⑪眼瞼痙攣

眼瞼痙攣においてボツリヌス治療はどのように位置づけられますか

推奨

❶ボツリヌス治療は，各種 A 型製剤で有効性が示されている[1A].

解説・エビデンス

　　眼瞼痙攣の治療として，各種 A 型ボツリヌス神経毒素製剤の有効性が示され，一般的に第一選択としてあげられている[1~5]．基本は眼輪筋に何箇所かに分けて 30 単位前後を投与する．この際，眼瞼挙筋への浸潤でむしろ開瞼困難が生じてしまうため，上眼瞼中央部を避けて施注することが大切である．場合によっては皺眉筋への投与も検討すべきである．

　　眼輪筋の筋力低下では閉瞼困難（兎眼）をきたしうるが経過とともに消失する[6]．投与時に顔面の表層にある細血管を損傷することは一定の確率で起こりうる副作用ともいえるが，これは直後の十分な圧迫止血で改善する．

文献

1)　Hallett M, Albanese A, Dressler D, et al. Evidence-based review and assessment of botulinum neurotoxin for the treatment of movement disorders. Toxicon 2013; **67**: 94–114
2)　Costa J, Espirito-Santo C, Borges A, et al. Botulinum toxin type A therapy for blepharospasm. Cochrane Database Syst Rev 2005; (1): CD004900
3)　丸尾 敏夫，根本裕次，高橋英樹ほか．A 型ボツリヌス毒素 CS-BOT の眼瞼痙攣に対する至適用量の検討—多施設共同試験．眼科臨床医報 1999; **93**: 1023–1029
4)　Mezaki T, Kaji R, Brin MF, et al. Combined use of type A and F botulinum toxins for blepharospasm: a double-blind controlled trial. Mov Disord 1999; **14**: 1017–1020
5)　三村 治，河原正明，清澤源弘ほか；日本神経眼科学会眼瞼痙攣診療ガイドライン委員会．眼瞼けいれん診療ガイドライン．日本眼科学会雑誌 2011; **115**: 617–628
6)　Naumann M, Albanese A, Heinen F, et al. Safety and efficacy of botulinum toxin type A following long-term use. Eur J Neurol 2006; **13** (Suppl 4): 35–40

検索式・参考にした二次資料

PubMed（検索 2015 年 2 月 7 日）
("Blepharospasm/therapy"[Mesh] AND "Botulinum Toxins/therapeutic use"[Mesh]) OR (blepharospasm AND therapy AND ((("botulinum toxin" OR BTX) AND therapy) OR "botulinum therapy"))
医中誌（検索 2015 年 2 月 7 日）
(眼瞼けいれん/TH OR 眼瞼痙攣/AL OR blepharospasm) AND (治療 OR 療法 OR (SH=治療的利用,治療,薬物療法,外科的療法,移植,食事療法,精神療法,放射線療法)) AND (ボツリヌス毒素 OR "botulinum toxin" OR BTX)

⑪眼瞼痙攣

Clinical Question 11-6 　　　　　　　　　　　⑪眼瞼痙攣

眼瞼痙攣において手術治療はどのように位置づけられますか

回答

●眼瞼痙攣における手術治療は，ボツリヌス治療のみでは不十分な例への併用または付加的治療，また加齢などによる眼瞼下垂，眼瞼皮膚弛緩の合併例などへの補助的治療の選択肢のひとつと位置づけられる.

■ 解説・エビデンス

　眼瞼痙攣では常時不随意運動がみられるとは限らず，患者は伏し目がちに目を細めていることが多いため，加齢性などの眼瞼下垂と間違われ，眼瞼挙筋短縮などの眼瞼手術を受けていることがある. こうした事例は論文化されることはないため表面化しにくいが，病勢が悪化する可能性はある[1].

　眼瞼痙攣に対する実際の手術としては，次の3つの場合が考えられる.

①ボツリヌス治療などの標準治療に反応しない例への代替治療

②何らかの理由でボツリヌス治療などの標準治療ができない

③標準治療に加えて付加的効果を求める治療

　手術結果を多数例で検討しているのは上眼瞼眼輪筋切除術と，前頭筋吊り上げ術である. Georgescu ら[2] は開瞼失行を伴う眼瞼痙攣に対する上眼瞼眼輪筋切除術100例の成績（自覚）を調査し51例が回答した. うち45例でボツリヌス治療が無効で手術を行い，その45例のうち15例，33%が開瞼失行が改善したと回答し，20例が5割程度治ったと回答. ボツリヌス治療を同時に継続している30例中20例で，その効果が延長したと回答した. また，Kent ら[3] は，ボツリヌス治療に反応しない27例に行った上眼瞼眼輪筋切除術により，治療間隔が10.1ヵ月から15.7ヵ月に延長し，投与量も減ったと述べている. いずれも後ろ向き研究で，術後長期の成績は示されていない.

　前頭筋吊り上げ術では，3〜154ヵ月という比較的長期経過をみている成績がある[4]. これによると，ボツリヌス治療で効果がないか乏しい132例252眼に手術が行われ，73%で術後に改善したと回答している. 5年以上長期間経過をみた症例では，自覚的改善を0（改善なし）から100（愁訴なし）でスケールすると，中央値がちょうど50であった. ただし，ほとんどの症例は術後もボツリヌス治療を併用している.

　また，根本らはボツリヌス治療後でも開瞼困難がある眉毛下垂を伴う眼瞼痙攣5例に対して前頭筋前転術を行い，ボツリヌス治療の満足度が上がったことを報告している[5]. 特殊例の付加的治療効果として注目できる.

　顔面神経切除手術は超選択的と銘打つものも含めて重症例に古くから行われている. 1988年の時点で264例の本症の経過を検討した報告[6]では，29例にこの手術が行われ，約1年で22例に再発がみられたことが記載されている. 以後この手術はあまり顧みられていない.

63

2. 各 論

　以上より，眼瞼痙攣における手術治療は，あくまで限定的な付加的選択肢のひとつと位置づけられる．

文献

1) 原　舞，上田晃一，塗　隆志ほか．眼瞼下垂症手術後に，眼瞼痙攣が悪化した1例．日本美容外科学会会誌 2011; **33**: 259
2) Georgescu D, Vagefi MR, McMullan TF, et al. Upper eyelid myectomy in blepharospasm with associated apraxia of lid opening. Am J Ophthalmol 2008; **145**: 541–547
3) Kent TL, Petris CK, Holds JB. Effect of upper eyelid myectomy on subsequent chemodenervation in the management of benign essential blepharospasm. Ophthal Plast Reconstr Surg 2015; **31**: 222–226
4) Wabbels B, Roggenkaemper P. Long-term follow-up of patients with frontalis sling operation in the treatment blepharospasm unresponsive to botulinum toxin therapy. Graefes Arch Clin Exp Ophthalmol 2007; **245**: 45–50
5) Nemoto Y, Kaneko H. Advancement of the frontalis muscle for ptosis of the brow associated with essential blepharospasm. Scand J Plast Reconstr Surg Hand Surg 2004; **38**: 100–105
6) Grandas F, Elston J, Quinn N, et al. Blepharospasm: a review of 264 patients. J Neurol Neurosurg Psyvhiatry 1988; **51**: 767–772

検索式・参考にした二次資料

PubMed（検索 2017 年 4 月 3 日）
"Blepharospasm" AND "Surgery" OR "eye surgery" OR "frontalis muscle" OR "frontalis sling"
医中誌（検索 2017 年 4 月 3 日）
眼瞼痙攣 AND 病勢悪化

⑪眼瞼痙攣

Clinical Question 11-7

⑪**眼瞼痙攣**

眼瞼痙攣に効果がある装具にはどのようなものがありますか

回答

● 上眼瞼を眼鏡などに取り付けた棒状のクラッチと呼ばれるものや，感覚トリックを利用していると考えられる片眼帯，ゴーグル，化粧用品などの応用がある．

● 一方，一定の特異的波長に吸収特性を有する遮光レンズ（通常のサングラスとは異なる）については，近年多用されはじめ，臨床研究も増加している．

2

各論

解説・エビデンス

眼瞼痙攣における日常生活上の問題点は，開瞼状態を続けることが困難なことで，重篤な場合は閉瞼したまま（閉瞼固守）になる．また，開瞼努力することで，眩しい，眼痛，異物感，乾燥感などの感覚症状が強化され，これが閉瞼を生み出す悪循環をつくる．したがって，開瞼困難を何らかの形で軽減させる対処は意味がある．

開瞼困難を物理的に軽減させる目的のクラッチ（crutch＝松葉杖）は，手術不能の重度の眼瞼下垂や，眼瞼痙攣に対して種々の種類のものが用いられている[1]．

眼瞼痙攣において上眼瞼を触るなどで症状の軽減を図っている症例が81.8％あったとの研究があるが[2]，片目をつぶる，ガムを噛む，マスクをするなどを含め，感覚トリックを利用した対処である．クラッチ眼鏡も上眼瞼に触れるものであり，物理的開瞼のほかに，感覚トリックも利用しているかもしれない．

片眼帯，バンダナ，ヘアバンド，ゴーグル，インディアンターバンや二重瞼用化粧用品の応用は患者自身で編み出した対応としてよくみかける．最近では，化粧も可能な超薄型美容テープを用いて良好な成績を得たとする学会報告もあった．いずれも感覚トリックの応用で，副作用もなく比較的簡便である．ただし，効果は症例によりまちまち，あるいは一時的なのが難点で，科学的評価の机上に乗っているものは少ない．

一方，眼瞼痙攣患者の多くが強い羞明を訴える[3,4]．これは，視床を含む羞明神経サーキットが刺激されているためとの説が提唱されている[5]．

24例の眼瞼痙攣患者と10例の正常対象者とで，羞明を感じる光の強度を確認し，7種の吸収波長の特性を有した色レンズを用いた実験で，本症における光に対する耐性は光の強さよりも，波長特性があることを明らかにした[6]．これを受けた形で，30例の患者で450〜550 nmに吸収特性のある遮光レンズFL-41などを用いて調べた研究[7]で，このレンズが光感度の改善だけでなく，瞬目回数，眼瞼痙攣の重症度も改善したという．

クラッチ眼鏡，遮光眼鏡（通常のサングラスと異なり，特異的な波長を吸収する医療用眼鏡）は同時に処方されることが多い．白内障手術を契機に眼瞼痙攣の存在が顕性化した35例を検討した臨床研究において[8]，その後の治療で25例に改善が得られた．このうち，ボツリヌス治療のみまたは眼鏡との併用が15例，眼鏡のみでの対応が6例であった．このように一部の症例で

65

2. 各 論

クラッチ眼鏡，遮光眼鏡の有効性が示唆される.

文献

1) Moss HL. Prosthesis for blepahroptosis and blepharospasm. J Am Optom Assoc 1982; **53**: 661–667
2) Loyola DP, Camargos S, Maia D, et al. Sensory tricks in focal dystonia and femifacial spasm. Eur J Neurol 2013; **20**: 704–707
3) MaCann JD, Gauthier M, Morschbacher R, et al. A novel mechanism for nenign essential blepharospasm. Ophtha Plast Reconstr Surg 1999; **15**: 284–289
4) 若倉雅登. 眼瞼けいれんと顔面けいれん. 日本眼科学会雑誌 2005; **109**: 667–680
5) Digre KB, Brennan KC. Shedding light on photophobia. J Neuroophthalmol 2012; **32**: 68–81
6) Herz NL, Yen MT. Modulation of sensory photophobia in essential blepharospasm with chromatic lens. Ophthalmology 2005; **112**: 2208–2011
7) Blackburn MK, Lamb RD, Digre KB, et al. FL-41 tint improves blink frequency, light sensitivity, and functional limitayions in patients with benign essential blepharospasm. Ophthalmology 2009; **116**: 997–1001
8) 田中あゆみ，山上明子，井上賢治ほか. 白内障術後不適応症候群としての眼瞼痙攣. 神経眼科 2013; **30**: 393–398

検索式・参考にした二次資料

PubMed（検索 2017 年 4 月 3 日）
"Blepharospasm" AND "Sensory trick" OR "Glasses" OR "Photophobia"
医中誌（検索 2017 年 4 月 3 日）
眼瞼痙攣 AND 眼鏡

⑪眼瞼痙攣

Clinical Question 11-8　　　　　　　　　　⑪眼瞼痙攣

治療困難例はどのように対処しますか

回答

● ボツリヌス治療の不応例では，疾患の進行，開眼失行，眼疾患・眼瞼疾患の合併，顔面の広範な罹患，ボツリヌス毒素への低感受性（抗毒素抗体誘導を含む）などを検討する．
● 内服薬の併用，手術，装具の併用などを試み，なお難治の例では心因性開瞼障害を含めて診断を再検討する．

2 各論

■ 解説・エビデンス

　眼瞼痙攣では，ボツリヌス治療の無効例がある[1]．

　眼瞼痙攣の症状は，発症から数年間悪化したのち停止することが多い．初期の治療効果が失われた場合，重症化を疑ってまずボツリヌス毒素を増量する．

　開眼失行（開瞼失行；apraxia of lid opening）はしばしば眼瞼痙攣に合併する．開瞼の際に上眼瞼挙筋が収縮しないために，患者は前頭筋を用いて前額に皺を寄せ，眉を挙上することで上眼瞼を持ち上げようとする．純粋な開眼失行では，眼輪筋の不随意収縮を認めないため，ボツリヌス治療は無効である．この場合，上眼瞼挙筋への手術療法などを考慮する．ただし多くの場合，眼輪筋瞼板前部またはさらに辺縁部の Riolan 筋にわずかな不随意収縮があると考えられる（瞼板前部型眼瞼痙攣；pretarsal blepharospasm）[2]．これは純粋な開眼失行と外見上区別できないが，瞼板前部へのボツリヌス治療がしばしば有効である．

　眼部の疾患は眼瞼痙攣の危険因子であり，また，しばしば眼瞼痙攣に合併する．眼球表面の感覚刺激により攣縮を悪化させるので，軽症でも治療を行う．眼瞼弛緩症（blepharochalasis）は眼瞼の皮膚の弛緩・延長であり，眼瞼下垂をきたす．眼輪筋の不随意収縮が軽減しても十分な視野を確保できないため患者の満足度は低下する．眼瞼皮膚切除術を行うか，または，眼瞼痙攣に対する眼輪筋切除術のみを行う．

　日本で使用を承認されている onabotulinumtoxinA（ボトックス®）の眼瞼痙攣における最大用量は 45 単位である．承認範囲の用量で眼輪筋の筋力が低下したにもかかわらず，症状が改善しない場合がある．眼囲に限らない広範な筋攣縮を認める場合には，ボツリヌス毒素の注射部位を増して対応する．この場合，しばしば 45 単位以上の高用量を要するので，保険審査上柔軟な対応が望まれる．

　眼輪筋の筋力が低下しない場合にはボツリヌス毒素に対する低感受性が疑われる．これには初回治療から低感受性である場合と，反復治療によって感受性の低下をきたした場合とがある．前者の場合には用量を増すことで十分な改善を得られる可能性がある[3,4]．やはり保険審査上柔軟な対応が望まれる．一方，反復治療による感受性低下では，抗毒素抗体が誘導された可能性がある．抗体価が上昇すると次第に作用が減弱し，最終的にはまったく反応しなくなる．

67

2. 各 論

　ボツリヌス治療単独で十分な効果を得られない場合には，内服薬の併用あるいは手術（広範囲眼輪筋切除術，定位脳手術など）を検討する．反復経頭蓋磁気刺激による治療法[5] なども模索されている．内服薬による劇的な効果は通常期待できないが（CQ11–4 参照），ボツリヌス治療との併用により効果が高まる場合がある．眼輪筋切除術でも，完治または準治には至らず，通常は術後もボツリヌス治療の継続を要する．しかし，開眼失行の合併例では，とりわけ意義が大きいとする意見がある[1]．また，術前よりもボツリヌス治療の効果が増し，持続期間も延長することが期待できる．

　このほか，開眼失行の合併や感覚トリックがある患者では，眉毛あるいは上眼瞼を押し上げるクラッチ眼鏡などを試みる．また，羞明感が強い患者を中心に，青色光を遮断するレンズなどを用いた遮光眼鏡（市販品がある）の有効例がある[6]．

　上記に該当しない難治例では診断を再検討する．ドライアイその他により結膜・角膜の傷害がある場合には，痛みや不快感による開瞼困難の可能性がある．羞明感が著しい場合には，眼球の透光体または網膜の異常を鑑別する．チックでは多くの場合，一時的に症状を抑制できる．また，観察できる開瞼障害と愁訴との間に重症度の乖離がある場合には心因性の開瞼障害を考慮するが，診察室で一切症状を認めない眼瞼痙攣もあるので，自宅での状況をビデオ記録して持参させるなどの配慮が望ましい．

　外見上十分な効果を認めるにもかかわらず満足度が低い患者には，完治を目指す治療ではないこと，対症療法であることを再度説明する．ときにボツリヌス毒素の副作用である上眼瞼下垂を眼瞼痙攣の症状持続と誤解している患者がある．改善が思わしくない場合には必ず治療後適切な時期に来院させ，症状を観察することが望ましい．

　眼瞼痙攣患者では自動車の運転による事故が多いと報告された[7]．運転時のほうが容易に開瞼できる例もあるため，個別の配慮が望ましい．

文献

1) Pellicciari R, Defazio G. Current and investigated alternatives to botulinum toxin for managing blepharospasm. Expert Opin Orphan Drugs 2015; **3**: 877–885
2) Elston JS. A new variant of blepharospasm. J Neurol Neurosurg Psychiatry 1992; **55**: 369–371
3) Pang AL, O'Day J. Use of high-dose botulinum A toxin in benign essential blepharospasm: is too high too much? Clin Experiment Ophthalmol 2006; **34**: 441–444
4) Levy RL, Berman D, Parikh M, et al. Supramaximal doses of botulinum toxin for refractory blepharospasm. Ophthalmology 2006; **113**: 1665–1668
5) Kranz G, Shamim EA, Lin PT, et al. Transcranial magnetic brain stimulation modulates blepharospasm: a randomized controlled study. Neurology 2010; **75**: 1465–1471
6) 三村　治，河原正明，清澤源弘ほか；日本神経眼科学会眼瞼痙攣診療ガイドライン委員会．眼瞼けいれん診療ガイドライン．日本眼科学会雑誌 2011; **115**: 617–628
7) Hwang WJ, Tsai CF. Motor vehicle accidents and injuries in patients with idiopathic blepharospasm. J Neurol Sci 2014; **339**: 217–219

検索式・参考にした二次資料

PubMed（検索 2015 年 1 月 23 日）
"Blepharospasm/therapy"[Mesh] AND (intractable OR "treatment resistant" OR refractory OR inveterate)
医中誌（検索 2015 年 1 月 23 日）
(眼瞼けいれん/TH or 眼瞼痙攣/AL) AND (治療 OR 療法) AND (困難 OR 難治)

⑫顎・口・舌ジストニア

Clinical Question 12-1　　⑫顎・口・舌ジストニア

顎・口・舌ジストニアの症状にはどのようなものがありますか

回答

●口顎部ジストニアは開閉口を司る筋の異常によって開口障害・閉口障害が起こる. 口唇周囲筋のジストニアは罹患筋によって様々な症状をきたすが, 楽器奏者にみられる embouchure dystonia もそのひとつである. 口舌ジストニアは舌筋の緊張で主に発語時不随意な提舌が起こる. いずれもジストニアの特徴である感覚トリックの存在や動作特異性・定型性を伴う. この点が, 異常運動の性状が一定でないジスキネジアと区別される.

解説・エビデンス

　口顎部ジストニアは咬筋の過緊張により開口障害をきたす jaw closing spasm と外側翼突筋の過緊張により閉口障害をきたす jaw opening spasm などがある[1,2]. 歯ぎしりは咬筋の緊張亢進によるジストニアの場合もある[3].

　口唇周囲の下部顔面筋の筋緊張に基づく症状は原因筋により多彩な症状を示す. embouchure dystonia もその一部で, 管楽器演奏に必要な吹き口の形成に伴って特定の筋に異常収縮が起こる[4,5].

　舌筋の過緊張で, 多くは舌の不随意な突出をきたす. 舌が上に巻き込んだり, 片側だけ持ち上がるという症状もある[6].

　いずれの場合もジストニアの特徴である感覚トリックを指摘することが診断に有用である.

　顎のジストニアは顎関節症と混同されやすく, また, 両者を合併する例もある[7,8].

　舌のジストニアはジスキネジアと紛らわしいが, ジストニアの場合は異常姿勢・異常運動の定型性があり, 多くは発語時の提舌として現れ, 動きのばらばらなジスキネジアと鑑別される[9]. 食事には支障ない例も, 逆に食事のときに顕著となる例もある.

文献

1) Balasubramaniam R, Rasmussen J, Carlson LW, et al. Oromandibular dystonia revisited: a review and a unique case. J Oral Maxillofac Surg 2008; **66**: 379–386
2) Maestre-Ferrin L, Burguera JA, Penarrocha-Diago M, et al. Oromandibular dystonia: a dental approach. Med Oral Patol Oral Cir Bucal 2010; **15**: e25–e27
3) Clark GT, Ram S. Four oral motor disorders: bruxism, dystonia, dyskinesia and drug-induced dystonic extrapyramidal reactions. Dent Clin North Am 2007; **51**: 225–243
4) Berardelli A, Curra A. Pathophysiology and treatment of cranial dystonia. Mov Disord 2002; **17** (Suppl 2): S70–S74
5) Frucht SJ. Embouchure dystonia--Portrait of a task-specific cranial dystonia. Mov Disord 2009; **24**: 1752–1762
6) 坂本　崇. ジストニアの診断と治療. 日本医事新報 2012; **4618**: 76–82

2. 各 論

7) Thompson PD, Obeso JA, Delgado G, et al. Focal dystonia of the jaw and the differential diagnosis of unilateral jaw and masticatory spasm. J Neurol Neurosurg Psychiatry 1986; **49**: 651–656

8) Vora SB, Feinsod R, Annitto W. Temporomandibular joint dislocation mistaken as dystonia. JAMA 1979; **242**: 2844

9) Aggarwal A, Thompson PD. Unusual focal dyskinesias. Handb Clin Neurol 2011; **100**: 617–628

検索式・参考にした二次資料

PubMed（検索 2015 年 2 月 16 日）

"oromandibular dystonia" OR jaw open* spasm OR jaw clos* spasm OR (orolingual dystonia) OR "tongue dystonia" OR "tongue protrusion dystonia" OR bruxism OR "Meige's syndrome" OR "facial dystonia" OR "temporomandibular joint disorder" OR (("Masticatory Muscles"[Mesh] OR "Facial Muscles"[Mesh] OR "Jaw Diseases" [Mesh] OR "Mouth Diseases"[Mesh] OR "Face"[Mesh] OR "Bruxism"[Mesh]) AND ("Dystonia"[Mesh] OR "Dystonic Disorders"[Mesh] OR "Dystonia Musculorum Deformans"[Mesh] OR "Torsion Abnormality"[Mesh] OR "Spasm"[Mesh]))

医中誌（検索 2015 年 2 月 16 日）

顎口腔ジストニア/AL OR "oromandibular dystonia"/AL OR (口顎疾患/TH AND ジストニア/TH) OR (開口型 AND スパズム) OR "jaw opening spasm" OR ((開口障害 OR 閉口筋) AND スパズム) OR "jaw closing spasm" OR 口部ジストニア OR "orolingual dystonia" OR 口部ジスキネジア OR "orolingual dyskinesia" OR 舌ジストニア OR "tongue dystonia" OR "tongue protrusion dystonia" OR (舌疾患/TH AND ジストニア/TH) OR (ブラキシズム OR bruxism) AND (ジストニア OR dystonia OR 筋緊張異常性障害) OR Meige 症候群 OR "Meige's syndrome" OR 顔面ジストニア OR "facial dystonia" OR (顔面/TH AND ジストニア/TH) OR ((顎関節症 OR 顎関節障害 OR "temporomandibular joint disorder") AND (ジストニア OR dystonia OR 筋緊張異常性障害))

⑫顎・口・舌ジストニア

Clinical Question 12-2　　⑫顎・口・舌ジストニア

顎・口・舌ジストニアはどのように治療しますか

推奨

❶ 内服治療としては抗コリン薬や抗痙縮薬の有効性が報告されている[2C].

❷ 局所麻酔薬と純エタノールを筋肉内注射し，筋弛緩を図る治療法である muscle afferent block（MAB）が有効との報告がある[2C].

❸ 口顎部ジストニアにはボツリヌス治療が推奨され[1B]，口舌ジストニアもボツリヌス治療が有効である[2C].

❹ 脳深部刺激療法（DBS）が奏効する場合もある[2C].

❺ その他，対症的な口腔外科的な治療や装具の使用が有効という報告がある[2C].

解説・エビデンス

　一般に脳神経領域のジストニアに対する内服治療として，抗コリン薬[1] やバクロフェン[2] の有効性が報告されている．

　muscle afferent block（MAB）は局所麻酔薬と純エタノールを筋肉内注射し，筋弛緩を図る治療法であり，口顎部ジストニアに有効性が報告されている[3,4]．

　口顎部ジストニアについてはボツリヌス治療が欧米では推奨されている[5,6]．日本では保険適用外となる．眼瞼痙攣や痙性斜頸を合併するケースでもボツリヌス治療で症状の改善が得られる[7]．

　口舌ジストニアはボツリヌス治療が有効との報告がある[8,9] が，日本では保険適用外である．

　症状が広範囲に広がっている場合では，そのすべてをカバーするだけのボツリヌス毒素製剤を使用できないことがある．また，治療対象筋によっては嚥下障害・呼吸障害などの問題が必発である場合があり，こうしたケースでは脳深部刺激療法（DBS）を検討する必要がある[10,11]．

　閉口ジストニアに対しては筋突起切離術や咬筋剝離術が行われる[12]．

　スプリント・マウスピースなどの装具が有効との報告もある[13]．

文献

1) Nutt JG. Hamm Cranial dystonia: double-blind. Neurology 1984; **34**: 215–217

2) 井川正道，米田　誠，中川広人，栗山　勝．著明な開口障害を呈し，バクロフェンが奏功した顎口腔ジストニアの1例．臨床神経学 2006; **46**: 661–663

3) Yoshida K, Kaji R, et al. Muscle afferent block for the treatment of oromandibular dystonia. Mov Disord 1998; **13**; 699–705

4) Yoshida K, Kaji R, et al. Factors influencing the therapeutic effect of muscle afferent block for oromandibular dystonia: implications their distinct pathophysiology. Int J Oral Maxillofac Surg 2002; **31**: 499–505

5) Ihde SK, Konstantinovic VS. The therapeutic use of botulinum toxin in cervical and maxillofacial conditions: an evidence-based review. Oral Surg Oral Med Oral Pathol Oral Radiol Endod 2007; **104**: e1–e11

6) Fietzek UM, Kossmehl P, Barthels A, et al. Botulinum toxin B increases mouth opening in patients with spastic trismus. Eur J Neurol 2009; **16**: 1299–1304

7) Jankovic J. Blepharospasm and oromandibular-laryngeal-cervical dystonia: a controlled trial of botulinum A toxin therapy. Adv Neurol 1988; **50**: 583–591

8) Hennings JM, Krause E, Botzel K, Wetter TC. Successful treatment of tardive lingual dystonia with botulinum toxin: case report and review of the literature. Prog Neuropsychopharmacol Biol Psychiatry 2008; **32**: 1167–1171

9) 坂本　崇, 村田美穂, 梶　龍兒. 口舌ジストニアの治療. 臨床神経 2008; **48**: 1145

10) 佐光　亘, 島津秀紀, 村瀬永子ほか. ジストニアに対する各治療法の位置づけ—自験例に基づく両側淡蒼球内節刺激術の検討. 機能的脳神経外科 2009; **48**: 113–116

11) Chung JC, Kim JP, Chang WS, et al. Bilateral pallidal stimulation for "sticking-out tongue" feature in patients with primary focal tongue protrusion dystonia. Neuromodulation 2014; **17**: 133–137

12) Yoshida K. Coronoidotomy as treatment for trismus due to jaw-closing oromandibular dystonia. Mov Disord 2006; **21**: 1028–1031

13) Satoh M, Narita M, Tomimoto H. Three cases of focal embouchure dystonia: classifications and successful therapy using a dental splint. Eur Neurol 2011; **66**: 85–90

検索式・参考にした二次資料

PubMed（検索 2015 年 2 月 16 日）
("oromandibular dystonia" OR jaw open* spasm OR jaw clos* spasm OR (orolingual dystonia) OR "tongue dystonia" OR "tongue protrusion dystonia" OR bruxism OR "Meige's syndrome" OR "facial dystonia" OR "temporomandibular joint disorder" OR "Masticatory Muscles"[Mesh] OR "Facial Muscles"[Mesh] OR "Jaw Diseases" [Mesh] OR "Mouth Diseases"[Mesh] OR "Face"[Mesh] OR "Bruxism"[Mesh]) AND ("Dystonia/therapy"[Mesh] OR "Dystonic Disorders/therapy"[Mesh] OR "Dystonia Musculorum Deformans/therapy"[Mesh] OR "Torsion Abnormality/therapy"[Mesh] OR "Spasm/therapy"[Mesh]) AND ("Dystonia/therapy"[Majr] OR "Dystonic Disorders/therapy"[Majr] OR "Dystonia Musculorum Deformans/therapy"[Majr] OR "Torsion Abnormality/therapy"[Majr] OR "Spasm/therapy"[Majr])

医中誌（検索 2015 年 2 月 16 日）
(顎口腔ジストニア/AL OR "oromandibular dystonia"/AL OR (口顎疾患/TH AND ジストニア/TH) OR (開口型 AND スパズム) OR "jaw opening spasm" OR ((開口障害 OR 閉口筋) AND スパズム) OR "jaw closing spasm" OR 口部ジストニア OR "orolingual dystonia" OR 口部ジスキネジア OR "orolingual dyskinesia" OR 舌ジストニア OR "tongue dystonia" OR "tongue protrusion dystonia" OR (舌疾患/TH AND ジストニア/TH) OR ((ブラキシズム OR bruxism) AND (ジストニア OR dystonia OR 筋緊張異常性障害)) OR Meige 症候群 OR "Meige's syndrome" OR 顔面ジストニア OR "facial dystonia" OR (顔面/TH AND ジストニア/TH) OR ((顎関節症 OR 顎関節障害 OR "temporomandibular joint disorder"/AL) AND (ジストニア OR dystonia OR 筋緊張異常性障害))) AND ((SH=治療的利用,治療,薬物療法,外科的療法,移植,食事療法,精神療法,放射線療法) OR [治療]/TH OR 治療/TI or 療法/TI))

⑬頸部ジストニア（痙性斜頸）

Clinical Question 13-1　⑬頸部ジストニア（痙性斜頸）

痙性斜頸はどのように診断しますか

回答

● 痙性斜頸は，頸部の局所性ジストニア，すなわち頸部筋の不随意な定型性収縮による頭部の随意運動や頭位の異常と定義される．
● 異常頭位は，回旋，側屈，前後屈，肩の挙上，側彎などが複数の組み合わせで出現することが多い．
● 問診や視診により診断は比較的容易であり，安静時のみならず，精神的負荷や歩行時，症状が発現する日頃の動作時にも観察する．
● ジストニアの特徴が診断に役立ち，心因性斜頸や偽性斜頸との鑑別を要する．

2 各論

解説・エビデンス

　痙性斜頸は，頸部の局所性ジストニア，すなわち一定のパターンを持った，不随意な筋収縮による頭部の随意運動や頭位の異常と定義される[1]．異常頭位は，回旋，側屈，前後屈，肩の挙上，側彎などがあり，複数の組み合わせで出現することが多い[1]．痙性斜頸という病名が回旋のニュアンスのみを含意するため，欧米では頸部ジストニアが汎用される[1]．また，振戦，緩徐反復性運動，ミオクローヌスなどの不随意運動を伴う[1]場合や，運動制限はあるが頭位に異常を認めない場合もある．過半数で頸部痛を合併し，主症状のこともある[2]．

　問診や視診により診断は比較的容易であり，安静時のみならず，計算などの精神的負荷や歩行時，症状が発現する日頃の動作時にも観察する[3]．

　発症が緩徐で，中年期が最も多く，誘因としてストレス下での異常姿勢の長時間持続があげられるが，不明なことも多い[2]．発症後，数ヵ月から数年は進行するが，その後は安定する．薬剤性では抗精神病薬，パーキンソン病治療薬による首下がりが問題となる[3]．また，後頸部筋の孤発性ミオパチーによる首下がりでは後頸部の圧痛や伸展時の筋力低下で鑑別される．

　ジストニアの特徴として，①定型性（patterned）：患者ごとの一定の異常姿勢または運動パターン，②動作特異性（task-specificity）：特定の動作，姿勢による症状の出現や増悪現象，③感覚トリック（sensory trick）：特定の感覚刺激による一時的な症状の改善，④共収縮（co-contraction）：互いに拮抗関係にある筋の同時収縮，⑤オーバーフロー現象（overflow phenomenon）：動作に不必要な筋の不随意収縮，⑥早朝効果（morning benefit）：起床時の症状の軽減，などがあげられる[2]．

　鑑別疾患として，斜頸が状況により変化する心因性斜頸や，偽性斜頸，すなわち筋性斜頸，眼性斜頸，副神経性斜頸，小児の急性斜頸，拘縮・骨格異常があげられる[3]．

73

2. 各 論

文献

1) 大澤美貴雄. 標準的神経治療—ボツリヌス治療—Ⅱ痙性斜頸のボツリヌス治療. 神経治療 2013; **30**: 480–486
2) 目崎高広. ボツリヌス療法の現状と将来の展望. 脳 21 2002; **5**: 406–410
3) 松本英之, 宇川義一. 痙性斜頸. Clin Neurosci 2010; **28**: 782–784

検索式・参考にした二次資料

PubMed（検索 2015 年 2 月 10 日）
("cervical dystonia" OR "spasmodic torticollis") AND ("Torticollis/diagnosis"[Mesh] OR "Torticollis/ diagnosis"[Majr])
医中誌（検索 2015 年 2 月 10 日）
(痙性斜頸 OR 痙性斜頚 OR "cervical dystonia"/AL OR "spasmodic torticollis"/AL) AND (SH=診断的利用,診断,画像診断,X 線診断,放射性核種診断,超音波診断) OR [診断]/TH OR 診断/TI)

Clinical Question 13-2　⑬頸部ジストニア（痙性斜頸）

痙性斜頸の治療法にはどのようなものがありますか

推奨

❶痙性斜頸への治療の第一選択は，ボツリヌス治療である[1A]．

❷理学療法をボツリヌス治療と併用することで治療成績の向上が期待される[1B]．

❸薬物療法は，ボツリヌス治療の効果が不十分な場合に併用してもよい[2C]．

❹ボツリヌス治療や従来の薬物治療で十分な効果がなく，社会的・日常生活に障害を及ぼす高度障害の痙性斜頸では，脳深部刺激療法の適応がある[2C]．

解説・エビデンス

　痙性斜頸の治療目的は，頭部の異常姿位，疼痛の改善および頸椎偏倚による二次的合併症，ミエロパチーなどの予防にある．痙性斜頸の臨床的評価は，Toronto Western Spasmodic Toriticollis Rating Scale（TWSTRS）や Tsui 評価スケールを用いる．痙性斜頸への治療は，装具，筋電図フィードバックなどのリハビリテーション，ボツリヌス治療，薬剤療法や脳深部刺激療法などがある．日常生活などへの影響がなく症状が軽度の場合には，抗コリン薬などを最初に用いてもよい．

　痙性斜頸治療のアルゴリズムを図1に示した．痙性斜頸への治療の第一選択は，ボツリヌス治療である[1]．痙性斜頸への二重盲検試験で有効性が確認された[2]．ボツリヌス治療で用いられる薬剤は，日本では onabotulinumtoxin A（ボトックス®）と rimabotulinumtoxin（ナーブロック®）がある．米国神経学会[3]と欧州神経学会[4]のガイドラインでは，痙性斜頸の第一選択治療にボツリヌス治療を推奨している（グレード A）．ボツリヌス治療では治療手技が重要で的確に責任筋に投与することが重要である．ボツリヌス治療の際には，筋電図ガイドによる責任筋への施注により有意に治療成績は向上する[5]．深在筋の同定には超音波エコーガイドも有用で，血管などの構造物も把握できるため血管穿刺などを避けうるため安全性が高くなる[6]．ボツリヌス B 型製剤も痙性斜頸に有用であり，ボツリヌス A 型製剤治療により抗体産生が疑われ反応しなくなった二次性耐性の場合でもボツリヌス B 型製剤は有用である．

　薬物療法は，抗コリン薬（トリヘキシフェニジル）の経口治療以外に有用性が証明されたものはない．ボツリヌス治療とトリヘキシフェニジルとの二重盲検試験でボツリヌス治療の優位性が証明された[7]．他の経口薬では，抗不安薬，抗てんかん薬などが使用されるが単独で有用性が示された薬剤はなくボツリヌス治療との併用などの補助的立場にとどまる．

　理学療法はいまだ確立されたものはなく，単独では有意な効果は証明されておらず，ボツリヌス治療に併用される．ボツリヌス治療とリハビリテーションの併用療法により，ボツリヌス単独に比して有意に改善し効果は持続する[8]．ボツリヌス治療および薬剤治療が無効の場合，脳深部刺激療法（deep brain stimulation：DBS）を検討する．後腹側淡蒼球内節脳深部刺激手術は，従来の薬物治療で十分な効果のない罹病期間の長い高度障害の痙性斜頸に適応があり，欧州神

2. 各論

第一選択　ボツリヌス治療を行う．症状が軽度で，日常生活・社会生活に支障がない場合，薬物療法から開始してもよい．

第二選択　ボツリヌス治療のみで効果不十分な場合，リハビリテーションを併用する．また薬物療法を併用してもよい．

第三選択　ボツリヌス治療では効果不十分で，日常生活・社会生活に支障が強く，罹病期間が長い場合，選択的末梢神経遮断術，脳深部刺激療法などの手術療法を選択する．

図1　痙性斜頸治療のアルゴリズム

経学会のガイドライン[3]では推奨レベルBである．多施設研究により痙性斜頸への有意の効果が確認された[9,10]．短期の合併症は少なく安全性は高いが，長期成績はいまだ不十分で，うつ状態や認知機能への影響は今後の課題である．子供の適応基準は不明で現段階では適応はない．選択的末梢神経遮断術[11,12]は，ボツリヌス治療抵抗性斜頸に行われ有意の結果が得られているが，嚥下障害などの合併症がみられることがある．バクロフェン髄注療法は遅発性ジスキネジアなどの高度あるいは全身性ジスキネジアの報告はあるが痙性斜頸自体への治療報告はない．

文献

1) Albanese A, Abbruzzese G, Dressler D, et al. Practical guidance for CD management involving treatment of botulinum toxin: a consensus statement. J Neurol 2015; **262**: 2201–2213
2) Greene P, Kang U, Fahn S, et al. Double-blind, placebo-controlled trial of botulinum toxin injections for the treatment of spasmodic torticollis. Neurology 1990; **40**: 1213–1218
3) Simpson DM, Blitzer A, Brashear A, et al. Therapeutics and Technology Assessment Subcommittee of the American Academy of Neurology. Assessment: Botulinum neurotoxin for the treatment of movement disorders (an evidence-based review): report of the Therapeutics and Technology Assessment Subcommittee of the American Academy of Neurology. Neurology 2008; **70**: 1699–1706
4) Albanese A, Asmus F, Bhatia KP, et al. EFNS guidelines on diagnosis and treatment of primary dystonias. Eur J Neurol 2011; **18**: 5–18
5) Nijmeijer SW, Koelman JH, Kamphuis DJ, et al. Muscle selection for treatment of cervical dystonia with botulinum toxin-a systematic review. Parkinsonism Relat Disord 2012; **18**: 731–736
6) 目崎高広，松本真一，坂本崇ほか．頸部ジストニーの muscle afferent block（MAB）療法における頸部筋超音波検査法の有用性．臨床神経学 2000; **40**: 689–693
7) Brans JW, Lindeboom R, Snoek JW, et al. Botulinum toxin versus trihexyphenidyl in cervical dystonia: a prospective, randomized, double-blind controlled trial. Neurology 1996; **46**: 1066–1072
8) Tassorelli C, Mancini F, Balloni L, et al. Botulinum toxin and neuromotor rehabilitation: An integrated approach to idiopathic cervical dystonia. Mov Disord 2006; **21**: 2240–2243
9) Boyce MJ, Canning CG, Mahant N, et al. Active exercise for individuals with cervical dystonia: a pilot randomized controlled trial. Clin Rehabil 2013; **27**: 226–235
10) Volkmann J, Mueller J, Deuschl G, et al. DBS study group for dystonia. Pallidal neurostimulation in patients with medication-refractory cervical dystonia: a randomised, sham-controlled trial. Lancet Neurol 2014; **13**: 875–884
11) Contarino MF, Van Den Munckhof P, Tijssen MA, et al. Selective peripheral denervation: comparison with pallidal stimulation and literature review. J Neurol 2014; **261**: 300–308
12) Taira T, Kobayashi T, Hori T. Selective peripheral denervation of the levator scapulae muscle for laterocol-

lic cervical dystonia. J Clin Neurosci 2003; **10**: 449–452

検索式・参考にした二次資料

PubMed（検索 2015 年 2 月 13 日）
("cervical dystonia" OR "spasmodic torticollis" AND "Torticollis/therapy"[Mesh]
医中誌（検索 2015 年 2 月 13 日）
(痙性斜頸 OR 痙性斜頚 OR "cervical dystonia"/AL OR "spasmodic torticollis"/AL) AND ((SH=治療的利用,治療,薬物療法,外科的療法,移植,食事療法,精神療法,放射線療法) OR [治療]/TH OR 治療/TI OR 療法/TI)

2. 各 論

Clinical Question 13-3　⑬頸部ジストニア（痙性斜頸）

痙性斜頸に効果がある内服薬にはどのようなものがありますか

推奨

❶痙性斜頸に対する内服薬は，ボツリヌス毒素（BTX）の補助療法として，BTX 投与量の減少，投与期間の延長，その結果，中和抗体産生を予防する目的で用いられる．トリヘキシフェニジル[2A]，バクロフェン，ベンゾジアゼピン系，メキシレチン[2B]の有効な症例があり，試される．とりわけトリヘキシフェニジルが約 40％有効とされ[2A]，難治例に末梢性筋弛緩薬，遅発性ジストニアにはテトラベナジンが試される[2C]．

解説・エビデンス

　痙性斜頸に対する内服薬は，いずれも確実な効果を期待できず，痙性斜頸を適応症として保険適用になっている薬剤はない[1]．ボツリヌス毒素（BTX）の無効例に対してのみならず，BTX の投与量を減少させ，かつその投与間隔を延長させることにより，その抗体産生を予防しうることから，ボツリヌス治療の補助療法として用いられる[2]．

　抗コリン薬は，第一選択の内服薬で，通常トリヘキシフェニジルが用いられる．本剤は，非盲検試験の後ろ向き調査で有効が約 40％で認められている[3]．通常，1～2 mg を初期量としで，週 1～2 mg ずつ漸増し，可能ならば 20 mg 以上とする．

　バクロフェンは，シナプス前 GABA 受容体作動薬で，対照試験はみられないが，症例報告や後ろ向き調査では有効性が約 10 で報告されている[3]．

　ベンゾジアゼピン系は，GABA を介する神経抑制を促進し，非盲検試験の後ろ向き調査で有効が約 20％で認められている[3]．特に頭部振戦が優位な痙性斜頸で有効とされる[4]．

　メキシレチンは，リドカインの経口薬誘導体で，450～1,200 mg が痙性斜頸で有効との報告がみられる[5]．

　ドパミン拮抗・枯渇薬は，パーキンソン症候群やジスキネジアなどの副作用を惹起する危険性があり，勧められないが，テトラベナジンは，遅発性ジスキネジアの原因とはならないことから，遅発性ジストニアに約 50％で有効とされる[3]．その至適量は 75～250 mg とされるが，保険適用ではない．

文献

1) 目崎高広．ジストニアの治療．脳神経 2005; **57**: 973–982
2) 大澤美貴雄．攣縮性斜頸の薬物療法．神経内科 2000; **53**: 292–296
3) Adler CH, Kumar R. Pharmacological and surgical options for the treatment of cervical dystonia. Neurology 2000; **55** (Suppl 5): S9–S14
4) Cloud LJ, Jinnah HA. Treatment strategies for dystonia. Expert Opin Pharmacother 2010; **11**: 5–15

5) Ohara S, Hayashi R, Momoi H, et al. Mexiletine in the treatment of spasmodic torticollis. Mov Disord 1998; **13**: 934–940

検索式・参考にした二次資料

PubMed（検索 2015 年 2 月 10 日）
(("cervical dystonia" OR "spasmodic torticollis") AND "Torticollis/drug therapy"[Mesh] AND (oral OR orally)) OR ("Torticollis/drug therapy"[Majr] AND "Administration, Oral"[Mesh])
医中誌（検索 2015 年 2 月 10 日）
(痙性斜頸 OR 痙性斜頚 OR "cervical dystonia"/AL OR "spasmodic torticollis"/AL) AND (薬物療法/TH OR (SH=治療的利用,治療,薬物療法)) AND 内服

2. 各 論

Clinical Question 13-4   ⑬頸部ジストニア（痙性斜頸）

痙性斜頸においてボツリヌス治療はどのように位置づけられますか

推奨

❶ボツリヌス毒素は，神経筋接合部で過剰な化学的伝導を神経終板で阻害し，筋緊張を正常化する．本毒素治療は，痙性斜頸に対する第一選択であり[1A]，異常姿勢の是正により，頭頸部痛を著明に低減し，拘縮や二次的な頸椎変性の合併症を予防する．超音波検査や針筋電図検査のモニタの併用で効果を向上させることができる[2B]．日本ではA型とB型の毒素が承認され，両者の特徴を活かして使い分けできる[2B]．

解説・エビデンス

　ボツリヌス毒素は，神経筋接合部で過剰な化学的伝導を神経終板で阻害し，筋緊張を正常化する[1,2]．その結果，痙性斜頸においては，異常姿勢を是正し，痙性斜頸に合併する頭頸部痛を著明に低減する[1]．さらに拘縮や，二次的な頸椎変性や神経根症などの合併症を予防することにより痙性斜頸の自然経過を修飾する．通常，その効果の発現は2～6日後，多くは3～4日後，ピークは1～2週間後であり，その持続期間は3～4ヵ月間である[1]．ボツリヌス毒素には血清学的にA型からG型まであり，A型とB型が海外では痙性斜頸に対して臨床応用されている[1]．日本でも痙性斜頸に対してボツリヌスA型毒素が2001年に承認され用いられてきたが，2011年1月，B型も認可されている[1]．両者はともに神経終板からのアセチルコリン放出に関与する膜蛋白質を開裂（cleave）するが，この標的となる膜蛋白質複合体が異なり，A型毒素がSNAP25，B型毒素がsynaptobrevinである[1]．

　痙性斜頸に対するボツリヌス治療は，American Academy of NeurologyによるエビデンスレベルIの研究のreviewから，有効かつ安全であり，さらに内服薬の中枢性抗コリン薬，トリヘキシフェニジルに比しより有効で副作用も少ないと，それぞれ推奨されている[1]．また，European Federation of Neurological Societiesのreviewでも同治療が第一に選択されるべき治療法として推奨されている[1]．

　痙性斜頸の自然寛解率が10～20％とされるのに比し，ボツリヌスA型毒素での治療では寛解率が約30％とされている[2]．同毒素による痙性斜頸の治療は対症療法と位置づけられているが，神経筋接合部での神経伝導ブロックにより正常化された頭位の情報が中枢神経系に伝えられ，異常なプログラムが是正されれば，ボツリヌス治療が根治治療になりうる[2]．

　痙性斜頸に対するボツリヌス治療の効果を向上させるには，超音波検査や針筋電図検査のモニタの併用による標的深部筋の正確な同定が肝要である[1]．特に後者は，同治療によるモグラ叩き現象を正確に把握し，微妙に変化する標的筋を的確に選択し，同薬剤を配分しうることから，治療効果を向上させられる[1]．

　A型毒素療法とB型毒素療法間で，斜頸や嚥下障害に対して有意差はないが，dry mouthや中

和抗体の産生が後者で多いとの報告がみられる[1]. しかし，前者に対する無効例でも後者で有効であり[1]，さらに前者に対する抗体のできた症例にも後者が有効となりうる[3]. 後者は，前者に比し，頸部痛に対して効果がより優れ[1]，日本ではより廉価で約 6 割の価格であることが利点である. 前者と後者の力価比は正確にはわからないが約 50：1 とされる[4,5]. 両者の特徴を活かして使い分けする.

文献

1) 大澤美貴雄. 標準的神経治療―ボツリヌス治療―II 攣縮性斜頸のボツリヌス治療. 神経治療 2013; **30**: 480–485
2) 向井洋平, 梶 龍兒. 知っておきたいボツリヌス療法―1.ボツリヌス療法の位置づけ. Modern Physician 2011; **31**: 807–810
3) 坂本崇, 梶 龍兒. ボツリヌス療法の将来展望. 脳 21 2002; **5**: 420–423
4) Comella CL, Jankovic J, Shannon KM, et al. Comparison of botulinum toxin serotype A and B for the treatment of cervical dystonia. Neurology 2005; **65**: 1423–1429
5) Tintner R, Gross R, Winzer UF, et al. Autonomic function after botulinum toxin type A and B: a double-blind, randomized trial. Neurology 2005; **65**: 765–767

検索式・参考にした二次資料

PubMed（検索 2015 年 2 月 18 日）
("cervical dystonia" OR "spasmodic torticollis") AND "Movement Disorders/drug therapy"[Mesh] AND "Botulinum Toxins/therapeutic use"[Mesh]
医中誌（検索 2015 年 2 月 18 日）
(痙性斜頸 OR 痙性斜頚 OR "cervical dystonia"/AL OR "spasmodic torticollis"/AL) AND (ボツリヌス毒素 OR "botulinum toxin" OR BTX) AND ((SH=治療的利用,治療,薬物療法) OR [治療]/TH OR 治療/TI or 療法/TI)

2. 各 論

Clinical Question 13-5　⑬頸部ジストニア（痙性斜頸）

痙性斜頸において手術治療はどのように位置づけられますか

推奨

❶ボツリヌス治療などの保存的治療で十分な効果が得られない場合，頸部の不随意な動きが中心でボツリヌス毒素注射が困難な場合などでボツリヌス治療が継続できない場合，手術治療を考慮してもよい[2C].

解説・エビデンス

　手術には，外科的な神経遮断を行う選択的末梢神経遮断術[1~7]と，淡蒼球内節（GPi）に対する定位脳手術がある[8,9]. 異常収縮筋が同定できる水平回旋の痙性斜頸には前者を選択するが，不随意な頸部の動きがあり複雑に頸筋群が異常収縮をきたしている場合，あるいは頸部以外にもジストニア症状がみられる場合には定位脳手術を選択する[10]. 術後の理学療法（リハビリテーション）は頸部の可動域保持のために非常に重要である. 選択的末梢神経遮断術では副作用として後頭部の知覚麻痺，筋緊張感，頸部痛，嚥下障害，などがあげられる. これらの術後に残存した症状に対してボツリヌス治療を用いることもある.

文献

1) Albanese A, Barnes MP, Bhatia KP, et al. A systematic review on the diagnosis and treatment of primary (idiopathic) dystonia and dystonia plus syndromes: report of an EFNS/MDS-ES Task Force. Eur J Neurol 2006; **13**: 433–444

2) Bergenheim AT, Nordh E, Larsson E, et al. Selective peripheral denervation for cervical dystonia: long-term follow-up. J Neurol Neurosurg Psychiatry 2015; **86**: 1307–1313

3) Bertrand CM. Selective peripheral denervation for spasmodic torticollis: surgical technique, results, and observations in 260 cases. Surg Neurol 1993; **40**: 96–103

4) Chung M, Han I, Chung SS, et al. Effectiveness of selective peripheral denervation in combination with pallidal deep brain stimulation for the treatment of cervical dystonia. Acta Neurochir (Wien) 2015; **157**: 435–442

5) Cohen-Gadol AA, Ahlskog JE, Matsumoto JY, et al. Selective peripheral denervation for the treatment of intractable spasmodic torticollis: experience with 168 patients at the Mayo Clinic. J Neurosurg 2003; **98**: 1247–1254

6) Davis DH, Ahlskog JE, Litchy WJ, et al. Selective peripheral denervation for torticollis: preliminary results. Mayo Clin Proc 1991; **66**: 365–371

7) Ford B, Louis ED, Greene P, et al. Outcome of selective ramisectomy for botulinum toxin resistant torticollis. J Neurol Neurosurg Psychiatry 1998; **65**: 472–478

8) Huh R, Han IB, Chung M, et al. Comparison of treatment results between selective peripheral denervation and deep brain stimulation in patients with cervical dystonia. Stereotact Funct Neurosurg 2010; **88**: 234–238

9) Krauss JK. Deep brain stimulation for treatment of cervical dystonia. Acta Neurochir Suppl 2007; **97**: 201–205

10) Taira T, Kobayashi T, Takahashi K, et al. A new denervation procedure for idiopathic cervical dystonia. J Neurosurg 2002; **97**: 201–206

⑬頸部ジストニア（痙性斜頸）

検索式・参考にした二次資料

PubMed（検索 2015 年 2 月 18 日）
("cervical dystonia" OR "spasmodic torticollis") AND ("Movement Disorders/surgery"[Mesh] OR "Deep Brain Stimulation"[Mesh])
医中誌（検索 2015 年 2 月 18 日）
(痙性斜頸 OR 痙性斜頚 OR 頸部ジストニア OR 頚部ジストニア OR "cervical dystonia"/AL OR "spasmodic torticollis"/AL) AND ((SH=外科的療法) OR 外科手術/TH OR 外科/TI OR 手術/TI OR surgery/TI OR surgical/TI OR operation/TI OR 脳深部刺激)

2. 各　論

Clinical Question 13-6　　⑬頸部ジストニア（痙性斜頸）

痙性斜頸に効果があるリハビリテーションにはどのようなものがありますか

推奨

❶EMG biofeedback training, muscular elongation, postural exercises, electrotherapy を他の治療法と併用することにより，頭位，疼痛，頸の可動域，QOL，ADL の改善が期待できる[2C].

解説・エビデンス

　　2014 年の痙性斜頸に対するリハビリテーションの効果についてのシステマティックレビューでは，16 の論文について検討が行われている．16 の論文のうち，7 つが臨床試験であった．リハビリテーションの内容としては，①EMG biofeedback training，②muscular elongation，③postural exercises，④electrotherapy の報告があった．リハビリテーションにより，頭位，疼痛，頸の可動域，QOL と ADL の改善が認められた．効果の解釈にあたり，多くの論文でリハビリテーションがその他の治療とともに行われていることに注意が必要である[1]．

　　旭らは，ハンガー反射を用いた頸部ジストニアに対する治療の試みを報告した[2]．頸部ジストニアに対しては内服加療に加えボツリヌス治療が有効であるが，旭らの報告はボツリヌス治療を行わずに評価したものであった．

　　ハンガー反射は，頭に丁度フィットする正方形の箱を被せて，一方（たとえば右）に箱を回すと，こめかみ（右）が刺激されて対側（左）に首が回旋する現象[3] を，正方形の箱の代わりに金属製のハンガーを用いたものである．頸部ジストニア患者は，自分で努力して回旋した首と反対方向を向き続けようとすると，首の筋肉に余計な力が入ってしまい疲れてしまう．ハンガー反射を用いることにより，力を入れずとも回旋しているのと反対方向に首を回すことができるようになり，dys（異常な）tonia（筋緊張）を示した頸部筋（僧帽筋，頭板状筋，肩甲挙筋など）を伸ばす（ストレッチ）ことが可能となる．ハンガー反射はクリーニング店でもらうような金属製のハンガーがあれば通院の必要はなく，費用もかからない．

　　また，軽症の場合，鏡を用いた頭位の補正訓練も有用である．

文献

1)　De Pauw J, Van der Velden K, Meirte J, et al. The effectiveness of physiotherapy for cervical dystonia: a systematic literature review. J Neurol 2014; **261**: 1857–1865

2)　旭　雄士，林　央周，浜田秀雄ほか．ハンガー反射を用いた頸部ジストニアに対する治療の試み．機能的脳神経外科 2010; **49**: 173–176

3)　Christensen JET. New treatment of spasmodic torticollis? Lancet 1991; **338**: 573

⑬頸部ジストニア（痙性斜頸）

Clinical Question 13-7　⑬頸部ジストニア（痙性斜頸）

治療困難例はどのように対処しますか

回答

●治療困難例として，ボツリヌス治療の開始当初から筋単位で脱力が起こらなくなる primary non-responder（一次性無反応者）と治療の過程で無反応になる secondary non-responder（二次性無反応者）に分けられる．後者では異なる型（たとえば A 型と B 型）のボツリヌス毒素製剤を用いると治療に反応することが期待できる．それでも無反応であれば，脳深部刺激療法を含めた外科的治療を考える．

解説・エビデンス

　痙性斜頸の治療困難例は，ボツリヌス毒素筋注に対して反応がないことが考えられる[1]．初回から反応しないものを primary non-responder（一次性無反応者）と呼び，治療の過程で無反応になる場合 secondary non-responder（二次性無反応者）と呼ぶ．前者の原因は不明であるが，後者はボツリヌス毒素に対する抗体の産生が原因とされ，大量頻回投与が行われたことによる場合が多い[2]．ボツリヌス毒素は現在 A 型と B 型が入手可能であるが，通常どちらかに抗体ができても他方には反応するため，異なる型の毒素を用いることがある[3]．脳深部刺激療法は痙性斜頸では，Meige 症候群など他の病型に比べて有効性は高いとはいえないが，ボツリヌス治療や内服治療に無効である場合，選択肢となる．

文献

1) Jankovic J, Adler CH, Charles D, et al. Primary results from the cervical dystonia patient registry for observation of onabotulinumtoxina efficacy (CD PROBE). J Neurol Sci 2015; **349**: 84–93
2) Ferreira JJ, Colosimo C, Bhidayasiri R, et al. Factors influencing secondary non-response to botulinum toxin type A injections in cervical dystonia. Parkinsonism Relat Disord 2015; **21**: 111–115
3) Barnes MP, Best D, Kidd L, et al. The use of botulinum toxin type-B in the treatment of patients who have become unresponsive to botulinum toxin type-A -- initial experiences. Eur J Neurol 2005; **12**: 947–955

2. 各 論

Clinical Question 13-8　⑬頸部ジストニア（痙性斜頸）

痙性斜頸のボツリヌス治療にガイドは必要ですか

推奨

❶ボツリヌス治療は，超音波検査や針筋電図検査のモニタ併用で効果を向上させることができる[2A].

解説・エビデンス

　痙性斜頸に対するボツリヌス治療には，解剖学的な目印や筋の圧痛を参考にする視診・触診による標的筋の同定がなされるが，小さな筋や深部筋では困難である．針筋電図は，標的筋の選択と毒素施注のガイドに有用であり[1~4]，標的筋が複数想定される際にはその振幅を比較検討することで毒素を配分しうる．また，同治療によるモグラ叩き現象，すなわち治療で標的筋の筋緊張亢進が改善するも，類似する機能を有する他の頸部筋の緊張が代わりに亢進し，同治療前の異常頭位に近似した頭位が惹起される現象[5]を正確に把握し，微妙に変化する標的筋を的確に選択し，同現象を克服できる[3,4]．欠点としては，侵襲的検査であること，標的筋に隣接する筋活動が重畳しうること，神経や血管の同定ができないこと，などがあげられる[6~8]．一方，超音波検査は，非侵襲的であり，リアルタイムでの標的筋の視覚化，毒素施注の精度向上による治療効果の向上，副作用の回避が可能となる[6~8]．欠点としては，標的筋が複数想定される際には毒素配分が困難であることがあげられる[4]．

　解剖学的な正確さに関する針筋電図検査の欠点を補うには，超音波検査と針筋電図検査，両ガイドの併用することにより，標的筋の正確かつ安全な同定と毒素の適正な施注と配分が可能になる[6]．

文献

1) Comella CL, Buchman AS, Tanner CM, et al. Botulinum toxin injection for spasmodic torticollis: increased magnitude of benefit with electromyographic assistance. Neurology 1992; **42**: 878–882

2) Van Gerpen JA, Matsumoto JY, Ahlskog JE, et al. Utility of an EMG mapping study in treating cervical dystonia. Muscle Nerve 2000; **23**: 1752–1756

3) Nijmeijer SWR, Koelman JHTM, Kamphuis DJ, et al. Muscle selection for treatment of cervical dystonia with botulinum toxin: a systematic review. Parkinsonism Relat Disord 2012; **18**: 731–736

4) 大澤美貴雄. 標準的神経治療―ボツリヌス治療―II 攣縮性斜頸のボツリヌス治療. 神経治療 2013; **30**: 480–485

5) 目崎高広, 梶　龍兒, 木村　淳. ボツリヌス毒素の臨床―Botulinum toxin の治療における筋電図変化. 臨床脳波 1992; **34**: 359–362

6) Schramm A, Bäumer T, Fietzek U, et al. Relevance of sonography for botulinum toxin treatment of cervical dystonia: an expert statement. J Neural Transm 2015; **122**: 1457–1463

7) Walter U, Dressler D. Ultrasound-guided botulinum toxin injections in neurology: Technique, indications and future perspectives. Expert Rev Neurother 2014; **14**: 923–936

8) 目崎高広, 梶　龍兒. 第 6 会日本神経学会　生涯教育セミナー　hands on レクチャー「ボトックス治療の実践」, 2009: p.7–8

⑭体幹・体軸のジストニア

Clinical Question 14-1　⑭体幹・体軸のジストニア

首下がり，腰曲がりとはどのような症状ですか

回答

●体幹の異常な屈曲姿勢として，dropped head（「首下がり症候群」），campto-cormia（「腰曲がり」），Pisa症候群/徴候（体幹側屈）などが知られている．

2
各
論

■ 解説・エビデンス

　dropped head[1]，camptocormia，Pisa症候群/徴候は，頭部または体幹を支持する筋に起因する異常な屈曲姿勢である．筋力低下または筋緊張異常で生じる．いわゆる錐体外路系疾患では，通常，強剛またはジストニアで説明されるが，ミオパチーを本態とする立場もある．

1. dropped head

　多くの場合「首下がり」と訳されるが，"Kubisagari"は東北地方などで大正時代まで観察され，スイスのGerlier病と同一視された病態不明の風土病を意味するため[2]，現在認められるdropped headをこれと区別して「首下がり症候群」（dropped head syndrome）とする場合がある．痙性斜頸の一型である場合には，ときにdisproportionate antecollisと表記される．

　多くは上位胸椎で後彎を認める．頸椎も後彎すると頭部下垂はさらに高度となる．初期には臥位で正常頭位となるが，病歴が長くなると頭部の自重により頸椎にすべりや変形をきたし，異常姿勢が固定する．

　頭部後屈に関与する筋の筋力低下のほか，いわゆる錐体外路系の病態としてパーキンソン病やパーキンソン症候群（多系統萎縮症など），ジストニアなどが原因となる．一方，脊柱の変形や強直を原因とする頭位前屈姿勢はdropped headとしない．

2. camptocormia（bent spine syndrome）

　パーキンソン病では体幹の軽度前屈位を特徴とするが，腰椎部で著しい後彎を呈し上半身が高度に（45°以上とすることが多い）前屈する場合にはcamptocormia（俗に「腰曲がり」）とされる．初期には臥位で正常姿勢に戻る．

3. Pisa症候群（側反弓；pleurothotonus）

　脊柱が側彎位となり体幹が側屈した状態である．パーキンソン病の「ななめ徴候」[3]のひとつである場合（Pisa徴候），しばしば患者は側屈に気づいていない．その他のパーキンソン症候群，ジストニアのほか，薬物の副作用としても認められる．初期には，背臥位で正常姿勢となる．

● 87 ●

文献

1) 目崎高広. 首下がり症候群の病態生理. 神経内科 2014; **81**: 1–8
2) 高橋　昭. 首下がり—Gerlier 病, kubisagari, dropped head syndrome. 神経内科 1999; **51**: 1–12
3) 古川哲雄. Parkinsonism のななめ徴候. ヤヌスの顔. 神経内科臨床ノート, 科学評論社, 東京, 1989: p.23–25

検索式・参考にした二次資料

PubMed（検索 2015 年 3 月 13 日）
("dropped head" OR "kubisagari" OR "head drooping" OR "head dropping" OR "camptocormia" OR "pisa syndrome" OR pleurothotonus OR "axial dystonia" OR "truncal dystonia" OR ("Neck Muscles"[Mesh] AND "Muscular Diseases"[Mesh])) AND ("Dystonia/diagnosis"[Mesh] OR "Dystonic Disorders/diagnosis"[Mesh] OR "Torsion Abnormality/diagnosis"[Mesh])
医中誌（検索 2015 年 3 月 14 日）
("dropped head" OR "kubisagari" OR "camptocormia" OR "pisa syndrome" OR pleurothotonus OR "axial dystonia" OR "truncal dystonia" OR Pisa 症候群 OR 首下がり OR 体幹前屈 OR 体幹屈曲 OR 体幹前傾) AND (ジストニア OR ジストニー OR ジストニック OR 異緊張症 OR 筋緊張異常 OR Dystonia OR dystonic OR dysmyotonia OR hemidystonia) AND ((SH=診断的利用,診断,画像診断,X 線診断,放射性核種診断,超音波診断) OR 診断/TH OR 診断/TI OR diagnosis/TI OR diagnostic/TI)

⑭体幹・体軸のジストニア

Clinical Question 14-2　⑭体幹・体軸のジストニア

首下がり，腰曲がりはどのように診断しますか

回答

●頭部の異常な前屈，体幹の異常な前屈，不自然な体幹側屈は，一次性の脊柱変形による場合を除き，各々dropped head，camptocormia，Pisa 症候群/徴候と呼ばれる．筋力低下，強剛，ジストニア，陰性ジストニアなどで生じる．初期には臥位で容易に正常姿勢へ復する点が特徴である．続発性に骨格変形をきたすと矯正不能になる．合併する他の症候を調べ，適切な検査により原因を検索する．

解説・エビデンス

　立位または坐位で特徴的な頸部あるいは体幹の屈曲を認めるが，仰臥位で正常に復する場合に疑う．ただし脊柱変形をきたすと次第に異常姿勢が固定する．問診および診察によって服薬状況や他の症候の有無を確認し，原因を検索する．発症当初から骨格異常が原因と考えられる場合には，通常，診断から除外する．

　脊柱起立筋の筋力低下を認める場合には，運動ニューロンまたは錐体路をおかす中枢性の病態から，神経根・末梢神経，神経筋接合部，筋（サルコペニアを含む）を主座とする病態まで，すべてが鑑別対象となる．また，dropped head が最初期には甲状腺機能低下症に伴う症状として記載されたように[1]，内科疾患の一症状として発症する場合もある．一方，camptocormia は最初，戦地の兵士に認められたヒステリー性後彎として Souques により報告された[2]．このように心因性の可能性も排除できない．

　錐体外路症状と考えられる場合には，強剛またはジストニアをきたす疾患や薬物の副作用（Pisa 症候群の最初の報告例は抗精神病薬の副作用であった[3]）を考慮する．パーキンソン病/症候群では，体幹前部の筋の強剛により，頸部では dropped head，腰部では camptocormia を起こし，また，体幹片側の筋の強剛により同側を凹側とする Pisa 徴候を生じると説明されることが多い．一方，ジストニアでは，体幹前部の筋の不随意収縮によって頭部・体幹の屈曲を生じると説明される．しかし，実際に不随意収縮を確認できることは少なく，逆に，姿勢維持のため本来収縮すべき筋に，筋力が正常またはほぼ正常であるにもかかわらず，必要な収縮が維持されない例が多くみられる．このような非麻痺性の骨格筋駆動不全を陰性ジストニア（negative dystonia）と定義し[4]，症候を説明する立場がある．このほか，身体図式の障害，前庭機能障害，傍脊柱筋の固有感覚障害やミオパチーなどで説明される場合がある．

文献

1) Ord WM. Cases of myxoedema. Trans Clin Soc Lond 1880; **13**: 15–19
2) Souques A, Rosanoff-Saloff. La camptocormie; incurvation du tronc, consécutif aux traumatismes du dos

2. 各論

　　et des lombes; considérations morphologiques. Rev Neurol 1914–1915; **28**: 937–939
3）Ekbom K, Lindholm H, Ljungberg L. New dystonic syndrome associated with butyrophenone therapy. Z Neurol 1972; **202**: 94–103
4）Mezaki T. Dystonia redefined as central non-paretic loss of control of muscle action: a concept including inability to activate muscles required for a specific movement, or 'negative dystonia'. Med Hypotheses 2007; **69**: 1309–1312

検索式・参考にした二次資料

PubMed（検索 2015 年 3 月 13 日）
("dropped head" OR "kubisagari" OR "head drooping" OR "head dropping" OR "camptocormia" OR "pisa syndrome" OR pleurothotonus OR "axial dystonia" OR "truncal dystonia" OR ("Neck Muscles"[Mesh] AND "Muscular Diseases"[Mesh])) AND ("Dystonia/diagnosis"[Mesh] OR "Dystonic Disorders/diagnosis"[Mesh] OR "Torsion Abnormality/diagnosis"[Mesh])
医中誌（検索 2015 年 3 月 14 日）
("dropped head" OR "kubisagari" OR "camptocormia" OR "pisa syndrome" OR pleurothotonus OR "axial dystonia" OR "truncal dystonia" OR Pisa 症候群 OR 首下がり OR 体幹前屈 OR 体幹屈曲 OR 体幹前傾) AND (ジストニア OR ジストニー OR ジストニック OR 異緊張症 OR 筋緊張異常 OR Dystonia OR dystonic OR dysmyotonia OR hemidystonia) AND ((SH=診断的利用,診断,画像診断,X 線診断,放射性核種診断,超音波診断) OR 診断/TH OR 診断/TI OR diagnosis/TI OR diagnostic/TI)

⑭体幹・体軸のジストニア

Clinical Question 14-3　⑭体幹・体軸のジストニア

首下がり，腰曲がりはどのように治療しますか

回答

●背景疾患の治療で改善が期待できる場合にはこれを優先する．錐体外路系の異常では，薬物治療，定位脳手術などを試みてよい．進行を防ぐには，異常姿勢を放置しないことが重要である．骨格変形をきたすと矯正は困難である．

2　各論

解説・エビデンス

　背景疾患が明らかである場合には，可能であればその治療を行う．

　錐体外路性の病態は，薬物が原因と考えられる場合と，疾患の症状である場合とに大別される（パーキンソン病またはその治療薬に関連する場合についてはCQ 23–2 参照）．薬物性の場合，可能な場合には原因薬物を減量または中止する．対症療法として局所療法を行う意義は確立していない．dropped head では前頸部に対象筋を見出せない場合が多く，オトガイ下の諸筋に過剰収縮を認める場合にはボツリヌス治療を行うが，対象患者は一部のみと思われる．胸鎖乳突筋の過剰収縮も治療対象であるが，現在，日本では両側の胸鎖乳突筋への同時投与は認められていない．なお，dropped head のほぼ全例で肩甲挙筋の過剰収縮を認め，しばしばここに自発痛・圧痛を認めるが，これは異常姿勢に抗する代償性収縮と考えられる．ここへボツリヌス毒素を用いると，頭部の前屈は通常かえって悪化するため，除痛のために少量を注射する場合を除き原則禁忌である．camptocormia あるいは Pisa 症候群では，外腹斜筋へのリドカイン注射[1]や，同筋[2] もしくは腰方形筋[3] などへのボツリヌス治療が試みられている．パーキンソン病に伴う場合には，定位脳手術も試みられる（CQ 23–4 参照）．

　筋は伸展位が持続すると損傷して筋力低下をきたし，針筋電図で筋原性変化を呈するようになる．これを避けるため，異常姿勢のまま放置しないことが最も重要である．筋力訓練が禁忌でない場合，脊柱変形が軽度であれば，坐位または腹臥位で頭部を上げ脊柱を伸展（前屈）する運動を試みる．日常の安静坐位では背もたれを高くして後方にもたれる姿勢が望ましい．臥位を続ければ進行を防止できる可能性があるが，体力が低下し好ましくない．1～2時間の仰臥位の午睡は勧められる．いずれも効果の検証は不十分であり，現実には徐々に進行する例がほとんどである．骨格変形が固定すると矯正は困難である．

文献

1) Furusawa Y, Mukai Y, Kawazoe T, et al. Long-term effect of repeated lidocaine injections into the external oblique for upper camptocormia in Parkinson's disease. Parkinsonism Relat Disord 2013; **19**: 350–354

2) Wijemanne S, Jimenez-Shahed J. Improvement in dystonic camptocormia following botulinum toxin injection to the external oblique muscle. Parkinsonism Relat Disord 2014; **20**: 1106–1107

3) Dupeyron A, Viollet E, Corojan F, et al. Botulinum Toxin-A for treatment of Pisa syndrome: a new target

muscle. Parkinsonism Relat Disord 2015; **21**: 669–670

検索式・参考にした二次資料

PubMed（検索 2015 年 3 月 16 日）
("dropped head" OR "kubisagari" OR "head drooping" OR "head dropping" OR "camptocormia" OR "pisa syndrome" OR pleurothotonus OR "axial dystonia" OR "truncal dystonia" OR ("Neck Muscles"[Mesh] AND "Muscular Diseases"[Mesh])) AND ("Dystonia/therapy"[Mesh] OR "Dystonic Disorders/therapy"[Mesh] OR "Torsion Abnormality/therapy"[Mesh])
医中誌（検索 2015 年 3 月 16 日）
("dropped head" OR "kubisagari" OR "camptocormia" OR "pisa syndrome" OR pleurothotonus OR "axial dystonia" OR "truncal dystonia" OR Pisa 症候群 OR 首下がり OR 体幹前屈 OR 体幹屈曲 OR 体幹前傾) AND (ジストニア OR ジストニー OR ジストニック OR 異緊張症 OR 筋緊張異常 OR Dystonia OR dystonic OR dysmyotonia OR hemidystonia) AND (治療/TI OR 療法/TI OR (SH=治療) OR 治療/TH)

⑮喉頭ジストニア

Clinical Question 15-1　　　　　　　⑮喉頭ジストニア

喉頭ジストニアはどのように診断しますか

回答

● 喉頭ジストニアは痙攣性発声障害（spasmodic dysphonia：SD）が主な病態であり，SD は音声症状と発声時の喉頭所見などで診断する．内転型 SD，外転型 SD，混合型 SD に分類される．

2 各論

解説・エビデンス

①内転型 SD：SD の約95％を占める．圧迫性，努力性，締め付けられるような声を出す．重症例では声が途切れ途切れになる．しばしば発声時に声のふるえを伴う．男女比は約1：4で女性に多い，20歳代，30歳代に多い．孤発性を考える．

②外転型 SD：断続的に発声時に声が無力化してしまう．無声子音（サ行，ハ行）を含む音節で多く出現する．気息性嗄声も認められ，発声持続時間は短縮する．内転型に比べまれであり，診断が遅れる．男女比は約1：3で，内転型より男女差はやや少ない．

③混合型 SD：極めてまれであるが，内転型と外転型の両方の特徴を有する SD がある，

内転型 SD は，両声帯が発声時に不随意的に過内転，過緊張の状態になる．意識して声を出そうとすると両声帯の運動異常が出現しやすい．話し相手のみえない電話会話では症状が出やすい．無意識に出す笑い声，突然の悲鳴は正常の発声である．軽症では個室で時間をかけて患者と面談することで異常な発声を発見できる．鑑別診断として，吃音，心因性発声障害，過緊張性（習慣性）発声障害などがある．SD はストレスで発症，増悪する場合がある．

外転型 SD は内転型 SD よりはるかにまれで，耳鼻咽喉科医でも診断に困難な例がある．発声時に両声帯が外転してしまい，気息性嗄声，失声となる．患者は「気流が声にならない」「声のクラッチがかからない」「ギヤがとぶ」などと表現する．

喉頭の所見として声帯の過内転，声門の締めつけ，声帯の外転は喉頭内視鏡検査で観察できるが，軽症ではその所見を観察することは必ずしも容易ではない．

文献

1) 石毛美代子，小林武夫．診断（第3章）．痙攣性発声障害，改訂新版，小林武夫（編），時空出版，東京，2005: p.17–39
2) 兵頭政光，弘瀬かほり，長尾明日香ほか．痙攣性発声障害に関する全国疫学調査．音声言語 2016; **57** (1): 1–6

2. 各 論

検索式・参考にした二次資料

PubMed（検索 2015 年 2 月 28 日）
(("laryngeal dystonia" OR "spasmodic dysphonia") AND (diagnosis OR diagnostic)) OR (("Dystonia/ diagnosis"[Mesh] OR "Dystonic Disorders/diagnosis"[Mesh] OR "Dystonia Musculorum Deformans/diagnosis"[Mesh] OR "Torsion Abnormality/diagnosis"[Mesh]) AND ("Laryngeal Diseases"[Mesh] OR "Laryngeal Muscles" [Mesh])) OR ("Dysphonia/diagnosis"[Mesh] AND (spasmodic OR SD))
医中誌（検索 2015 年 2 月 28 日）
("laryngeal dystonia" OR "spasmodic dysphonia" OR 喉頭ジストニア OR 痙攣性発声障害 OR 攣縮性発声障害 OR (ジストニア/TH AND (喉頭/TH OR 喉頭疾患/TH))) AND ((SH=診断的利用,診断,画像診断,X 線診断,放射性核種診断,超音波診断) OR [診断]/TH OR 診断/TI diagnosis/TI OR diagnostic/TI)

⑮喉頭ジストニア

Clinical Question 15-2　⑮喉頭ジストニア

喉頭ジストニアの治療法にはどのようなものがありますか

回答

● ボツリヌス毒素の声帯注入が内転型 SD に有効で，国内外で最も広く行われている治療である．外転型 SD に対してもある程度は有効である．

● 現在行われている手術治療で有効なものに，内転型 SD に対する声帯筋切除と甲状軟骨形成術があるが，慣れた術者によって行われるべきである．

● 音声訓練の効果に関するエビデンスは確立されていないのが現状であるが，鑑別診断の一助になったり，SD により二次的に生じている過緊張性発声の改善効果が期待できたりすることから，試みてよい．

● 内転型および外転型 SD に対して有効な内服薬はない．

● 飲酒で内転型 SD が軽減するという報告があるが，勧められない．

2 各論

解説・エビデンス

1. 音声訓練

　現在のところ内転型 SD に対し試みられている．ジストニアを生じさせない発声（甲状被裂筋の活動を抑制する訓練）を会話にまで carry over させる訓練を週 1 回 40 分程度の訓練を行う．ジストニア状態を生じさせない発声を会話にまで carry over させる訓練を行う．甲状披裂筋の活動を抑制する訓練を行うのである．ある程度の改善はみられるが，現在のところ音声訓練のみで十分な効果を得られるとはいえない．一方で，SD との鑑別が問題となる過緊張性発声障害や心因性発声障害では音声訓練が有効な場合が多く，SD との鑑別の一助となる．また，SD により二次的に過緊張性発声が生じていることがあり，このような場合には音声訓練により過緊張性発声を解除することで，以下にあげる治療が円滑に進むことが期待できる．このように，治療の選択肢として意義があると考えるが，適応，手技，治療期間，回数について一定の見解は得られていない（CQ 15-4 参照）．

2. ボツリヌス治療

a) 内転型 SD

　片側ないし，両側声帯に対し，ボツリヌス毒素を注射する．筋電図所見をガイドに前頸部正中より輪状甲状膜経由で注射針を甲状披裂筋に刺入する．通常局所麻酔薬の使用は不要であるが，局所麻酔薬のテープをあらかじめ注射部に貼付してもよい．

　通常は頸部を伸展した仰臥位で行う．注射針は筋電波形導出性電極と兼用のものを使用する．26G 前後の太さの先端を除いて絶縁処理した注射針を用いる．注射の効果は 3～4 ヵ月持続する．薬量が多いと一過性の嗄声や誤嚥を生じることがあるが，約 2～3 週間で回復することを患者に説明しておく．内視鏡下に観察しながら経口的あるいは甲状舌骨間膜経由で声帯に注入する方

法もあるが，局所麻酔が必要で時間がかかる．

ボツリヌス治療は現在，痙攣性発声障害に対する保険適用が認められていないが，国内で医師主導治験が実施され，2018 年度には適用承認が得られる見込みである．

b）外転型 SD

声帯外転筋である後輪状披裂筋ににボツリヌス毒素を注入することで，声帯の不随意的な外転を抑える治療法である．喉頭を用指的に捻転した状態で注射針を喉頭の側方から喉頭裏面をめがけて刺入し，患者に sniff 行動を行ってもらい，筋電図波形が得られたならば，ボツリヌス毒素を注射する．あまり多量に注射すると声門の開大が不十分になり，呼吸困難をきたすことがあるので注意が必要である．また，注射は一側のみに行い，同時に両側には行わない．解剖学的要因から，外転型 SD に対するボツリヌス治療は内転型に比較して有効率は低いが，手術治療法がないことから唯一の治療手段である．

3．手術治療

現在行われている内転型 SD に対する手術では次のものがある．外転型 SD については有効な手術はない．

a）甲状披裂筋切除

全身麻酔下に直達喉頭鏡と手術用顕微鏡を使用して行う（ラリンゴマイクロサージャリー）．声帯粘膜の上面外側部に切開を置き，甲状披裂筋を露出して，ハサミと鉗子で筋のみを切除する．粘膜は温存する．やや出血が生ずるので十分に止血して手術を終える．粘膜を縫合することもある．術後には，気息性嗄声が生じることがある．

b）甲状軟骨形成術

甲状軟骨を正中で縦切開し，前連交部をわずかに左右に開大する．声門前方を開大することで，声帯の過閉鎖を防止することを目的とする．前交連の粘膜は切離したり，傷害してはならない．切開したの甲状軟骨が再近接しないように固定する目的でチタンプレートを間置する．日本の一色氏が開発した方法である．局所麻酔下に患者の声をチェックしながら行う．

手術治療はボツリヌス治療に抵抗する例，注射を反復することが難しい例が適応となる．どの手術法を行うかはよく相談して行うのがよい．術後には，気息性嗄声が発生することがあるので，十分なトレーニングを受けた経験ある術者が行うべきである．甲状軟骨形成術ではもとの状態に戻すことも理論上可能だが，声帯筋を切除する手術ではできない．

■ 文献

1) Blitzer A, Brin MF, Stewart CF. Botulinum toxin management of spasmodic dysphonia (laryngeal dystonia): a 12-year experience in more than 900 patients. Laryngoscope 1998; **108**: 1435–1441
2) Sulica L, Blitzer A. Botulinum toxin treatment of spasmodic dysphonia and other laryngeal disorders. Neurologic Disorders of the Larynx, 2nd Ed, Blitzer A, Brin MF, Ramig LO (eds), Thieme, New York, 2009: p.196–203
3) Ludlow CL, Naunton RF, Sedory SE, et al. Effects of botulinum toxin injections on speech in adductor spasmodic dysphonia. Neurology 1998; **38**: 1220–1225
4) 小林武夫．ボツリヌス毒素注射．痙攣性発声障害，改訂新版，小林武夫（編），時空出版，東京，2005: p.81–87
5) Sanuki T, Yumoto E. Long-term evaluation of type 2 thyroplasty with titanium bridges for adductor spasmodic dysphonia. Otolaryngol Head Neck Surg 2017; **157**: 80–84
6) Blitzer A, Brin MF, Simonyan K, et al. Phenomenology, genetics, and CNS network abnormalities in laryn-

⑮喉頭ジストニア

geal dystonia: A 30-year experience. Laryngoscope 2018; **128**: 51-59

検索式・参考にした二次資料

PubMed（検索 2015 年 2 月 28 日）
(("laryngeal dystonia"[TI] OR "spasmodic dysphonia"[TI]) AND (therapy OR therapeutic OR treatment)) OR (("Dystonia/therapy"[Majr] OR "Dystonic Disorders/therapy"[Majr] OR "Dystonia Musculorum Deformans/therapy"[Majr] OR "Torsion Abnormality/therapy"[Majr]) AND ("Laryngeal Diseases"[Mesh] OR "Laryngeal Muscles"[Mesh])) OR ("Dysphonia/therapy"[Majr] AND (spasmodic OR SD))

医中誌（検索 2015 年 2 月 28 日）
("laryngeal dystonia" OR "spasmodic dysphonia" OR 喉頭ジストニア OR 痙攣性発声障害 OR 攣縮性発声障害 OR (ジストニア/TH AND (喉頭/TH OR 喉頭疾患/TH))) AND ((SH=治療的利用,治療,薬物療法,外科的療法,移植,食事療法,精神療法,放射線療法) OR [治療]/TH OR 治療/TI or 療法/TI OR therapy/TI OR therapeutic/TI OR treatment/TI)

2. 各 論

Clinical Question 15-3　⑮喉頭ジストニア

治療困難例はどのように対処しますか

回答

● 様々な社会的，解剖学的制約がある例に対しても，ボツリヌス治療や外科的治療の
いずれかを適用することはほとんどの例で可能である．難治例に対しても，複数の
治療法を組み合わせたり，反復治療したりすることで治療効果が高まる．手術で治
療効果が不十分な場合にボツリヌス毒素による追加治療を行うことも可能であるが，
手術後の例では瘢痕のため注射が困難になることがある．

● 外転型 SD は内転型 SD より治療は困難である．声帯の外転筋である後輪状披裂筋
をブロックすれば声の改善は得られるが，解剖学的理由により奏効率は内転型より
低く，両側の後輪状披裂筋がブロックされると呼吸困難が発症する場合がある．外
科的治療や音声治療なども試みられてはいるが，いずれも現時点ではエビデンスに
乏しい．

■ 解説・エビデンス

　内転型 SD に対しては，甲状披裂筋などの内喉頭筋へのボツリヌス毒素の注入の有効率が 90%
以上と高い[1]．また，甲状軟骨形成術 2 型，甲状披裂筋切除術，選択的反回神経切断術などの外
科的治療法[2,3] の高い有効性も報告されている．このため，数ヵ月ごとの通院が困難な例や，頸
部手術後などで解剖学的に手術が困難な例にも，いずれかの治療法を適用できる余地がある．
また，ボツリヌス治療に音声治療を併用することで，過緊張性発声が軽減され治療効果が高く
なることも報告されている[4]．一度のボツリヌス治療で十分な効果が得られない例でも，治療を
反復することで徐々に症状の改善が得られる場合もある．このように，難治例に対しては反復
治療や複数の治療法を組み合わせて対応するのがよい．一方，外科的治療施行例での再手術は
困難なことが多い．外科的治療後にもボツリヌス治療はある程度有効である[5] が，瘢痕などの
ために注射が困難な場合がある．

　外転型 SD に対しては，責任筋である後輪状披裂筋が喉頭の背面に位置するという解剖学的
理由から，ボツリヌス毒素の注入手技が難しい．そのため，治療の奏効率が約 70% と内転型に
比較して低く[6]，効果持続時間も短い[1]．また，後輪状披裂筋は唯一の声門開大筋であることか
ら，両側にボツリヌス毒素を注入すると呼吸困難を発症する場合があり，治療上の制約もある．
後輪状披裂筋を披裂軟骨から外し，併せて声帯を内方移動させるなどの外科的治療法[7] の報告
があるが，現時点では多数例での有効性や長期予後に関するエビデンスは乏しい．保存的治療
として，話声位を低くしたうえで，会話練習などを指導する音声治療などの報告[8] もあるが，
これについてもその有効性は確立されていない．以上のように外転型 SD は治療に苦慮するこ
とが多く，有効性の高い治療法の確立が望まれる．

文献

1) Blitzer A. Spasmodic dysphonia and botulinum toxin: experience from the largest treatment series. Eur J Neurol 2010; **17** (Suppl 1): 28-30
2) Sanuki T, Yumoto E, Minoda R, et al. Effects of type II thyroplasty on adductor spasmodic dysphonia. Otolaryngol Head Neck Surg 2010; **142**: 540-546
3) Nomoto M, Tokashiki R, Hiramatsu, et al. The comparison of thyroarytenoid muscle myectomy and type II thyroplasty for spasmodic dysphonia. J Voice 2015; **29**: 501-506
4) Murry T, Woodson GE. Combined-modality treatment of adductor spasmodic dysphonia with botulinum toxin and voice therapy. J Voice 1995; **9**: 460-465
5) Sulica L, Blitzer A, Brin MF, et al. Botulinum toxin management of adductor spasmodic dysphonia after failed recurrent laryngeal nerve section. Ann Otol Rhinol Laryngol 2003; **112**: 499-505
6) 熊田政信，小林武夫，村野恵美ほか．ボツリヌストキシン注射—小林武夫グループの16年（1989～2004）．喉頭 2004; **16**: 67-73
7) Shaw GY, Sechtem PR, Rideout B. Posterior cricoarytenoid myoplasty with medialization thyroplasty in the management of refractory abductor spasmodic dysphonia. Ann Otol Rhinol Laryngol 2003; **112**: 303-306
8) 石毛美代子，村野恵美，熊田政信ほか．外転型痙攣性発声障害に対する音声治療—1症例の報告．音声言語 2003; **44**: 172-177

検索式・参考にした二次資料

PubMed（検索2015年2月28日）
("laryngeal dystonia" OR "spasmodic dysphonia" OR (("Dystonia/therapy"[Mesh] OR "Dystonic Disorders/therapy"[Mesh] OR "Dystonia Musculorum Deformans/therapy"[Mesh] OR "Torsion Abnormality/therapy"[Mesh]) AND ("Laryngeal Diseases"[Mesh] OR "Laryngeal Muscles"[Mesh]))) AND (intractable OR "treatment resistant" OR refractory OR inveterate)
医中誌（検索2015年2月28日）
("laryngeal dystonia" OR "spasmodic dysphonia" OR 喉頭ジストニア OR 痙攣性発声障害 OR 攣縮性発声障害 OR (ジストニア/TH AND (喉頭/TH OR 喉頭疾患/TH))) AND (治療困難 OR 難治)

2. 各 論

Clinical Question 15-4　⑮喉頭ジストニア

症候性喉頭ジストニアにはどのようなものがありますか

回答

● 色素性乾皮症[1] やパーキンソン病[2]，多系統萎縮症[3~6] や，その他の疾患でも症候性喉頭ジストニアを認める．

解説・エビデンス

　色素性乾皮症の後期には喉頭ジストニアが認められ，吸気時に声帯の内転が観察された[1]．パーキンソン病で，喉頭ジストニアによる呼吸困難発作を繰り返した例も報告されている[2]．

　多系統萎縮症でみられる呼吸機能障害は，声門レベルにおいては，いわゆる開大障害をきたし，開大筋の麻痺（abductor hypoactivity）と閉鎖筋の緊張亢進（adductor hyperactivity）のいずれか，あるいは両者の共存によって発症すると考えられている[3]．後者は喉頭筋電図上，持続性あるいは吸気相に一致した筋放電を認めることから，喉頭ジストニアと表現されることがある[3~5]．ボツリヌス治療が有効との報告もある[6]．

文献

1) Muto A, Matsui A, Saito Y, et al. Laryngeal dystonia in xeroderma pigmentosum. Brain Dev 2005; **27**: 598–601

2) 尾上祐行，雪竹基弘，黒原和博ほか．Focal laryngeal dystonia による呼吸困難発作をくりかえした Parkinson 病の1例．臨床神経 2003; **43**: 192–194

3) 磯崎栄治．多系統萎縮症における上気道閉塞．神経進歩 2006; **50**: 409–419

4) Vergno R, Ligouri R, Cortelli P, et al. Sleep-related stridor due to dystonic vocal cord motion and neurogenic tachypnea/tachycardia in multiple system atrophy. Mov Disord 2007; **22**: 673–678

5) Isono S, Shiba K, Yamaguchi M, et al. Pathogenesis of laryngeal narrowing in patients with multiple system atrophy. J Physiol 2001; **536**: 237–249

6) Merlo IM, Occhini A, Pacchetti C, et al. Not paralysis, but dystonia causes stridor in multiple system atrophy. Neurology 2002; **58**: 649–652

⑮喉頭ジストニア

Clinical Question 15-5　⑮喉頭ジストニア

特発性呼吸性喉頭ジストニア，歌唱者の喉頭ジストニアはどのような状態ですか

回答

●特発性呼吸性喉頭ジストニアでは，声帯機能不全（vocal cord dysfunction），奇異性声帯運動異常（paradoxical vocal cord movement）を認める．歌唱者の喉頭ジストニアとは，歌唱時に起きる痙攣性発声障害である．

解説・エビデンス

　症候性ではなく，原因不明のまま，声帯の外転・内転運動に異常を起こすことがある[1,2]．正常人では，吸気時に両声帯は外転し（声門は開大する），呼気時は軽度の内転がみられる．声帯の過内転が起きると，声門は狭くなり（狭窄状態），喘鳴，いびきが生じる．また声帯が吸気時にかえって内転し，吸気時に喘鳴を起こすこともある．この奇妙な症状を vocal cord dysfunction（声帯機能不全）とか paradoxical vocal cord movement（奇異性声帯運動異常）と呼ぶようになった．本状態は突然発症し，喘鳴（いびき）や睡眠障害を起こす．自然に回復することもある．喘息と誤診されることが多い．窒息死することはない．呼吸性喉頭ジストニアは，痙攣性発声障害と異なり，発声時にみられるものではなく，呼吸運動の際にみられる．治療には難渋するが，発作が起きたら十分落ち着かせ，口をすぼめて吸気を行う方法を行ってみる[3]．内転型呼吸性ジストニアでは側筋と横筋にボツリヌス毒素を注射する方法も行われている．

　歌唱とともに，内転型痙攣性発声障害の状態となることがまれにみられる[4~6]．通常の会話には問題はないが，歌唱時に声がつまってくる．咽喉頭の違和感，高音の発声困難（声域の狭少化）が起きて，プロとしての活動は困難になる．治療はボツリヌス毒素注射を行うが，通常の痙攣性発声障害の症例に使用する量（2.5単位程度）を一度に注射しないことである．ボツリヌス毒素は1回量を1単位以下として，頻回（月に1回程度）注射するとある程度の歌唱は可能となる．外転型痙攣性発声障害[5]が起こるのはさらにまれで，治療は症例ごとに異なる．

文献

1) 小林武夫，大森蓉恵，石毛美代子．喉頭ジストニア．ジストニアのすべて―最新の治療指針．梶　龍兒（編），診断と治療社，東京，2013: p.28

2) Grillone GA, Blitzer A, Brin M, et al. Treatment of essential laryngeal dystonia with Botulinum toxin typeA. Laryngoscope 1994; **104**: 30–32

3) 丸山裕美子，塚田弥生，平井新作ほか．vocal dysfunciton に対する口すぼめ吸気法．日耳鼻 2015; **118**: 53–61

4) 小林武夫，熊田政信，石毛美代子ほか．歌手の喉頭ジストニア．音声言語医学 2014; **55**: 30–34

5) 小林武夫，石毛美代子，一ノ瀬篤司．歌手に見られた外転型痙攣性発声障害．喉頭 2013; **25**: 12–14

6) Chitkara A, Meyer T, Kedar A, et al. Singer's dysphonia: first report of a variant of spasmodic dysphonia. Ann Otol Rhinol Layrngol 2006; **115**: 89–92

2. 各 論

Clinical Question 16-1　　⑯書痙・上肢ジストニア

書痙・上肢ジストニアはどのように診断しますか

回答

●書痙は上肢ジストニアの一型であり，書字の際に上肢の随意運動に支障をきたして円滑な書字ができないことから疑う．多くの場合，初期には他の動作に支障を認めないが（動作特異性），しばしば次第に他の動作もおかされる．ジストニアの原因の鑑別（薬剤性を含む），また，非ジストニア性書字障害の鑑別を行う．

解説・エビデンス

　上肢ジストニアは，全身性ジストニアの初発症状である場合から局所性ジストニアにとどまる場合まで，様々な病型がある．後者の場合，精密な手作業に長時間従事する人に主として動作特異性ジストニア（task-specific dystonia）として発症する書痙や音楽家のジストニアなどが典型的である．本項では書痙について解説する．

　一般に書痙とは，書字または描画の際に主に上肢筋の不随意収縮を生じ，動作の円滑な遂行が困難になる病態である．ほとんどが孤発性で，他の多くの局所性ジストニアと異なり男性に多い．筆記量が多い，筆圧が強い，または，筆記量が一時的に著しく増した際の発症例が多いが，いったん発症すると，作業を控えても症状の消失は期待しがたく，逆に無理な書字を続けると悪化する傾向がある．対側の手による筆記は，初期には問題なくできるが，約半数ではいずれ両側性になると考えられている．

　かつて書痙は，症状や表面筋電図所見から，ジストニア型，硬直型，麻痺型，振戦型，神経痛型などに分類されていた[1]．このうちジストニア型は典型的な書痙であり，筆記の際に特定の筋に不随意収縮を生じて上肢〜手指の異常肢位をきたし，作業を妨げる型である．硬直型は上肢の広範な筋緊張亢進により前腕〜手指がこわばって筆記具を動かせないと訴える型と考えられる．麻痺型は筆記に必要な筋の随意収縮が駆動されない病型と考えられ，筆記の際に力が入らない（他の動作では正常に力が入る）と訴える．これは現在のジストニアの定義からは外れるが，ジストニアの一表現型である可能性がある（「陰性ジストニア」）[2]．振戦型は，筆記の際に手がふるえると訴える型であり，現在の本態性書字振戦と考えられる．書痙との異同は明らかでない．神経痛型は書字の際に上肢に痛みを生じる型であり，痙性斜頸の頸部痛と同様に，ジストニアの表現型である可能性のほか，末梢神経や神経根の障害に由来する痛み，あるいは，筋・腱・骨・関節・結合組織由来の痛みである可能性もある．これらの場合にはジストニアではなく，別疾患として治療を要する．以上の旧分類は書字困難の症状を記載し解析する目的で用いる場合，現在も有用である．

　現在，書痙は Sheehy らにより，単純型，ジストニア型，進行型の3型に分類されている[3]．単純型とは，筆記の際にのみ動作特異的に異常な筋緊張を生じる型である．初期は単純型であることが多く，たとえば箸やキーボードは正常に扱える．ジストニア型とは，発症時から筆記

● *102* ●

以外の動作にも筋緊張異常を呈する型であるが，この場合は書痙とせず，最初からより広い概念である「上肢ジストニア」と呼称すべきであろう．進行型とは，単純型からジストニア型へ移行した場合をいう．いずれにおいても，ジストニアの特徴である定型性，感覚トリック，早朝効果，オーバーフロー現象などが認められる場合には診断に役立つ[4]．

　書痙がDYT1（DYT-*TOR1A*）変異によるジストニアの初発症状である場合がある．特に，初期から動作特異性が明らかでないジストニア型，あるいは進行型の場合には，より広範なジストニアの初発症状である可能性のほか，薬剤性ジストニアや他の二次性ジストニアを考慮すべきである．

　一方，書字障害は必ずしもジストニアではない．鑑別すべき病態として，本態性振戦，本態性書字振戦，心因性書字困難，書字動作に関連する組織の器質的障害などがあげられる．

　本態性振戦は左右差を認めたとしても常に両側性であり，動作非特異的な姿勢時（および運動時）振戦を呈するため鑑別は容易であるが，初診時の主訴が筆記困難である場合には注意を要する．動作特異的な振戦である場合が本態性書字振戦である．異常肢位は目立たず，主症状は振戦である．心因性書字困難は書痙との鑑別がしばしば困難であるが，筆記の際の精神状態または周囲の状況により重症度・肢位・筋緊張パターンに変動が大きいことから疑う．また，筆記困難が主訴であっても，実際には運動失調，失行，筋力低下，感覚障害，痛みなどが原因である場合がある．症状の出る環境をつくり出すことにより，診察によって愁訴を確認・再現すべきである．

文献

1) 大海作夫，夏目　誠，田中則夫ほか．書痙の臨床と予後．日本医事新報 1982; **3059**: 26–31
2) Mezaki T. Dystonia redefined as central non-paretic loss of control of muscle action: a concept including inability to activate muscles required for a specific movement, or 'negative dystonia'. Med Hypotheses 2007; **69**: 1309–1312
3) Sheehy MP, Marsden CD. Writers' cramp-a focal dystonia. Brain 1982; **105**: 461–480
4) 目崎高広．ジストニアの病態と治療．臨床神経 2011; **51**: 465–470

検索式・参考にした二次資料

PubMed（検索 2015 年 1 月 23 日）
(("hand dystonia" OR "writer's cramp") AND (diagnosis OR symptom* OR semiology)) OR (("Dystonia/diagnosis"[Mesh] OR ("Dystonia"[MAJR] AND (diagnosis OR symptom* OR semiology))) OR ("Dystonic Disorders/diagnosis"[Mesh] AND ("Dystonic Disorders"[MAJR] AND (diagnosis OR symptom* OR semiology))) OR ("Dystonia Musculorum Deformans/diagnosis"[Mesh] AND ("Dystonia Musculorum Deformans"[MAJR] AND (diagnosis OR symptom* OR semiology))) OR ("Torsion Abnormality/diagnosis"[Mesh] AND ("Torsion Abnormality"[MAJR] AND (diagnosis OR symptom* OR semiology)))) AND "Hand"[Mesh])
医中誌（検索 2015 年 1 月 23 日）
(書痙/AL OR "hand dystonia"/AL OR "writer's cramp"/AL) AND (診断/TH OR 診断/TI OR (SH=診断的利用,診断,画像診断,X 線診断,放射性核種診断,超音波診断))

2. 各 論

Clinical Question 16-2　⑯書痙・上肢ジストニア

手のふるえをどのように鑑別しますか

回答

● 振戦は，身体のある点/面を中心とし比較的律動性に往復する振動運動である．罹患部位と出現状況に基づき，①静止時振戦，②動作時振戦，後者はさらに ⅰ）姿勢時振戦，ⅱ）運動時振戦，ⅲ）企図振戦，ⅳ）課題特異性振戦，などに分類される．症候・病因に基づき分類され，生理的振戦の増強，本態性振戦，パーキンソン病の振戦，小脳性振戦，ジストニア振戦，などがあげられる．

■ 解説・エビデンス

　罹患部位と出現状況に基づき，①静止時振戦：随意的に動作をせず，重力に対して完全に支えられる身体の一部に出現する振戦と，②動作時振戦：随意的な筋収縮により生じる振戦に，後者はさらに ⅰ）姿勢時振戦：重力に抗してある姿勢を随意的に保持する際に出現する振戦，ⅱ）運動時振戦：随意的な運動の最中に生じる振戦，ⅲ）企図振戦：標的を目指し，視覚により誘導される運動中に振幅が漸次増大する振戦，ⅳ）課題特異性振戦：ある特定の活動時に出現・増悪する動作時振戦，ⅴ）等尺性振戦：固定し静止した目標に対する筋収縮の結果生じる振戦に分類される[1]．

　症候・病因に基づき，健常者に一過性にみられる生理的振戦の増強，本態性振戦，パーキンソン病の振戦，小脳性振戦，ジストニア振戦など分類される[1]．

a）生理的振戦の増強[1]

　健常者でも微細な 7〜12 Hz の動作時振戦を呈する．通常裸眼では確認されないが，強い感情，肉体的疲労，低血糖，寒冷，甲状腺機能亢進症，重金属中毒，アルコール離脱症候群，発熱などの際に増強し，裸眼でも確認ができ，生理的振戦の増強と称される．

b）本態性（家族性）振戦[1,3]

　体肢，特に上肢の遠位部の，振動数 4〜12 Hz の姿勢時振戦で，一部動作時に体肢のほか，頭部，口唇，下顎，頭部にみられる．主に 50 歳以降に発症，緩徐に進行し，約 60％ が常染色体優性遺伝を示す．発症機序として心拍動，横紋筋の低域フィルター作用などの力学的成分，運動ニューロンの発火，筋紡錘からのフィードバック同期などの反射ループ，下オリーブ核や脊髄の Renshaw 抑制を含む中枢成分が推定されている．

c）パーキンソン病の振戦[1]

　3〜10 Hz の静止時振戦が特徴的であるが，静止時から姿勢時にさせた際にもある潜時後に振戦が再度出現しうる（re-emergent tremor）[1,2]．その発現機序は，周波数が前者と同じで，L-dopa が有効な際には前者と同じであるが，姿勢保持後直ちに出現する振戦は本態性振戦の合併とされる．体肢のほか頭部，口唇，下顎などにもみられる．振動源は，視床，淡蒼球内節，視床下核で，隣接する神経細胞個々の同期化が推定されている．

⑯書痙・上肢ジストニア

d）小脳性振戦 [1,3]

5Hz 未満の企図振戦，すなわち動作開始直後から出現し，目標に近づくにつれて振幅が漸次増大し，目標に到達して最大になる振戦で，その姿勢を保持する限り姿勢時振戦が持続する．発生源として経大脳皮質・経小脳ループが推定されている．

e）ジストニア振戦

ジストニアの出現部位で姿勢時/運動時にみられる振戦で，本態性振戦に類似するが，ほとんどは 7 Hz より緩徐で，一般に局所性であり，不規則な振幅と変動する周波数が特徴である [4]．なお，ジストニアの出現部位とは異なる部位にみられる振戦を tremor associated with dystonia と称され，姿勢時/運動時に出現するが，ジストニア振戦に比し，比較的対称性でより高頻度の周波数が特徴である [4]．関連する神経解剖学的部位として，本態性振戦の前小脳皮質に比し，大脳感覚運動野皮質が推定されている [5]．

文献

1) 大澤美貴雄. 振戦―内科的治療. Brain Medical 2008; **20**: 213–220
2) Abdo WF, van de Warrenburg BPC, Burn DJ, et al. The clinical approach to movement disorders. Nat Rev Neurol 2010; **6**: 29–37
3) Elbe RJ. Tremor disorders. Curr Opin Neurol 2013; **26**: 413–419
4) Fasano A, Bove F, Lang AE. The treatment of dystonic tremor: a systematic review. J Neurol Neurosurg Psychiatry 2014; **85**: 759–769
5) Cerasa A, Nistico R, Salsone M, et al. Neuroanatomical correlates of dystonic tremor: a cross-sectional study. Parkinsonism Relat Disord 2014; **20**: 314–317

検索式・参考にした二次資料

PubMed（検索 2015 年 3 月 10 日）
(((("essential tremor" AND diagnosis) OR "Essential Tremor/diagnosis"[Mesh]) AND (("primary writing tremor" AND diagnosis) OR ("Tremor/diagnosis"[Mesh] AND "Writing"[Mesh]))) OR (((("essential tremor" AND diagnosis) OR "Essential Tremor/diagnosis"[Mesh] OR ("primary writing tremor" AND diagnosis) OR ("Tremor/diagnosis"[Mesh] AND "Writing"[Mesh])) AND ("Essential Tremor/diagnosis"[Majr] OR ("Tremor/diagnosis"[Majr] AND "Writing"[Mesh]))) OR ("hand tremor" AND diagnosis) OR ("Tremor/diagnosis"[Mesh] AND "Hand"[Mesh]) OR ((("essential tremor" AND (therapy OR therapeutic OR treatment)) OR "Essential Tremor/ therapy"[Mesh]) AND (("primary writing tremor" AND (therapy OR therapeutic OR treatment)) OR ("Tremor/therapy"[Mesh] AND "Writing"[Mesh])))

医中誌（検索 2015 年 3 月 10 日）
((((振戦-本態性/TH OR 本態性振戦/AL OR "essential tremor") AND (原発性書字振戦/AL OR (書字/TH AND 振戦/TH AND 原発性/AL) OR "primary writing tremor")) AND ((SH=診断的利用,診断,画像診断,X 線診断,放射性核種診断,超音波診断) OR [診断]/TH OR (SH=治療的利用,治療,薬物療法,外科的療法,移植,食事療法,精神療法,放射線療法) OR [治療]/TH)) OR (((振戦-本態性/TH OR 本態性振戦/AL OR "essential tremor") OR (原発性書字振戦/AL OR (書字/TH AND 振戦/TH AND 原発性/AL) OR "primary writing tremor")) AND ([鑑別診断]/TH OR (SH=治療の利用,治療,薬物療法,外科的療法,移植,食事療法,精神療法,放射線療法) OR [治療]/TH)) OR ((手の振戦 OR 手に振戦 OR 手振戦 OR 手指の振戦 OR 手指振戦 OR "hand tremor" OR (手/TH AND 振戦/TH)) AND ([鑑別診断]/TH OR (SH=治療的利用,治療,薬物療法,外科的療法,移植,食事療法,精神療法,放射線療法) OR [治療]/TH))

2. 各 論

Clinical Question 16-3　　⑯書痙・上肢ジストニア

書痙・上肢ジストニアの治療法にはどのようなものがありますか

推奨

❶書痙への治療の第一選択はボツリヌス治療である[1A]．日本では，ボツリヌス治療の保険適応症がないため，抗コリン薬，抗てんかん薬，抗不安薬などが用いられる[1C]．バイオフィードバック法，指装具，書字装具，冷水法など種々の治療法があるが，併用療法にとどまる[2C]．

解説・エビデンス

　書痙は，書字動作時に，動作特異的に，前腕や指などの遠位筋を障害する局所性ジストニアである．書痙への治療は，装具，ペンの工夫，筋電図フィードバックなどのリハビリテーション，ボツリヌス治療や薬剤療法がある．症状の程度に応じて，治療が試みられる（図 1）．軽度の場合には，装具，ペンの工夫，筋電図フィードバックなどのリハビリテーションを行う．効果が不十分な場合には，ボツリヌス治療を行う．ボツリヌス治療とリハビリテーションを併用することにより治療効果が上がる．

　有効性が証明された治療法はボツリヌス治療のみで，治療の第一選択は，ボツリヌス治療とされている（図 1）[1,2]．書痙のボツリヌス治療は，二重盲険コントロール研究により有効性が示されており，Kruisdijk ら[3] は，40 例を対象とした二重盲険コントロール研究で，ボツリヌス治療群（20 例）で 70％に有効性を認め，一方プラセボ群（19 例）では 31.6％のみ有効性を認め，ボツリヌス治療は有意に有効性を示した．また長期効果については，有用であることが報告されている[4]．主な副作用は，筋脱力で，施注筋や周囲に拡散し機能的障害を呈する．米国神経学会[1] は，上肢ジストニアへのボツリヌス治療を，probably effective と推奨している．また，欧州神経学会[2] は，EFNS ガイドラインで書痙へのボツリヌス治療をレベル A として推奨している．しかし，痙性斜頸に比して治療手技が難しく副作用として筋脱力が多い．

　ボツリヌス治療の第一段階は治療の対象となる責任筋の選択にある．症状より責任筋を決定しボツリヌス治療を行う[5]．検査は安静時とジストニアが起きる動作時の両方で行う．ボツリヌス治療の成功には過剰活動筋を同定することが重要である．Das ら[6] は，自覚的改善は経口薬治療群 16.4％に対してボツリヌス治療群 55.4％で有意に良好な改善効果を示した．Molloy ら[7] は，筋電図ガイドの必要性を検討し，筋電図を用いない場合に 50％以上目的の筋への施注に失敗しており，特に深部筋には強く筋電図を使用することを勧めている．日本では，書痙に対してボツリヌス治療の適応がないため代替療法として muscle afferent block（MAB）法が試みられることもある．

　一方，内服薬による治療効果は乏しく，有用性について高いエビデンスはない．日本では，ボツリヌス治療の保健適応がないため，第一選択として抗コリン薬（トリヘキシフェニジル）や抗てんかん薬，抗不安薬などが用いられる．

● *106* ●

| 第一選択 | ボツリヌス治療であるが，日本では適用外使用である．症状が軽度で，日常生活・社会生活に支障がない場合，薬物療法から開始してもよい． |

| 第二選択 | ボツリヌス治療のみで効果不十分な場合，リハビリテーションを併用する．また薬物療法を併用してもよい． |

| 第三選択 | ボツリヌス治療では効果不十分で，日常生活・社会生活に支障が強く，罹病期間が長い場合，手術療法を選択する． |

図1　書痙・上肢ジストニア治療のアルゴリズム

　書痙へのリハビリテーションは，Immobilization（患肢をギプスなどで固定する），筋電図バイオフィードバック法，指装具，書字装具，冷水法など種々の治療法があるが，エビデンスの高い研究はほとんどない．書痙では，繰り返しの同種の作業などにより高次の運動抑制機構が障害されていると考えられ，機能的MRIや大脳磁気刺激により，皮質内抑制あるいは基底核系の抑制機構の障害が指摘されている[8]．sensory trickなどを応用したsensory retrainingやImmobilizationは，基底核や皮質レベルでの感覚運動連関の障害を是正する方法で，ある程度の有効性が報告されている．筋電図バイオフィードバック法は，拮抗筋間の共収縮を抑制するものである．また，末梢神経刺激により大脳皮質抑制系障害や基底核機能異常の是正することを目的とした末梢神経電気刺激を使用した経皮電気刺激法（transcutaneous electrical nerve stimulation：TENS）が試みられている．軽度の短期の改善が得られる．書痙へのリハビリテーションは，末梢感覚入力と中枢からの運動出力を制御するものであり，ボツリヌス治療やMAB療法と併用し組み合わせて行うことが重要である．

　書痙に対する手術療法の報告は少ない．主に日本から視床への脳深部刺激療法（DBS）による治療が報告されている．Tairaら[9]が，書痙に対する視床手術療法による高い治療効果が報告されているが，海外を含めて他には有意の報告はない．高度障害例で，社会生活や日常生活への障害を検討して適応を考慮する．

　書痙への経頭蓋磁気刺激（transcranial magnetic stimulation：TMS）は，皮質興奮性を制御することで治療を試みるものである．書痙では，皮質抑制系の低下，あるいは興奮系の過剰興奮が考えられ，運動野への1Hz低頻度磁気治療[10]や前運動野への低頻度刺激によるTMSで症状が改善することが報告されている．

文献

1) Simpson DM, Blitzer A, Brashear A, et al. Therapeutics and Technology Assessment Subcommittee of the American Academy of Neurology. Assessment: Botulinum neurotoxin for the treatment of movement disorders (an evidence-based review): report of the Therapeutics and Technology Assessment Subcommittee of the American Academy of Neurology. Neurology 2008; **70**: 1699–1706

2) Albanese A, Asmus F, Bhatia KP, et al. EFNS guidelines on diagnosis and treatment of primary dystonias. Eur J Neurol 2011; **18**: 5–18

3) Kruisdijk JJ, Koelman JH, Ongerboer de Visser BW, et al. Botulinum toxin for writer's cramp: a ran-

domised, placebo-controlled trial and 1-year follow-up. J Neurol Neurosurg Psychiatry 2007; **78**: 264–270
4) Hsiung GY, Das SK, Ranawaya R, Lafontaine AL, et al. Long-term efficacy of botulinum toxin A in treatment of various movement disorders over a 10-year period. Mov Disord 2002; **17**: 1288–1293
5) Sheean G. Restoring balance in focal limb dystonia with botulinum toxin. Disabil Rehabil 2007; **29**: 1778–1788
6) Das CP, Dressler D, Hallett M. Botulinum toxin therapy of writer's cramp. Eur J Neurol 2006; **13** (Suppl 1): 55–59
7) Molloy FM, Shill HA, Kaelin-Lang A, et al. Accuracy of muscle localization without EMG: implications for treatment of limb dystonia. Neurology 2002; **58**: 805–807
8) Peller M, Zeuner KE, Munchau A, et al. The basal ganglia are hyperactive during the discrimination of tactile stimuli in writer's cramp. Brain 2006; **129**: 2697–2708
9) Taira T, Hori T. Stereotactic ventrooralis thalamotomy for task-specific focal hand dystonia (writer's cramp). Stereotact Funct Neurosurg 2003; **80**: 88–91
10) Siebner HR, Tormos JM, Ceballos-Baumann AO, et al. Low-frequency repetitive transcranial magnetic stimulation of the motor cortex in writer's cramp. Neurology 1999; **52**: 529–537

■ 検索式・参考にした二次資料

PubMed（検索 2015 年 2 月 22 日）
(("writer's cramp" OR "upper limb dystonia" OR "focal hand dystonia") AND (therapy OR therapeutic OR treatment)) OR (("Dystonia/therapy"[Mesh] OR "Dystonic Disorders/therapy"[Mesh] OR "Dystonia Musculorum Deformans/therapy"[Mesh] OR "Torsion Abnormality/therapy"[Mesh]) AND "Upper Extremity"[Mesh])
医中誌（検索 2015 年 2 月 22 日）
(書痙/AL OR "focal hand dystonia"/AL OR "writer's cramp"/AL OR "upper limb dystonia"/AL OR ((ジストニア/TH or 筋緊張異常性障害/TH) and 書字/TH)) AND ((SH=治療的利用,治療,薬物療法,外科的療法,移植,食事療法,精神療法,放射線療法,リハビリテーション) OR [治療]/TH OR 治療/TI OR 療法/TI OR リハビリテーション/TI)

⑯書痙・上肢ジストニア

Clinical Question 16-4　　⑯書痙・上肢ジストニア

書痙・上肢ジストニアに効果がある内服薬にはどのようなものがありますか.
ボツリヌス治療はどのように位置づけられますか

推奨

❶抗コリン薬やクロナゼパムの治療報告があるが，副作用のために継続を断念される場合が多い[2C].

❷ボツリヌス治療では，脱力をきたさないために，対象筋を慎重に選択・アプローチし，抑え目の施注量で注用の結果を求めるのが適当である[1B].

解説・エビデンス

　内服治療については，抗コリン薬[1]，クロナゼパム[2]，ゾルピデムなどの治療報告があるが，一般に効果よりも眠気・ふらつき・集中力の低下などの問題で内服継続が難しくなる場合が多い.

　書痙は動作特異性の高い病状を呈することが多いため，ボツリヌス治療においては筋力低下による影響をきたさずに症状の緩和のみが得られるよう調整する必要がある．その意味で，治療対象筋の選択と施注量の決定がカギとなる[3〜7]．欧米の報告では，注射量を抑え気味にして中等度の効果を狙うほうがよい[8]というものが主流である.

　手指の支配筋には各指ごとの部位局在があること，さらに前腕の限局した空間に多数の筋が密集していることから，施注の実際においては，筋電図を用いて慎重にアプローチするのが望ましい．それでも意図しない筋・部位への波及はある程度不可避な場合もあり，その点はあらかじめよくインフォームドコンセントを行うべきである.

　一般に振戦を伴うものは効果が期待しにくい[9]．電気刺激治療の併用でさらに効果が上がるとする報告もある[10].

　なお，現時点で日本では書痙へのボツリヌス治療は保険適用外である.

文献

1) Rana AQ, Athar A. Focal dystonia of right hand with mirror movements upon use of left arm. J Coll Physicians Surg Pak 2013; **23**: 362–363

2) Suzuki K, Takano M, Hashimoto K, et al. Computer mouse-related dystonia: a novel presentation of task-specific dystonia. J Neurol 2012; **259**: 2221–2222

3) Sheean G, Lannin NA, Turner-Stokes L, et al. Botulinum toxin assessment, intervention and after-care for upper limb hypertonicity in adults: international consensus statement. Eur J Neurol 2010; **17** (Suppl 2): 74–93

4) Zeuner KE, Knutzen A, Pedack L, et al. Botulinum neurotoxin treatment improves force regulation in writer's cramp. Parkinsonism Relat Disord 2013; **19**: 611–616

5) Potter P. Task specific focal hand dystonia: understanding the enigma and current concepts.Work 2012; **41**: 61–68

6) Wissel J, Kabus C, Wenzel R, et al. Botulinum toxin in writer's cramp: objective response evaluation in 31 patients. J Neurol Neurosurg Psychiatry 1996; **61**: 172–175
7) 村瀬永子, 梶 龍兒. 標準治療と最新治療. メリット・デメリット. 書痙. Clinical Neuroscience 2004; **22**: 620–621
8) Lungu C, Karp BI, Alter K, et al. Long-term follow-up of botulinum toxin therapy for focal hand dystonia: outcome at 10 years or more. Mov Disord 2011; **26**: 750–753
9) Djebbari R, du Montcel ST, Sangla S, et al. Factors predicting improvement in motor disability in writer's cramp treated with botulinum toxin. J Neurol Neurosurg Psychiatry 2004; **75**: 1688–1691
10) Lim EC, Quek AM, Seet RC. Botulinum toxin-A injections via electrical motor point stimulation to treat writer's cramp: pilot study. Neurol Neurophysiol Neurosci 2006; **30**: 4

検索式・参考にした二次資料

PubMed（検索 2015 年 2 月 7 日）
((writer's cramp) OR (upper limb dystonia) OR (hand dystonia)) AND (medication OR ("drug therapy" AND oral) OR "Administration, Oral"[Mesh])
((writer's cramp) OR (upper limb dystonia) OR (hand dystonia)) AND ("Botulinum Toxins/therapeutic use"[Mesh] OR (("botulinum toxin" OR BTX) AND therapy) OR "botulinum therapy")
医中誌（検索 2015 年 2 月 7 日）
(書痙/AL OR "hand dystonia"/AL OR "writer's cramp"/AL OR "upper limb dystonia"/AL) AND (薬物療法/TH OR (SH=治療的利用,治療,薬物療法)) AND (内服 OR 経口)
(書痙/AL OR "hand dystonia"/AL OR "writer's cramp"/AL OR "upper limb dystonia"/AL) AND ((治療 OR 療法 OR (SH=治療的利用,治療,薬物療法,外科的療法,移植,食事療法,精神療法,放射線療法)) AND (ボツリヌス毒素 OR "botulinum toxin" OR BTX)

⑯書痙・上肢ジストニア

Clinical Question 16-5 　　⑯書痙・上肢ジストニア

書痙・上肢ジストニアにおいて手術治療はどのように位置づけられますか

推奨

❶薬物治療やボツリヌス治療などの保存的治療で十分な効果が得られない場合，あるいは社会的理由などで早期の症状改善を望む場合などに手術治療を考慮する[2C]．しかし穿頭を伴う脳神経外科手術であり，有効性は認められているものの重篤な合併症が生じる可能性はゼロではなく，手術可能な施設も限られているので，十分留意して受ける必要がある．

2 各論

解説・エビデンス

　ジストニアに対する手術治療は主として全身性あるいは分節性のジストニアに対して淡蒼球内節（GPi）を手術標的として脳深部刺激療法（DBS）あるいは pallidotomy という凝固術が行われることが多い[1~3]．しかし，書痙など手の遠位のジストニアに関しては GPi からの投射を受ける視床 Vo 核を標的としたほうが効果が高いことが知られている[4,5]．GPi は主として体幹や頸部，四肢の近位部のジストニア症状に対してより有効である．手術には DBS と凝固術があるが，前者では機器に関する合併症や長期のメンテナンスの点で問題がある．書痙と同様に楽器奏者の上肢ジストニアについても同様の視床 Vo 核凝固術の効果が知られている．

　書痙や楽器奏者ジストニアへの手術療法に関して，重篤な副作用や後遺症の報告はない．しかし，振戦などに対する同様の手術治療では数％の頻度の合併症，0.2~3％の死亡率など，頻度は低いものの重篤な後遺症が生じることが知られている[6~8]．ジストニア患者ではパーキンソン病や本態性振戦の患者に比べ年齢層が若いので，これらの合併症の頻度はより低いと考えられる．しかし，適応に際しては十分な注意が必要である[9]．

文献

1) Horisawa S, Taira T, Goto S, et al. Long-term improvement of musician's dystonia after stereotactic ventrooral thalamotomy. Ann Neurol 2013; **74**: 648–654

2) Asahi T, Koh M, Kashiwazaki D, et al. Stereotactic neurosurgery for writer's cramp: report of two cases with an overview of the literature. Stereotact Funct Neurosurg 2014; **92**: 405–411

3) Fukaya C, Katayama Y, Kano T, et al. Thalamic deep brain stimulation for writer's cramp. J Neurosurg 2007; **107**: 977–982

4) Goto S, Tsuiki H, Soyama N, et al. Stereotactic selective Vo-complex thalamotomy in a patient with dystonic writer's cramp. Neurology 1997; **49**: 1173–1174

5) Taira T, Ochiai T, Goto S, et al. Multimodal neurosurgical strategies for the management of dystonias. Acta Neurochir Suppl 2006; **99**: 29–31

6) Taira T, Harashima S, Hori T. Neurosurgical treatment for writer's cramp. Acta Neurochir Suppl 2003; **87**: 129–131

7) Taira T, Hori T. Stereotactic ventrooralis thalamotomy for task-specific focal hand dystonia (writer's cramp). Stereotact Funct Neurosurg 2003; **80**: 88–91

8) Taira T, Hitchcock E. Stereotactic thalamotomy for patients with dystonia. Stereotact Funct Neurosurg 1990; **54**: 212–223
9) Rughani AI, Hodaie M, Lozano AM. Acute complications of movement disorders surgery: effects of age and comorbidities. Mov Disord 2013; **28**: 1661–1667

検索式・参考にした二次資料

PubMed（検索 2015 年 3 月 9 日）
(("writer's cramp" OR "writer's dystonia" OR "upper limb dystonia" OR "focal hand dystonia") AND (surgery OR surgical OR operation OR operative)) OR (("Dystonia/surgery"[Mesh] OR "Dystonic Disorders/surgery" [Mesh] OR "Torsion Abnormality/surgery"[Mesh]) AND "Upper Extremity"[Mesh])

医中誌（検索 2015 年 3 月 9 日）
(書痙/AL OR "focal hand dystonia"/AL OR "writer's cramp"/AL OR "upper limb dystonia"/AL OR "writer's dystonia"/AL OR ((ジストニア/TH or 筋緊張異常性障害/TH) and 書字/TH) AND ((SH=外科的療法) OR 外科手術/TH OR 外科/TI OR 手術/TI OR surgery/TI OR surgical/TI OR operation/TI OR operative/TI)

⑯書痙・上肢ジストニア

Clinical Question 16-6　　⑯書痙・上肢ジストニア

書痙・上肢ジストニアに効果があるリハビリテーションにはどのようなものがありますか

推奨

❶書痙へのリハビリテーションは，バイオフィードバック法，指装具，書字装具，冷水法など種々の治療法があるが，単独で治療効果は低い[2C].

❷書痙へのリハビリテーションは，末梢感覚入力と中枢からの運動出力を制御するものであり，バイオフィードバック法やTENSは感覚系入力を制御する方法であり，欧米ではボツリヌス治療（日本では適応外使用）と併用し組み合わせて行われている[2C].

解説・エビデンス

　書痙へのリハビリテーションは，バイオフィードバック法，指装具，書字装具，冷水法など種々の治療法があるが，エビデンスの高い研究はほとんどない．リハビリテーション単独での治療による効果は低くボツリヌス治療との併用療法として行われる[1]．ボツリヌス治療に理学療法を併用した比較研究では，ボツリヌス単独治療で，著明改善23%，中等度改善35%であったが，理学療法併用ボツリヌス治療では，著明改善33%，中等度改善47%に治療効果は向上した[2]．

　書痙では，繰り返しの同種の作業などにより高次の運動抑制機構が障害されていると考えられている．局所麻酔薬による筋紡錘麻酔で書痙症状が改善するが，その機序として中枢への効果[3]が報告されている．書痙のリハビリテーションの機序として，末梢感覚入力や中枢からの運動出力を修飾することにより治療効果が上がると考えられる．代表的なものはsensorimotor trainingであるバイオフィードバック法で筋電図が主に用いられる．同時にrelaxationやmobilizationなどを併用する．表面筋電図検査では拮抗筋間での同時収縮や過剰放電などがみられ，多チャンネル記録やタブレットを使用するものが開発されている．経皮電気刺激法（transcutaneous electrical nerve stimulation：TENS）は，末梢神経を刺激し書痙の改善を目指すもので，少数であるがプラセボコントロール研究でTENSにより書痙が有意に改善することを報告した[4]．また，Tinazziら[5]はTENS治療前後で，書痙の改善に伴って磁気刺激による皮質抑制系の抑制機能が改善することを報告した．手および指を保持するペン型器具も有用で，日常生活や仕事上でも有用である．

　書痙へのリハビリテーションは，末梢感覚入力と中枢からの運動出力を制御するものであり，バイオフィードバック法やTENSは感覚系入力を制御する方法であり，運動出力を制御するボツリヌス治療（日本では適応外使用）と併用し組み合わせて行うことが大切である．

文献

1) Delnooz CC, Horstink MW, Tijssen MA, et al. Paramedical treatment in primary dystonia: a systematic review. Mov Disord 2009; **24**: 2187–2198
2) Berg D, Naumann M, Elferich B, et al. Botulinum toxin and occupational therapy in the treatment of writer's cramp. Neurorihabilitation1999; **12**: 169–176
3) Kaji R, Rothwell JC, Katayama M, et al. Tonic vibration reflex and muscle afferent block in writer's cramp. Ann Neurol 1995; **38**: 155–162
4) Tinazzi M, Farina S, Bhatia K, et al. TENS for the treatment of writer's cramp dystonia: a randomized, placebo-controlled study. Neurology 2005; **64**: 1946–1948
5) Tinazzi M, Zarattini S, Valeriani M, et al. Effects of transcutaneous electrical nerve stimulation on motor cortex excitability in writer's cramp: neurophysiological and clinical correlations. Mov Disord 2006; **21**: 1908–1913

検索式・参考にした二次資料

PubMed（検索 2015 年 6 月 6 日）
(("writer's cramp" OR "upper limb dystonia" OR "focal hand dystonia") AND (rehabilitation OR "physical therapy" OR "paramedical treatment" OR biofeedback OR training OR "transcutaneous electrical nerve stimulation" OR TENS)) OR ("Dystonia/rehabilitation"[Mesh] OR "Dystonic Disorders/rehabilitation"[Mesh] OR "Dystonia Musculorum Deformans/rehabilitation"[Mesh] OR "Torsion Abnormality/rehabilitation"[Mesh] OR (("Dystonia/therapy"[Mesh] OR "Dystonic Disorders/therapy"[Mesh] OR "Dystonia Musculorum Deformans/therapy"[Mesh] OR "Torsion Abnormality/therapy"[Mesh]) AND ("Physical Therapy Modalities"[Mesh] OR "Complementary Therapies"[Mesh]))) AND "Upper Extremity"[Mesh]
医中誌（検索 2015 年 6 月 6 日）
(書痙/AL OR "focal hand dystonia"/AL OR "writer's cramp"/AL OR "upper limb dystonia"/AL OR ((ジストニア/TH or 筋緊張異常性障害/TH) and 書字/TH) AND ((SH=リハビリテーション) OR 理学療法 OR リハビリテーション OR 代替医療 OR 経皮的神経電気刺激)

⑰職業・スポーツ・外傷との関連

Clinical Question 17-1　　⑰職業・スポーツ・外傷との関連

職業やスポーツによって生じるジストニアとはどのようなものですか

回答

●一定の作業姿勢の持続や身体の一部の反復使用を必要とする業務に従事する労働者やスポーツ選手に生じるジストニアである．当該の動作とジストニアを生じた部位との間に，位置や動作における関連性が認められ，特に病初期においては特定の動作や環境によってのみ症状が出現・増悪すること（動作特異性；task-specificity）が特徴である．

2
各論

解説・エビデンス

　ジストニア患者の一部には，その発症に職業的な要因が関与している例があり，職業性ジストニア（occupational dystonia）もしくは職業性攣縮（occupational cramp）と呼ばれている．しかし，必ずしも職業上の動作でなくても発症する例もあり，同じ業務に就く労働者すべてが発症するような狭義の職業性疾患とは異なるため，動作特異性ジストニア（task-specific dystonia）と表現されることも多い[1]．

　これは，一定の作業姿勢を持続する必要がある動作や，身体の一部を反復して使用する動作に従事している者に生じるジストニアであり，当該動作とジストニアを生じた部位との間に，位置や動作における関連性が認められる．書字に関する業務に関連する書痙（writer's cramp）や楽器演奏者に出現する奏楽手痙（musician's cramp）やタイピスト攣縮（typist's cramp）などがその典型である[2]．これらの病態では，特定の動作や環境によって出現したり著明に増悪したりする動作特異性が特徴のひとつである．

　Thompson は職業性ジストニアを発症した業種をまとめており，音楽家，スポーツ選手，専門職の職人のように細かい運動コントロールが必要な職業があげられている[3]．ゴルファーがパッティング時などに腕が固まって動かなくなったり，ヘッドのコントロールが利かなくなったりする "yips" と呼ばれている病態も，少なくとも一部には同じカテゴリーに入るものがある[4]．業務では上肢や頸部を使用する頻度が高いため，上肢や頸部に限局した局所性ジストニアの形をとることがほとんどであるが，一部に分節性ジストニアの形をとる例があり，顔面や下肢にも生じうる．

文献

1) 玉川　聡，魚住武則，辻　貞俊．Task-specific dystonia．神経内科 2007; **67**: 46–52
2) Sheehy MP, Marsden CD. Writer's cramp: a focal dystonia. Brain 1982; **105**: 461–480
3) Thompson PD. Writer's cramp. Br J Hosp Med 1993; **50**: 91–94
4) McDaniel KD, Cummings JL, Shain S. The "yips": a forcal dystonia of golfers. Neurology 1989; **39**: 192–195

● *115* ●

2. 各 論

■ 検索式・参考にした二次資料

PubMed（検索 2015 年 2 月 12 日）
("occuparional dystonia" OR "occupational cramp" OR "writer's cramp" OR "musician's cramp" OR "task-specific dystonia") AND Review [PT]
医中誌（検索 2015 年 2 月 12 日）
職業性ジストニア/AL OR 職業性攣縮/AL OR 書痙/AL OR 奏楽手痙/AL OR 動作特異性ジストニア/AL OR (職業性疾患 AND ジストニア)

⑰職業・スポーツ・外傷との関連

Clinical Question 17-2　⑰職業・スポーツ・外傷との関連

職業やスポーツによって生じるジストニアはどのように診断や治療を行いますか

回答

● 当該動作とジストニア症状との間に，位置や動作における関連性が認められ，病初期における動作特異性（task-specificity）を伴う病態を示し，ジストニアを呈しうる他疾患がない場合に診断する．

● 治療にあたっては，当該動作を速やかに中止するとともに，ジストニア罹患部位に過剰な負荷がかからないよう指導する必要がある．この対応によって症状の改善がみられないことも多いため，漫然と経過観察をすることなく，他のジストニアに準じた専門的治療を検討すべきである．

解説・エビデンス

　職業やスポーツにより生じたジストニア全体に適用できる診断基準・診断指針は，厚生労働省ジストニア研究班が作成した職業性ジストニアの診断指針のみであった[1]．診断にあたっては，職業やスポーツにおいて一定の作業姿勢を持続したり，身体の一部を反復して使用したりする動作が存在し，その動作とジストニア症状との間に位置や動作における関連性が認められることが必要である．少なくとも病初期においては，その動作によりジストニア症状が出現もしくは増悪する動作特異性（task-specificity）が認められることが必要となる．

　治療や職場環境への指導にあたっては，発症の誘因となった作業の中止や罹患部位の安静などがあげられるが，これらのみで治癒する例は少ない．ボツリヌス治療をはじめとした専門的治療を行い，必要に応じて神経再訓練や感覚運動再調整と呼ばれる系統立った訓練プログラムを考慮すべきである[2〜9]．

　なお，日本産業衛生学会が上肢系作業関連筋骨格系障害をとりまとめ，「頸肩腕障害の定義2007」を発表しているが，特異的筋骨格系障害の疾患のひとつとして局所性ジストニアがあげられている[10]．そのため，職業やスポーツによって生じるジストニアの一部は，行政上も職業関連疾患として捉えられている．

文献

1) 玉川　聡，魚住武則，辻　貞俊．職業性ジストニア．ジストニア 2012，長谷川一子（編），中外医学社，東京，2012: p.94–96

2) Tsui JK, Bhatt M, Calne S, Calne DB. Botulinum toxin in the treatment of writer's cramp: a double-blind study. Neurology 1993; **43**: 183–185

3) Kruisdijk JJ, Koelman JH, Ongerboer de Visser BW, et al. Botulinum toxin for writer's cramp: a randomised, placebo-controlled trial and 1-year follow-up. J Neurol Neurosurg Psychiatry 2007; **78**: 264–270

4) Lungu C, Karp BI, Alter K, et al. Long-term follow-up of botulinum toxin therapy for focal hand dystonia: outcome at 10 years or more. Mov Disord 2011; **26**: 750–753

117

2. 各論

5) Jabusch HC, Zschucke D, Schmidt A, et al Focal dystonia in musicians: treatment strategies and long-term outcome in 144 patients. Mov Disord 2005; **20**: 1623–1626
6) Candia V, Schafer T, Taub E, et al. Sensory motor retuning: a behavioral treatment for focal hand dystonia of pianists and guitarists. Arch Phys Med Rehabil 2002; **83**: 1342–1348
7) Zeuner KE, Bara-Jimenez W, Noguchi PS, et al. Sensory training for patients with focal hand dystonia. Ann Neurol 2002; **51**: 593–598
8) Zeuner KE, Shill HA, Sohn YH, et al. Motor training as treatment in focal hand dystonia. Mov Disord 2005; **20**: 335–341
9) Frucht SJ. Focal task-specific dystonia of the musicians' hand-a practical approach for the clinician. J Hand Ther 2009; **22**: 136–143
10) 日本産業衛生学会頸肩腕障害研究会. 頸肩腕障害の定義. 産衛誌 2007; **49**: A15–A32

■ 検索式・参考にした二次資料

PubMed（検索 2015 年 2 月 12 日）
("occuparional dystonia" OR "occupational cramp" OR "writer's cramp" OR "musician's cramp" OR "task-specific dystonia") AND ("Dystonia / therapy" [Mesh] OR "Dystonic Disorders / therapy" [Mesh] OR "Dystonia Musculorum Deformans / therapy" [Mesh] OR "Torsion Abnormality / therary" [Mesh]
医中誌（検索 2015 年 2 月 12 日）
(職業性ジストニア/AL OR 職業性攣縮/AL OR 書痙/AL OR 奏楽手痙/AL OR 動作特異性ジストニア/AL OR (職業性疾患 AND ジストニア)) AND (SH=治療的利用,治療,薬物療法,外科的療法,移植,食事療法,精神療法,放射線療法) OR [治療]/TH OR 治療/TI OR 療法/TI)

⑰職業・スポーツ・外傷との関連

Clinical Question 17-3　⑰職業・スポーツ・外傷との関連

末梢神経の外傷により，ジストニアが発症しますか

回答

●末梢への外傷によって，外傷に関連した部位に局所性ジストニアを生じた多くの報告がある．しかし，末梢への外傷とジストニア発症との間に因果関係があるかどうかについては，個々の症例において慎重に検討する必要がある．

2
各論

解説・エビデンス

　頸部や上肢への末梢への外傷によって，それぞれ頸部ジストニアや上肢ジストニアを発症した症例などが報告されている．脳外傷によりジストニアを生じることについては証明されているが，末梢への外傷とジストニア発症との関連については賛否両論がある[1]．その議論の多くは，心因性のものとの異同に関するものである．

　Jankovic は末梢障害性運動障害の診断基準として，①2週以上にわたり局所症状を呈する外傷がある，②運動障害が外傷部位と関連している，③外傷の日単位または月単位に運動障害が発症する，の3項目をあげており，特に運動障害が外傷部位と関連していることを強調している[2]．末梢性障害に伴うジストニアや固定（fixed）ジストニアで脳可塑性が誘導されたという報告もあり，一般的なジストニアに類似した病態を二次的に生じている可能性はある[3~5]．

　それに対して，末梢神経障害後に生じたジストニアの報告例では，固定肢位を呈する例（fixed dystonia）や複合性局所疼痛症候群（CRPS）を伴う例が多く，感覚トリックを欠くことも多いことが報告されている[6~8]．Fahn & Williams は心因性ジストニアの診断を支持する項目として，①突然発症，②自然寛解，③発作性に生じる，④症状のパターンが変化する，⑤注意障害，⑥運動に一貫性がない，⑦固定ジストニアで発症する，⑧プラシーボ・暗示・心理療法で効果がある，をあげている[6]．上肢の末梢性外傷と書痙との間に有意な関連がなかったという症例対照研究もあり，議論が分かれている[9]．

　一方，固定ジストニアは Schrag ら[8] により報告された動作や姿勢による症状の変化に乏しい病態であり，心因性の要素があることが指摘されている．契機として，外傷や心的外傷があげられることも多く，詐病とは区別されるべきである．

　このように，一般的なジストニアとは異なる特徴を持つものも少なくなく，末梢への外傷とジストニア発症の因果関係に関しては，個々の症例において慎重に検討すべきである．

文献

1) Jankovic J. Post-traumatic movement disorders: central and peripheral mechanisms. Neurology 1994; **44**: 2006–2014

2) Jankovic J. Peripherally-induced movement disorders. Neurologic Clinics 2009; **27**: 821–832

2. 各 論

3) Jankovic J. Can peripheral trauma induce dystonia and other movement disorders? Yes! Mov Disord 2001; **16**: 7–12

4) Bohlhalter S, Leon-Sarmiento FE, Hallett M. Abnormality of motor cortex excitability in peripherally induced dystonia. Mov Disord 2007; **22**: 1186–1189

5) Avanzino L, Martino D, van de Warrenburg BPC, et al. Cortical excitability is abnormal in patients with the "fixed dystonia" syndrome. Mov Disord 2008; **23**: 646–652

6) Fahn S, Williams DT. Psychogenic dystonia. Adv Neurol 1998; **50**: 431–455

7) Weiner WJ. Can peripheral trauma induce dystonia and other movement disorders? No! Mov Disord 2001; **16**: 13–22

8) Schrag A, Trimble M, Quinn N, Bhatia K. The syndrome of fixed dystonia: an evaluation of 103 patients. Brain 2004; **127**: 2360–2372

9) Roze E, Soumaré A, Pironneau I, et al. Case-control study of writer's cramp. Brain 2009; **132**: 756–764

■ 検索式・参考にした二次資料

PubMed（検索 2015 年 2 月 12 日）
("post-traumatic dystonia" OR "post-traumatic movement disorders ("peripheral trauma" AND ("Dystonia" [Mesh] OR "Dystonic Disorders" [Mesh] OR "Dystonia Musculorum Deformans" [Mesh] OR "Torsion Abnormality" [Mesh]

医中誌（検索 2015 年 2 月 12 日）
(外傷性ジストニア/AL OR 末梢性ジストニア/AL OR 外傷性運動障害/AL OR 奏楽手痙/AL OR 動作特異性ジストニア/AL OR (職業性疾患 AND ジストニア)) AND (SH=治療的利用,治療,薬物療法,外科的療法,移植,食事療法,精神療法,放射線療法) OR [治療]/TH OR 治療/TI OR 療法/TI)

Clinical Question 18-1　　　　⑱音楽家のジストニア

音楽家のジストニアにはどのようなものがありますか

回答

● 音楽家のジストニアは手だけでなく，アンブシュア（管楽器を演奏するときの顔，顎，口腔の形），声帯（喉頭）など多部位に起こりうる．

解説・エビデンス

　ジストニアは，高度の複雑さと正確さを必要とする反復動作を，長年にわたって行ってきた身体部位に発症すると考えられている．つまり音楽家の場合，ピアニストやギタリストの手や，トランペット奏者のアンブシュア（管楽器を演奏するときの顔，顎，口腔の形），歌手の声帯（喉頭）ジストニアなどがその例である[1]．具体的な症状として，上肢については手指や手関節，前腕の屈曲・伸展・回内・回外・振戦があげられる[2]．具体的な顔面，唇の症状として，口角が引っ張られる，唇が硬直する，唇や下顎の振戦，舌の協調運動障害，顔面の痙攣があげられる[3]．トランペットやバイオリン奏者における演奏時に出現する斜頸の報告もみられる[4]．ドラム演奏者の足，ホルン奏者の首にも起こりうる．

文献

1) Roset-Llobet J, Fabregas i Molas S（著），NPO 法人ジストニア友の会（訳），平　孝臣，堀内正浩（監修）．どうして弾けなくなるの？＜音楽家のジストニア＞の正しい知識のために，音楽之友社，東京，2012（Roset-Llobet J, Fabregas i Molas S. Musician's Dystonia: a practical manual to understand and take care of the disorder that affect the ability to play music, Grafica Flaminia snc, Rome, 2010）
2) Conti AM, Pullman S, Frucht SJ. The hand that has forgotten its cunning-lessons from musician's hand dystonia. Mov Disord 2008; **23**: 1398–1406
3) Frucht SJ. Embouchure dystonia—Portrait of task-specific cranial dystonia. Mov Disord 2009; **24**: 1752–1762
4) Lederman RJ. Neuromuscular and musculoskeletal problem in instrumental musicians. Muscle Nerve 2003; **27**: 549–561

検索式・参考にした二次資料

PubMed（検索 2015 年 2 月 20 日）
"musician's dystonia" OR ("Dystonia"[Mesh] OR "Dystonic Disorders"[Mesh] OR "Dystonia Musculorum Deformans"[Mesh] OR "Torsion Abnormality"[Mesh]) AND "Music"[Mesh])
医中誌（検索 2015 年 2 月 20 日）
"musician's dystonia" OR ((ジストニア OR ジストニー OR ジストニック OR 異緊張症 OR 筋緊張異常 OR Dystonia OR dystonic OR dysmyotonia OR hemidystonia) AND (音楽 /TH OR 音楽家 OR 演奏家 OR 奏者 OR 歌手 OR musician))

2. 各 論

Clinical Question 18-2　　　⑱音楽家のジストニア

音楽家のジストニアはどのくらいの頻度で起きますか

回答

● 最近の調査では，480名の音楽大学生のうち1.25%の学生において，演奏時にジストニアが出現するとの回答が得られた．

解説・エビデンス

　一般に，動作特異性ジストニアの発症率は3,400人に1人であるが，海外の報告では音楽家のジストニアは，プロフェッショナルの音楽家の発症率が100人に1人と非常に頻度の高い疾患である[1]．金管楽器，ギター，木管楽器奏者では，他の楽器の演奏者に比べて頻度が高いという報告がある[2]．音楽家を対象とした1,300通のアンケートのうち，「演奏がしにくくなった」という回答は38名（2.9%）であった．ⅰ.症状が出たのは右手が多かった．ⅱ.練習を休むなどが中心で，適切な診断や治療を受けられていないのが現状であった．ⅲ.演奏している楽器はピアノが多く，演奏期間は15年以上が多かった．ⅳ.几帳面な性格の人が多かった．研究結果では，2.9%の音楽家にジストニアを疑う症状が認められた[3]．480名の音楽大学生に対するアンケート調査では，1.25%の学生において，演奏時にジストニアが出現するとの回答が得られた[4]．外来を受診した1,353人の楽器奏者のうち，8%に局所性ジストニアを認めたという報告もある[5]．

文献

1) Altenmüller E. Focal dystonia: advances in brain imaging and understanding of fine motor control in musicians. Hand Clin 2003; **19**: 523–538
2) Altenmüller E, Baur V, Hofmann A, et al. Musician's cramp as manifestation of maladaptive brain plasticity: arguments from instrumental difference. Ann N Y Acad Sci 2012; **1252**: 259–265
3) 堀内正浩．演奏が困難な音楽家に対するアンケート．平成24年度厚生労働科学費補助金（難治性疾患克服研究事業）「ジストニアの病態と疫学に関する研究」研究班会議，東京，2012
4) 小仲　邦，望月秀樹．音楽大学生における音楽家のジストニアの実態調査．臨床神経学 2015; **55**: 263–265
5) Lederman RJ. Neuromuscular and musculoskeletal problem in instrumental musicians. Muscle Nerve 2003; **27**: 549–561

検索式・参考にした二次資料

PubMed（検索 2015年2月20日）
("musician's dystonia" AND epidemiology) OR (("Dystonia/epidemiology"[Mesh] OR "Dystonic Disorders/epidemiology"[Mesh] OR "Dystonia Musculorum Deformans/epidemiology"[Mesh] OR "Torsion Abnormality/epidemiology"[Mesh]) AND "Music"[Mesh])
医中誌（検索 2015年2月20日）
("musician's dystonia" AND epidemiology) OR ((ジストニア OR ジストニー OR ジストニック OR 異緊張症 OR 筋緊張異常 OR Dystonia OR dystonic OR dysmyotonia OR hemidystonia) AND (音楽/TH OR 音楽家 OR 演奏家 OR 奏者 OR 歌手 OR musician))

⑱音楽家のジストニア

Clinical Question 18-3　⑱音楽家のジストニア

音楽家のジストニアはどのように診断しますか

回答

●腱鞘炎，心因性などを除外して音楽家のジストニアと診断するのならば，ジストニアの特徴である動作特異性・定型性・感覚トリックを確認するべきである．音楽家のジストニアは特定の楽器を演奏するとき，または歌唱するときにのみに出現する．ある特定のパッセージを演奏，歌唱するときにのみ出現することもある．音楽家のジストニアは手だけでなく，アンブシュア（管楽器を演奏するときの顔，顎，口腔の形），声帯（喉頭），体幹，下肢にも起こる．

解説・エビデンス

　音楽が演奏困難になる場合の原因として練習不足，体調不良もあるが，ジストニアが隠れている場合もある．一般的な画像検査・血液検査などは，除外診断のためとなる．腱鞘炎，心因性などを除外して音楽家のジストニアと診断する場合，ジストニアの特徴である動作特異性・定型性・感覚トリックを確認するべきである[1]．音楽家のジストニアは特定の楽器を演奏するとき，または歌唱するときにのみに出現する．ある特定のパッセージを演奏，歌唱するときにのみ出現することもある[2]．また，特定の楽器を演奏する以外にも，他の動作性ジストニアや振戦が合わせて認められる場合も音楽家のジストニアとして考える報告もある[3]．

文献

1) 坂本　崇．器楽奏者のジストニア．BRAIN and NERVE 2007; **59**: 561–566
2) Jankovic J, Ashoori A. Movement disorders in musicians. Mov Disord 2008; **23**: 1957–1965
3) Schmidt A, Jabusch HC, Altenmüller E, et al. Phenotypic spectrum of musician's dystonia: a task-specific disorder? Mov Disord 2011; **26**: 546–549

検索式・参考にした二次資料

PubMed（検索 2015 年 2 月 20 日）
(("musician's dystonia" AND (diagnosis OR diagnostic)) OR (("Dystonia/diagnosis"[Mesh] OR "Dystonic Disorders/diagnosis"[Mesh] OR "Dystonia Musculorum Deformans/diagnosis"[Mesh] OR "Torsion Abnormality/diagnosis"[Mesh]) AND "Music"[Mesh])
医中誌（検索 2015 年 2 月 20 日）
(("musician's dystonia" AND (diagnosis OR diagnostic)) OR ((ジストニア OR ジストニー OR ジストニック OR 異緊張症 OR 筋緊張異常 OR Dystonia OR dystonic OR dysmyotonia OR hemidystonia) AND (音楽/TH OR 音楽家 OR 演奏者 OR 奏者 OR 歌手 OR musician))) AND ((SH=診断的利用,診断,画像診断,X 線診断,放射性核種診断,超音波診断) OR [診断]/TH OR 診断/TI)

2 各論

2. 各 論

Clinical Question 18-4　　　　　　⑱音楽家のジストニア

音楽家のジストニアの治療法にはどのようなものがありますか

回答

●音楽家のジストニアは難治性が多いが，リハビリテーション，内服，注射，外科手術などの治療がある．

解説・エビデンス

治療には以下のものがあげられる．

1. リハビリテーションなど

①練習の休止 [1]

②ピアノを用いた再教育 [2]

③装具 [3]

④ミラーセラピー [4]

⑤Constraint-induced movement therapy [5]

⑥感覚運動再帰訓練（sensory motor retuning）[1]

2. 内服治療

⑦トリヘキシフェニジル，クロナゼパム，ゾルピデムなど [1]

3. 注射

⑧ボツリヌス毒素注射 [1]

4. 外科手術

⑨外科手術：視床 Vo 核破壊術 [6]

5. その他

⑩鍼 [7,8]

⑪経頭蓋直流電気刺激（ranscranial direct current stimulation：tDCS）[9,10]

⑫反復経頭蓋磁気刺激（repetitive transcranial magnetic stimulation：rTMS）[11]

　内服，ボツリヌス毒素注射，pedagogical retraining（ミラー，症状が出ないように運動の速度や強さを制限する），ergonomic change（装具により不随意運動の制限を行う），nonspecific な運動の治療を行い，比較検討した報告もある [12]．

　音楽家は治療法の結果を他の分野の人々と同じようには評価しない．演奏課題は高度な技術を要するため「全か無か」の法則で結果を評価する傾向がある．ある治療法で重要な改善が生じても，その音楽家が完全に発症以前と同様の能力を取り戻して100％の演奏ができないならば，その治療法の効果がどれほど明らかであっても効果がないと評価する可能性がある [1]．

文献

1) Roset-Llobet J, Fabregas i Molas S（著），NPO 法人ジストニア友の会（訳），平　孝臣，堀内正浩（監修）. どうして弾けなくなるの？<音楽家のジストニア>の正しい知識のために，音楽之友社，東京，2012（Roset-Llobet J, Fabregas i Molas S. Musician's Dystonia: a practical manual to understand and take care of the disorder that affect the ability to play music, Grafica Flaminia snc, Rome, 2010）

2) Furuya S, Altenmüller E. Flexibility of movement organization in piano performance. Front Hum Neurosci 2013; 7: 173

3) 根本孝一，有野浩司，古賀龍二ほか. 拘縮—音楽家の手の障害に対する装具療法. 日本手の外科学会雑誌 2005; 22: 217–220

4) 根本孝一，有野浩司，尼子雅敏ほか. ミラーセラピーの治療経験—フォーカル・ジストニアと複合性局所疼痛症候群への応用. 日本手の外科学会雑誌 2014; 30: 1026–1030

5) Candia V, Elbert T, Altenmüller E, et al. Constraint-induced movement therapy for focal hand dystonia in musicians. Lancet 1999; 353: 42

6) Horisawa S, Taira T, Goto S, et al. Long-term improvement of musician's dystonia after stereotactic ventro-oral thalamotomy. Ann Neurol 2013; 74: 648–654

7) 福島綾子，谷　万喜子，井上博紀ほか. クラリネット奏者の局所性ジストニアに対する鍼治療効果. 関西医療大学紀要 2008; 2: 103–108

8) 井上博紀，谷　万喜子，高田あやほか. ピアニストの musician's cramp に対する鍼治療効果. 関西医療大学紀要 2008; 2: 79–84

9) Furuya S, Nitsche MA, Paulus W, et al. Surmounting retraining limit in musician's dystonia by transcranial stimulation. Ann Neurol 2014; 75: 700–707

10) Furuya S, Altenmüller E. Acquisition and reacquisition of motor coordination in musicians. Ann N Y Acad Sci 2015; 1337: 118–124

11) 塩原紀久子，堀内正浩，眞木二葉ほか. ジストニアに対する低頻度連続経頭蓋磁気刺激の効果. 聖マリアンナ医大誌 2006; 65: 249–265

12) Jabusch HC, Zschcke D, Schmidt A, et al. Focal dystonia in musicians: treatment strategies and long-term outcome in 144 patients. Mov Disord 2005; 20: 1623–1626

検索式・参考にした二次資料

PubMed（検索 2015 年 2 月 20 日）
("musician's dystonia" AND (therapy OR therapeutic OR treatment)) OR (("Dystonia/therapy"[Mesh] OR "Dystonic Disorders/therapy"[Mesh] OR "Dystonia Musculorum Deformans/therapy"[Mesh] OR "Torsion Abnormality/therapy"[Mesh]) AND "Music"[Mesh])

医中誌（検索 2015 年 2 月 20 日）
("musician's dystonia" AND (therapy OR therapeutic OR treatment)) OR ((ジストニア OR ジストニー OR ジストニック OR 異緊張症 OR 筋緊張異常 OR Dystonia OR dystonic OR dysmyotonia OR hemidystonia) AND (音楽/TH OR 音楽家 OR 演奏家 OR 奏者 OR 歌手 OR musician) AND ((SH=治療的利用,治療,薬物療法,外科的療法,移植,食事療法,精神療法,放射線療法) OR [治療]/TH OR 治療/TI OR 療法/TI))

2. 各論

Clinical Question 19-1　　　　　　⑲下肢ジストニア

下肢ジストニアの症状にはどのようなものがありますか

回答

●下肢ジストニアとは，下肢に生じる局所性ジストニアであり，下肢の定型性の異常肢位を呈することにより，歩行時や特定の動作時の困難感で発症することが多い．動作特異性ジストニアとして発症する例がある．小児期に発症したものは，しばしば全身性ジストニアへと進展する．DYT5（DYT/PARK-*GCH1*）（瀬川病）では，著明な日内変動を持つ下肢ジストニアがみられる．

■ 解説・エビデンス

　下肢ジストニアは，下肢に生じる局所性ジストニアの総称である．多くは歩行時の足趾や足関節の底屈で発症し，次第に安静時にも持続性の肢位異常をとるようになる．通常は，足関節など下肢遠位側に生じる．

　小児期に発症した下肢ジストニアは，しばしば DYT1（DYT-*TOR1A*）ジストニアをはじめとした全身性ジストニアへと進展する．遺伝性全身性ジストニアの頓挫型として，下肢ジストニアのみが残存する例もある．DYT1（DYT-*TOR1A*）ジストニアのうち，下肢発症のものは上肢発症のものと比べて発症年齢が低い[1~3]．DYT5（DYT/PARK-*GCH1*）（瀬川病）は 10 歳以下で下肢のジストニアで発症することが多く，症状の日内変動や睡眠による症状の改善がみられる[4]．

　小児期発症に比べて成人発症の一次性下肢ジストニアは少なく，薬剤性ジストニアや若年発症のパーキンソン病などによる二次性ジストニアを鑑別する必要がある．成人発症の一次性下肢ジストニアでは，小児期発症のものと異なり，多部位へ進展する例が少ない[5,6]．長距離ランナー，自転車競技選手，ドラマーなどのような職業性要因によって，動作特異性（task-specificity）のある下肢ジストニアを生じる例も報告されている[7~10]．

■ 文献

1) Bressman SB, de Leon D, Kramer PL, et al. Dystonia in Ashkenazi Jews: clinical characterization of a founder mutation. Ann Neurol 1994; **36**: 771–777

2) Greene P, Kang UJ, Fahn S. Spread of symptoms in idiopathic torsion dystonia. Mov Disord 1995; **10**: 143–152

3) Opal P, Tintner R, Jankovic J, et al. Intrafamilial phenotypic variability of the DYT1(DYT-*TOR1A*) dystonia: from asymptomatic TOR1A gene carrier status to dystonic storm. Mov Disord 2002; **17**: 339–345

4) Segawa M, Nomura Y. Genetics and pathophysiology of primary dystonia with special emphasis on DYT1(DYT-*TOR1A*) and DYT5. Semin Neurol 2014; **34**: 306–311

5) Schneider SA, Edwards MJ, Grill SE, et al. Adult-onset primary lower limb dystonia. Mov Disord 2006; **21**: 767–771

6) Singer C, Papapetropoulos S. Adult-onset primary focal foot dystonia. Parkinsonism Relat Disord 2006; **12**: 57–60

⑲下肢ジストニア

7) Katz M, Byl NN, San Luciano M, et al. Focal task-specific lower extremity dystonia associated with intense repetitive exercise: a case series. Parkinsonism Relat Disord 2013; **19**: 1033–1038
8) Lee A, Altenmuller E. Heavy metal curse: a task-specific dystonia in the proximal lower limb of a professional percussionist. Med Probl Perform Art 2014; **29**: 174–176
9) McClinton S, Heiderscheit BC. Diagnosis of primary task-specific lower extremity dystonia in a runner. J Orthop Sports Phys Ther 2012; **42**: 688–697
10) Rosset-Llobet J, Fabregas-Molas S, Pascual-Leone A. Drummer's lower limb dystonia. J Neurol 2012; **259**: 1236–1237

検索式・参考にした二次資料

PubMed（検索 2015 年 2 月 12 日）
("lower limb dystonia" OR "lower extremity dystonia" OR "leg dystonia" OR "foot dystonia" OR "Lower Extremity"[Mesh] OR "Foot Diseases"[Mesh]) AND ("Dystonia"[Mesh] OR "Dystonic Disorders"[Mesh] OR "Dystonia Musculorum Deformans"[Mesh] OR "Torsion Abnormality"[Mesh])
医中誌（検索 2015 年 2 月 12 日）
("lower limb dystonia" OR "lower extremity dystonia" OR "leg dystonia" OR "foot dystonia" OR 下肢ジストニア/AL OR 足ジストニア/AL OR 脚ジストニア/AL OR (ジストニア AND 下肢)) AND (症状 OR 症候)

2. 各 論

Clinical Question 19-2　　　　⑲下肢ジストニア

下肢ジストニアはどのように診断しますか

回答
●下肢筋の定型的な異常収縮により，下肢の肢位異常や運動異常をきたした場合に診断する．臨床診断であり，特異的な検査法はない．下肢の運動麻痺や感覚障害，骨格変形，遺伝性全身性ジストニアの頓挫型などを鑑別する必要がある．

解説・エビデンス

　　文献を検索する限り，下肢ジストニアに対する特別な診断基準は作成されておらず，下肢に限局したジストニア症状をもって下肢ジストニアと診断されている．下肢ジストニアの診断は臨床所見をもって行い，特異的な検査異常は認められない．下肢の肢位を正常に維持できず，常時あるいは特定の動作時に，下肢に常同的な異常肢位または異常運動を呈するときに疑う．

　　通常は下肢の異常肢位を呈するため，下肢の運動麻痺や骨格変形のような肢位の異常を呈する疾患の鑑別が重要となる．痙性対麻痺による内反尖足変形などでも定型的な異常肢位をとるため，痙縮との鑑別については特に注意する必要がある．下肢ジストニアの症状は歩行時に目立つことが多く，後ろ向きに歩く際には消失または軽減することが診断の助けとなる[1,2]．同様に，階段を昇るときだけ，または降りるときだけに症状が出現するなど，増悪・寛解の要因について十分な聴取を行うべきである．自転車運転，長距離ランニング，ドラム演奏などのような下肢の反復運動に伴って発症するものが報告されている[3,4]．

文献

1)　Schneider SA, Edwards MJ, Grill SE, et al. Adult-onset primary lower limb dystonia. Mov Disord 2006; **21**: 767–771
2)　Singer C, Papapetropoulos S. Adult-onset primary focal foot dystonia. Parkinsonism Relat Disord 2006; **12**: 57–60
3)　McClinton S, Heiderscheit BC. Diagnosis of primary task-specific lower extremity dystonia in a runner. J Orthop Sports Phys Ther 2012; **42**: 688–697
4)　Katz M, Byl NN, San Luciano M, Ostrem JL. Focal task-specific lower extremity dystonia associated with intense repetitive exercise: a case series. Parkinsonism Relat Disord 2013; **19**: 1033–1038

検索式・参考にした二次資料

PubMed（検索 2015 年 2 月 12 日）
("lower limb dystonia" OR "lower extremity dystonia" OR "leg dystonia" OR "foot dystonia" OR "Lower Extremity"[Mesh] OR "Foot Diseases"[Mesh]) AND ("Dystonia/diagnosis"[Mesh] OR "Dystonic Disorders/diagnosis"[Mesh] OR "Dystonia Musculorum Deformans/diagnosis"[Mesh] OR "Torsion Abnormality/diagnosis"[Mesh])
医中誌（検索 2015 年 2 月 12 日）
("lower limb dystonia" OR "lower extremity dystonia" OR "leg dystonia" OR "foot dystonia" OR 下肢ジストニア/AL OR 足ジストニア/AL OR 脚ジストニア/AL OR (ジストニア AND 下肢)) AND ((SH=診断的利用,診断,画像診断,X 線診断,放射性核種診断,超音波診断) OR [診断]/TH OR 診断/TI)

⑲下肢ジストニア

Clinical Question 19-3　　　　　⑲下肢ジストニア

下肢ジストニアはどのように治療しますか

2
各
論

回答

● 罹患筋へのボツリヌス治療が有効であるが，日本では保険適用されていない．その他，トリヘキシフェニジルや抗痙攣薬の内服治療，脳深部刺激（GPi-DBS），バクロフェン髄注療法などが試みられている．

● 若年発症の場合には，DYT5（DYT/PARK-*GCH1*）の可能性を考慮し，まず L-dopa 内服を試みる．一次性ジストニアであることが確認されたら，脳深部刺激も考慮されてよい．

解説・エビデンス

　文献を検索したところ，下肢ジストニアの治療に関して，RCT が行われた報告はなく，1 例～十数例の症例報告レベルのものであった．用いられていた治療法として最も多かったものは過剰収縮筋へのボツリヌス治療によるものである一方で，トリヘキシフェニジルの内服もみられた[1~7]．2009 年の AAN からの報告では，下肢ジストニアに対するボツリヌス治療は Class II の報告が 1 本あるのみである[8]．

　その他，トリヘキシフェニジルや抗痙攣薬の内服治療，脳深部刺激（GPi-DBS），バクロフェン髄注療法などが試みられている[6,9~11]．DYT5（DYT/PARK-*GCH1*）では 10 歳以下で下肢ジストニアで発症することが多く，L-dopa の治療反応性を確認するべきである．一次性全身性ジストニアの頓挫型としての下肢ジストニアと考えられる場合，DYT1（DYT-*TOR1A*）で効果が高い脳深部刺激も考慮すべきと考えられる．

文献

1) Koller WC. Adult-onset foot dystonia. Neurology 1984; **34**: 703
2) Sandyk R. Adult-onset focal dystonia. Neurology 1985; **35**: 137
3) Arvidson B. Transient foot dystonia in an adult woman. Neurology 1985; **35**: 615–616
4) Duarte J, Sempere, AP, Coria F, et al. Isolated idiopathic adult-onset foot dystonia and treatment with botulinum toxin. J Neurol 1995; **242**: 114–115
5) Kim JS, Lee KS, Ko YJ, et al. Idiopathic foot dystonia treated with intramuscular phenol injection. Parkinsonism Relat Disord 2003; **9**: 355–359
6) Schneider SA, Edwards MJ, Grill SE, et al. Adult-onset primary lower limb dystonia. Mov Disord 2006; **21**: 767–771
7) Singer C, Papapetropoulos S. Adult-onset primary focal foot dystonia. Parkinsonism Relat Disord 2006; **12**: 57–60
8) Simpson DM, Blitzer A, Brashear A, et al. Assessment: Botulinum neurotoxin for the treatment of movement disorders (an evidence-based review): report of the Therapeutics and Technology Assessment Subcommittee of the American Academy of Neurology. Neurology 2008; **70**: 1699–1706
9) Schrader C, Capelle HH, Kinfe TM, et al. GPi-DBS may induce a hypokinetic gait disorder with freezing of

129

2. 各 論

gait in patients with dystonia. Neurology 2011; **77**: 483–488

10) Yamamoto T, Takiguchi N, Tamura N, et al. An unusual focal leg dystonia in descending stairs responsive to anticonvulsants. Clin Neurol Neurosurg 2012; **114**: 60–62

11) Bonouvrie LA, Becher JG, Vles JS, et al. Intrathecal baclofen treatment in dystonic cerebral palsy: a randomized clinical trial: the IDYS trial. BMC Pediatr 2013; **13**: 175

検索式・参考にした二次資料

PubMed（検索 2015 年 2 月 12 日）

("lower limb dystonia" OR "lower extremity dystonia" OR "leg dystonia" OR "foot dystonia" OR "Lower Extremity"[Mesh] OR "Foot Diseases"[Mesh]) AND ("Dystonia/therapy"[Mesh] OR "Dystonic Disorders/therapy" [Mesh] OR "Dystonia Musculorum Deformans/therapy"[Mesh] OR "Torsion Abnormality/therapy"[Mesh])

医中誌（検索 2015 年 2 月 12 日）

("lower limb dystonia" OR "lower extremity dystonia" OR "leg dystonia" OR "foot dystonia" OR 下肢ジストニア /AL OR 足ジストニア/AL OR 脚ジストニア/AL OR (ジストニア AND 下肢)) AND (SH=治療的利用,治療,薬物療法,外科的療法,移植,食事療法,精神療法,放射線療法) OR [治療]/TH OR 治療/TI OR 療法/TI)

Clinical Question 20-1

⑳全身性ジストニア

全身性ジストニアの症状にはどのようなものがありますか

回答

- 全身性ジストニアは「体幹＋その他2部位以上」の罹患と定義される．これに下肢罹患の有無を記載する．
- ヒトコブラクダ様姿勢が特徴とされるが，他にも様々な姿勢を呈しうる．
- 異常姿勢やエネルギー消費の亢進による合併症の頻度が高い．
- ジストニア重積状態は緊急症であり迅速な処置を要する．

解説・エビデンス

　全身性ジストニアは，通常，身体の一部分に始まる．大多数は小児～青年期の発症であり，成人発症では，原因を特定できない．全身性ジストニアはまれである．なお定義上，「体幹＋その他2部位以上」で全身性と診断してよく（CQ 2-1 参照），これに下肢罹患の有無を付記する[1]．

　主症状は，罹患部位の筋緊張亢進による異常姿勢および不随意運動である．体幹筋の緊張亢進による体軸の捻転姿勢とともに，しばしば強い痛みを訴える．姿勢は患者によって異なるが，典型例では，脊柱彎曲により上半身を腰部で前屈し臀部を後方へ突き出す Dromedarshaltung（ヒトコブラクダ様姿勢）を呈する．このほか，頭部を後屈し，上肢では肘・肩関節を伸展し手掌を後方に向ける肢位をしばしば呈する．脊柱伸展（前彎）による後弓反張（opisthotonus）が高度になると歩行に支障をきたす．下肢の罹患例では，膝伸展位で足関節を内反する姿勢が比較的多い．顔面も眼瞼痙攣や下顎ジストニアなど様々な症状を呈する．

　筋緊張亢進や痛みが高度な場合，エネルギー消費が増加し，一方で食事摂取が困難であるため，体重減少・（小児では）成長障害をきたす．長期間にわたると骨・関節変形や軟部組織拘縮を生じることもある．また頸部罹患例ではしばしば頸椎症性脊髄症を合併，あるいは，既存の頸椎症が増悪する．痙性斜頸に伴う頸椎症では，加齢による頸椎症よりも脊髄圧迫の高位が高く，C3/4 または C4/5 で最も多い[2,3]．

　ジストニア重積状態（status dystonicus，dystonic storm）は，心身のストレス，感染症，薬物の変更などを契機にジストニアが急激に悪化した場合であり，ジストニアの緊急症である．原因不明のこともあり，ジストニアの原因にかかわらず生じうる．全身の筋緊張が著しく亢進し，高度の発汗とともに高熱，呼吸障害，嚥下性肺炎，横紋筋融解による腎不全などをきたすことがあり，ときに致命的である．緊急の定位脳手術が必要となることもある．

文献

1) Albanese A, Bhatia K, Bressman SB, et al. Phenomenology and classification of dystonia: a consensus update. Mov Disord 2013; **28**: 863–873

2. 各　論

2) Chawda SJ, Munchau A, Johnson D, et al. Pattern of premature degenerative changes of the cervical spine in patients with spasmodic torticollis and the impact on the outcome of selective peripheral denervation. J Neurol Neurosurg Psychiatry 2000; **68**: 465–471
3) 目崎高広，水谷江太郎，松本真一ほか．攣縮性斜頸における頸椎変形［会］．臨床神経 2001; **41**: 991

検索式・参考にした二次資料

PubMed（検索 2015 年 1 月 26 日）
((generalized dystonia*) OR (generalised dystonia*)) AND ("Dystonia"[Mesh] OR "Dystonic Disorders"[Mesh] OR "Dystonia Musculorum Deformans"[Mesh] OR "Torsion Abnormality"[Mesh]) AND (symptom* OR semiology)
医中誌（検索 2015 年 1 月 26 日）
(全身性ジストニア/AL OR (generalized dystnoa) OR (generalised dystonia) OR (全身性 ジストニア)) AND (ジストニア OR ジストニー OR ジストニック OR 異緊張症 OR 筋緊張異常 OR Dystonia OR dystonic OR dysmyotonia OR hemidystonia) AND 症状/AL

Clinical Question 20-2　　　　　**⑳全身性ジストニア**

全身性ジストニアはどのように診断しますか

回答

● ジストニアの罹患範囲が「体幹＋その他 2 部位以上」である場合に全身性と診断し，これに下肢罹患の有無を付記する．
● ジストニア以外の症候を認める場合を中心に，原因疾患の検索を行う．
● 遺伝性ジストニアはしばしば孤発するが，特に親族内発症がある場合には関連遺伝子の検索を検討する．

解説・エビデンス

　全身性ジストニアの罹患範囲は，必ずしも全身でなくてよい．現在の定義では，身体を頭部上半域・頭部下半域・頸部・喉頭・体幹・上肢・下肢の 7 部位に区分し，このうち「体幹＋その他 2 部位以上」が罹患している場合である．これに下肢罹患の有無を付記することとされている[1]．この付記は以前の定義[2]で下肢罹患を必須とし，「脚部の分節性ジストニア＋他部位のジストニア」とされていたことによる．ここで「脚部の分節性ジストニア」とは，一側下肢と体幹，または，両側下肢（体幹を含んでもよい）のジストニアを指す[2]（以上，CQ 2–1 参照）．

　一般に，若年発症のジストニアは広範性になりやすく，また，しばしば原因疾患があるか，または，遺伝性ジストニアである．病歴やジストニア以外の症候から原因疾患の存在が疑われる場合には検索を行う．最も一般的な病型として，アテトーゼ・ジストニア型脳性麻痺があげられる．著明な日内変動を伴い L-dopa が著効する場合には，小児例を中心に DYT5（DYT/PARK-GCH1）（瀬川病）を疑い，GTP cyclohydrolase 1（GCH1）遺伝子解析で確定する．Yang らの報告では，Ashkenazi 系ユダヤ人を除く一次性ジストニア患者（全身性とは限らない）のうち，発症年齢が 28 歳以下の場合には，DYT1（DYT-TOR1A）遺伝子の変異が欧州で 27.3%，アジアで 20.9% に認められた[3]．両者を合わせると 361 例中 93 例（25.8%）となる．一方，29 歳以上の発症例では 0.2% の陽性率（1,088 例中 2 例）であった[3]．孤発例でも遺伝性ジストニアは否定されないが，特に親族内発症を認める場合には，DYT1（DYT-TOR1A）および他のジストニア関連遺伝子の検索を検討する（CQ 5–2 も参照）．

文献

1) Albanese A, Bhatia K, Bressman SB, et al. Phenomenology and classification of dystonia: a consensus update. Mov Disord 2013; **28**: 863–873
2) Fahn S. Concept and classification of dystonia. Adv Neurol 1988; **50**: 1–8
3) Yang JF, Li JY, Li YJ, et al. DYT1 mutations amongst early onset primary dystonia patients in China. Chin Med Sci J 2008; **23**: 38–43

2. 各 論

検索式・参考にした二次資料

PubMed（検索 2015 年 1 月 26 日）
((generalized dystonia*) OR (generalised dystonia*)) AND (Diagnosis[Mesh] OR "Dystonia/diagnosis"[Mesh] OR "Dystonic Disorders/diagnosis"[Mesh] OR "Dystonia Musculorum Deformans/diagnosis"[Mesh] OR "Torsion Abnormality/diagnosis"[Mesh])
医中誌（検索 2015 年 1 月 26 日）
(全身性ジストニア/AL OR ((generalized dystnoa) OR (generalised dystonia) OR (全身性 ジストニア))) AND 診断

⑳全身性ジストニア

Clinical Question 20-3　　　　　⑳全身性ジストニア

全身性ジストニアはどのように治療しますか

推奨

❶内服治療がまず用いられるが[2D]，実際にはドパ反応性ジストニア（瀬川病など）[1B]を除き顕著な効果を期待しがたいため，定位脳手術を検討する[1B]．
❷眼瞼痙攣・痙性斜頸・痙攣性発声障害のみを治療対象とする場合にはボツリヌス治療を行う[1B]．
❸海外ではバクロフェン髄注療法（ITB）も試みられる[2C]．
❹リハビリテーションは個別に検討する．
❺ジストニア重積状態では集中治療を要することが多い．

2 各論

解説・エビデンス

原因疾患に治療法がある場合にはこれを優先する．以下にジストニアの治療法をあげる．

1．内服治療

簡便であるため第一選択とされているが，ジストニアを効能・効果とする内服薬は存在せず，また，確実な効果が期待できる内服薬は，一部の疾患を除き存在しない．日本ではトリヘキシフェニジル，ジアゼパム，クロナゼパムなどが用いられている[1]．瀬川病またはドパ反応性ジストニアでは L-dopa が第一選択である．

薬剤性ジストニアについては CQ 26–3 参照．

2．ボツリヌス治療

ボツリヌス治療は，全身性ジストニアのうち特定の部位のみを改善することで生活の質が向上すると期待される場合に限り適用される．日本ではジストニアのうち眼瞼痙攣，痙性斜頸，痙攣性発声障害のみが対象である．

3．定位脳手術

全身性，神経変性や構造異常を伴わないジストニアまたは遅発性ジストニアでは，可能な場合には定位脳手術（通常は両側淡蒼球への脳深部刺激療法）を第一選択として行う．病歴が短い例，比較的軽症の例，DYT1（DYT-TOR1A）陽性例では奏効する可能性が高いとされる[2]．完全寛解する例もあるので，骨格変形をきたす前に行うことが望ましい．他疾患に伴うジストニアでは一般に有効性が劣るが，症例を選んで試みる意義がある．

4．バクロフェン髄注療法（intrathecal baclofen：ITB）

海外では一次性・二次性を問わず試みられるが[3]，日本では重度の痙縮に限定して承認されて

135

おり，適用に支障がある．

5．リハビリテーション

筋緊張亢進部位への強い外的負荷はジストニアを増悪させる可能性があるため[4]，筋緊張緩和，関節可動域の維持，拘縮予防などを主な目的として行う．実施時期および方法については個別に検討する．この他，褥瘡や転倒の予防など，全身管理を行う．

6．ジストニア重積状態の治療

内服薬では確実な効果を期待できない．重症例では速やかに集中治療室で管理を開始し，プロポフォールやミダゾラムなどで麻酔や鎮静を行ったうえで，緊急処置として定位脳手術やITBを考慮する[5]．

■ 文献

1) 目崎高広，林　明人，中瀬浩史ほか．わが国におけるジストニー治療の現況．臨床神経 2005; **45**: 634–642
2) Andrews C, Aviles-Olmos I, Hariz M, et al. Which patients with dystonia benefit from deep brain stimulation? A metaregression of individual patient outcomes. J Neurol Neurosurg Psychiatry 2010; **81**: 1383–1389
3) Martínez JA, Pinsker MO, Arango GJ, et al. Neurosurgical treatment for dystonia: long-term outcome in a case series of 80 patients. Clin Neurol Neurosurg 2014; **123**: 191–198
4) Rondot P. Les Dystonies, Masson, Paris, 2003（岡本　保（訳）．ジストニー，文光堂，東京，2005）
5) Allen NM, Lin JP, Lynch T, et al. Status dystonicus: a practice guide. Dev Med Child Neurol 2014; **56**: 105–112

■ 検索式・参考にした二次資料

PubMed（検索 2015 年 1 月 26 日）
((generalized dystonia*) OR (generalised dystonia*)) AND (Therapy[Mesh] OR "Dystonia/therapy"[Mesh] OR "Dystonic Disorders/therapy"[Mesh] OR "Dystonia Musculorum Deformans/therapy"[Mesh] OR "Torsion Abnormality/therapy"[Mesh])
医中誌（検索 2015 年 1 月 26 日）
(全身性ジストニア/AL OR ((generalized dystnoa) OR (generalised dystonia) OR (全身性 ジストニア))) AND 治療

Clinical Question 21-1

㉑片側性ジストニア

片側性ジストニアの症状にはどのようなものがありますか

●片側ジストニアは片側の上肢および下肢にジストニアが現れる.

解説・エビデンス

片側ジストニアは外傷[1,2], 大脳皮質基底核症候群 (corticobasal syndrome)[3〜5], 脳血管障害などで, 主に対側半球の病変で起こる[6〜14].

文献

1) Schrag A, Trimble M, Quinn N, et al. The syndrome of fixed dystonia: an evalution of 103 patients. Brain 2004; **127**: 2360-2372
2) 堀内正浩, 長谷川泰弘. 頭部外傷後ジストニアの3例. 神経内科 2011; **75**: 509-514
3) 長谷川一子. ジストニアの疫学—神経内科専門医を対象とした全国調査. 神経内科 2007; **67**: 53-60
4) Stamelou M, Alonso-Canovas A, Bhatia KP. Dystonia in corticobasal degeneration: a review of the literature on 404 pathologically proven cases. Mov Disord 2012; **27**: 696-702
5) Rana AQ, Ansari H, Siddaiqui I. The relationship between arm dystonia in corticobasal degeneration and handedness. J Clin Neurosci 2012; **19**: 1134-1136
6) Meltete D, Guvant-Marechal L, Gerardin E, et al. Hemidystonia as initial manifestation of sporadic Cretzfeldt-Jakob disease. Eur J Neurol 2006; **13**: 667-668
7) Marsden CD, Obeso JA, Zarranz JJ, et al. The anatomical basis of symptomatic hemidystonia. Brain 1985; **108**: 463-483
8) Deleu D, Lagopoulos M, Louton A. Thalamic hand dystonia: an MRI anatomoclinic study. Acta Neurol Belg 2000; **100**: 237-241
9) Esteban Munoz J, Tolosa E, et al. Upper-limb dystonia secondary to a midbrain hemorrhage. Mov Disord 1996; **11**: 96-99
10) Tan EK, Chan LL, Auchus AP. Hemidystonia precipitated by acute pontine infarct. J Neurol Sci 2005; **234**; 109-111
11) Burguera JA, Bataller L, Valero C. Action hand dystonia after cortical parietal infarction. Mov Disord 2001; **16**: 1183-1185
12) Rumbach L, Barth P, Costaz A, Mas J. Hemidystonia consequent upon ipsilateral vertebral artery occlusion and cerebellar infarction. Mov Disord 1995; **10**: 522-525
13) Eaton JM. Hemidystonia due to subdural hematoma. Neurology 1988; **38**: 507
14) Lyoo CH, Oh SH, Joo JY, et al. Hemidystonia and hemichoreoathetosis as an initial manifestation of moyamoya disease. Neurology 2000; **55**: 991-995

検索式・参考にした二次資料

PubMed(検索 2015年2月9日)
hemidystonia AND ("Dystonia"[Mesh] OR "Dystonic Disorders"[Mesh] OR "Dystonia Musculorum Deformans"[Mesh] OR "Torsion Abnormality"[Mesh])
医中誌(検索 2015年2月9日)
((片側 AND ジストニア) OR hemidystonia/AL) AND (種類 OR 症状)

2. 各論

Clinical Question 21-2　　　　　㉑片側性ジストニア

片側性ジストニアはどのように診断しますか

回答

- ●片側性にジストニアを認め，その原疾患として外傷，大脳皮質基底核症候群（corticobasal syndrome），Creutzfeldt-Jakob 病，脳血管障害，脳腫瘍，脳動静脈奇形，糖尿病などがある．

■ 解説・エビデンス

　片側性ジストニアの鑑別診断として固定ジストニア（CQ 17–3 参照）もあげられる[1~3]．片側性ジストニアは，大半が二次性である．

　長谷川が行った神経内科専門医を対象とした全国調査では，二次性ジストニアの原疾患の 5% に大脳皮質基底核症候群（corticobasal syndrome：CBS）を認めたと報告している[4]．一方 Stamelou らは，CBS の 37.5% にジストニアを合併すること報告している[5]．また Rana らは，CBS におけるジストニアは，非利き手側に 11/12（91.7%）の高率で出現したと報告している[6]．片側性ジストニアを認める患者では，CBS を鑑別にあげるべきだと考える[7]．

　孤発性 Creutzfeldt-Jakob 病でも片側性ジストニアが起こると報告されている[8]．

　脳血管障害では片側性ジストニアを含めた多くのジストニアが発症する．Marsden らは，脳腫瘍，脳動静脈奇形，脳梗塞，脳出血，側脳萎縮の 28 例の患者の上肢または下肢に片側性ジストニアを認めたと報告している[9]．視床梗塞後の片側上肢ジストニア[10]，視床出血後の片側性ジストニア[11]，中脳出血後の片側上肢ジストニア[12]，橋梗塞後の片側性ジストニア[13]，頭頂葉梗塞後の片側上肢ジストニア[14]，小脳梗塞後の片側性ジストニア[15]，慢性硬膜下血腫による片側性ジストニア[16]，片側下肢ジストニア[17]，もやもや病による片側性ジストニア，片側 choreoathetosis[18] 報告されている．

　糖尿病に片側バリズム・片側舞踏病が合併し，頭部 MRI の T2 強調画像上，対側の線状体に高信号域が認められる症例が知られているが，まれに片側性ジストニアが片側バリズムに共存する症例が報告されている[19]．

■ 文献

1) Schrag A, Trimble M, Quinn N, et al. The syndrome of fixed dystonia: an evalution of 103 patients. Brain 2004; **127**: 2360–2372
2) 堀内正浩，長谷川泰弘，真木二葉ほか．外傷後ジストニア：自験 14 例の検討．神経治療 2011; **28**: 177–181
3) 堀内正浩，長谷川泰弘．頭部外傷後ジストニアの 3 例．神経内科 2011; **75**: 509–514
4) 長谷川一子．ジストニアの疫学—神経内科専門医を対象とした全国調査．神経内科 2007; **67**: 53–60
5) Stamelou M, Alonso-Canovas A, Bhatia KP. Dystonia in corticobasal degeneration: a review of the literature on 404 pathologically proven cases. Mov Disord 2012; **27**: 696–702
6) Rana AQ, Ansari H, Siddaiqui I. The relationship between arm dystonia in corticobasal degeneration and

138

handedness. J Clin Neurosci 2012; **19**: 1134–1136

7) 堀内正浩，下邨華菜，森華奈子ほか．片側上肢ジストニアを認めた大脳皮質基底核変性症の検討．神経内科 2015; **82**: 331–333

8) Meltete D, Guvant-Marechal L, Gerardin E, et al. Hemidystonia as initial manifestation of sporadic Creutzfeldt-Jakob disease. Eur J Neurol 2006; **13**: 667–668

9) Marsden CD, Obeso JA, Zarranz JJ, et al. The anatomical basis of symptomatic hemidystonia. Brain 1985; **108**: 463–483

10) Deleu D, Lagopoulos M, Louton A. Thalamic hand dystonia: an MRI anatomoclinic study. Acta Neurol Belg 2000; **100**: 237–241

11) Hamasaki K, Yamada K, Kuratsu K. Hamidystonia secondary to thalamic hemorrhage treated with GPi stimulation. Mov Disord 2008; **23**: 1762–1766

12) Esteban Munoz J, Tolosa E, et al. Upper-limb dystonia secondary to a midbrain Hemorrhage. Mov Disord 1996; **11**: 96–99

13) Tan EK, Chan LL, Auchus AP. Hemidystonia precipitated by acute pontine infarct. J Neurol Sci 2005; **234**; 109–111

14) Burguera JA, Bataller L, Valero C. Action hand dystonia after cortical parietal infarction. Mov Disord 2001; **16**: 1183–1185

15) Rumbach L, Barth P, Costaz A, Mas J. Hemidystonia consequent upon ipsilateral vertebral artery occlusion and cerebellar infarction. Mov Disord 1995; **10**: 522–525

16) Eaton JM. Hemidystonia due to subdural hematoma. Neurology 1988; **38**: 507

17) Dressler D, Schönle PW. Bilateral limb dystonia due to chronic subdural hematoma. Eur Neurol 1990; **30**: 211–213

18) Lyoo CH, Oh SH, Joo JY, et al. Hemidystonia and hemichoreoathetosis as an initial manifestation of moyamoya disease. Neurology 2000; **55**: 991–995

19) Matsuda M, Hashimoto T. Coexistence of hemidystonia and hemiballism in a diabetic patient with striatal hyperintensity on T1-weighted MRI. J Neurol 2001; **248**: 1096–1098

▌検索式・参考にした二次資料

PubMed（検索 2015 年 2 月 9 日）
hemidystonia AND ("Dystonia/diagnosis"[Mesh] OR "Dystonic Disorders/diagnosis"[Mesh] OR "Dystonia Musculorum Deformans/diagnosis"[Mesh] OR "Torsion Abnormality/diagnosis"[Mesh])
医中誌（検索 2015 年 2 月 9 日）
((片側 AND ジストニア) OR hemidystonia/AL) AND ((SH=診断的利用,診断,画像診断,X 線診断,放射性核種診断,超音波診断) OR [診断]/TH OR 診断/TI)

2. 各 論

Clinical Question 21-3　　　　㉑片側性ジストニア

片側性ジストニアはどのように治療しますか

推奨

❶原疾患の治療を主とし，内服治療やボツリヌス治療，脳深部刺激などで対応する
[2C].

解説・エビデンス

①外傷性ジストニアの場合は内服加療，ボツリヌス治療，MAB 療法，脳深部刺激療法（DBS）
で対応する[1~3]．

②CBS に伴う片側性ジストニアでは，原病の治療に加えボツリヌス治療で対応する[4~7]．

③脳血管障害に伴う片側性ジストニアでは，原病の治療を主として，内服加療やボツリヌス
治療で対応する[9~18]．

文献

1) Schrag A, Trimble M, Quinn N, et al. The syndrome of fixed dystonia: an evalution of 103 patients. Brain 2004; **127**: 2360–2372

2) 堀内正浩，長谷川泰弘，真木二葉ほか．外傷後ジストニア―自験 14 例の検討．神経治療 2011; **28**: 177–181

3) 堀内正浩，長谷川泰弘．頭部外傷後ジストニアの 3 例．神経内科 2011; **75**: 509–514

4) 長谷川一子．ジストニアの疫学―神経内科専門医を対象とした全国調査．神経内科 2007; **67**: 53–60

5) Stamelou M, Alonso-Canovas A, Bhatia KP. Dystonia in corticobasal degeneration: a review of the literature on 404 pathologically proven cases. Mov Disord 2012; **27**: 696–702

6) Rana AQ, Ansari H, Siddaiqui I. The relationship between arm dystonia in corticobasal degeneration and handedness. J Clin Neurosci 2012; **19**: 1134–1136

7) 堀内正浩，下邨華菜，森華奈子ほか．片側上肢ジストニアを認めた大脳皮質基底核変性症の検討．神経内科 2015; **82**: 331–333

8) Meltete D, Guvant-Marechal L, Gerardin E, et al. Hemidystonia as initial manifestation of sporadic Cretzfeldt-Jakob disease. Eur J Neurol 2006; **13**: 667–668

9) Marsden CD, Obeso JA, Zarranz JJ, et al. The anatomical basis of symptomatic hemidystonia. Brain 1985; **108**: 463–483

10) Deleu D, Lagopoulos M, Louton A. Thalamic hand dystonia: an MRI anatomoclinic study. Acta Neurol Belg 2000; **100**: 237–241

11) Hamasaki K, Yamada K, Kuratsu K. Hamidystonia secondary to thalamic hemorrhage treated with GPi stimulation. Mov Disord 2008; **23**: 1762–1766

12) Esteban Munoz J, Tolosa E, et al. Upper-limb dystonia secondary to a midbrain Hemorrhage. Mov Disord 1996; **11**: 96–99

13) Tan EK, Chan LL, Auchus AP. Hemidystonia precipitated by acute pontine infarct. J Neurol Sci 2005; **234**: 109–111

14) Burguera JA, Bataller L, Valero C. Action hand dystonia after cortical parietal infarction. Mov Disord 2001; **16**: 1183–1185

15) Rumbach L, Barth P, Costaz A, Mas J. Hemidystonia consequent upon ipsilateral vertebral artery occlusion and cerebellar infarction. Mov Disord 1995; **10**: 522–525

● *140* ●

16) Eaton JM. Hemidystonia due to subdural hematoma. Neurology 1988; **38**: 507
17) Dressler D, Schönle PW. Bilateral limb dystonia due to chronic subdural hematoma. Eur Neurol 1990; **30**: 211–213
18) Lyoo CH, Oh SH, Joo JY, et al. Hemidystonia and hemichoreoathetosis as an initial manifestation of moyamoya disease. Neurology 2000; **55**: 991–995

検索式・参考にした二次資料

PubMed（検索 2015 年 2 月 9 日）
hemidystonia AND ("Dystonia/therapy"[Mesh] OR "Dystonic Disorders/therapy"[Mesh] OR "Dystonia Musculorum Deformans/therapy"[Mesh] OR "Torsion Abnormality/therapy"[Mesh])
医中誌（検索 2015 年 2 月 9 日）
((片側 AND ジストニア) OR hemidystonia/AL) AND ((SH=治療的利用,治療,薬物療法,外科的療法,移植,食事療法,精神療法,放射線療法) OR [治療]/TH OR 治療/TI OR 療法/TI)

2. 各 論

Clinical Question 22-1　　㉒小児に多いジストニア

遺伝性ジストニアで小児発症が多いタイプは何ですか

回答

● 遺伝性ジストニアは DYT と命名され，病因遺伝子，または遺伝子連鎖が解明されたものはその後に数字が付記され命名されてきている．近年その病因遺伝子または連鎖が次々と解明されてきている．現在 DYT1（DYT-*TOR1A*）から DYT28 まで報告されている．DYT1（DYT-*TOR1A*）はその連鎖が染色体 9q34.11 であることが最初に報告されたので DYT1（DYT-*TOR1A*）とされた．病因遺伝子が最初に解明されたのは DYT5（DYT/PARK-*GCH1*）（瀬川病）である．

● それぞれの遺伝性ジストニアに好発年齢がある．小児発症が多いのは DYT1（DYT-*TOR1A*），DYT5（DYT/PARK-*GCH1*），DYT6（DYT-*THAP1*），DYT28（DYT-*KMT2B*）である．

解説・エビデンス

　　遺伝性ジストニアのなかで小児発症が多い DYT1（DYT-*TOR1A*），DYT5（DYT/PARK-*GCH1*），DYT6（DYT-*THAP1*）についてそれぞれの概要を**表 1** に記す[1~9]．小児発症のジストニアは一般的に全身型を呈することが多い．

　　DYT5（DYT/PARK-*GCH1*）（瀬川病）の鑑別診断を要する疾患を**表 2** に記す．

　　バイオプテリン代謝異常症はジストニアに加え他の神経症状を呈する．

　　若年性パーキンソニズム（PARK2）の小児期・思春期発症例は下肢優位の姿勢ジストニアを呈する．

文献

1) Segawa M, Nomura Y. Genetics and pathophysiology of primary dystonia with special emphasis on DYT1 and DYT5. Semin Neurol 2014; **34**: 306–311

2) 瀬川昌也，近江一彦，伊東　繁ほか．L-DOPA が著効を呈した小児基底核疾患—著明なる変動を伴った遺伝性進行性基底核疾患．診療（5 月臨時増刊号）1971; **24**: 667–672

3) Segawa M, Hosaka A, Miyagawa F, et al. Hereditary progressive dystonia with marked diurnal fluctuation. Adv Neurol 1976; **14**: 215–233

4) Ichinose H, Ohye T, Takahashi E, et al. Hereditary progressive dystonia with marked diurnal fluctuation caused by mutations in the GTP cyclohydrolase I gene. Nat Genet 1994; **8**: 236–242

5) Segawa M, Nomura Y. Dopa-responsive dystonia. Handbook of Dystonia, Stacy MA (ed), Informa, New York London, 2007: p.219–243

6) Ozelius L, Kramer PL, Moskowitz CB, et al. Human gene for torsion dystonia located on chromosome 9q32-q34. Neuron 1989; **2**: 1427–1434

7) Ozelius LJ, Hewett JW, Page CE, et al. The early-onset torsion dystonia gene (DYT1) encodes an ATP-binding protein. Nat Genet 1997; **17**: 40–48

8) Almasy LSB, Bressman SB. Raymond MS, et al. Idiopathic torsion dystonia linked to chromosome 8 in two

㉒小児に多いジストニア

表1　小児発症が多い DYT の特徴

	DYT1	DYT5，瀬川病	DYT6
発症年齢	小児期，思春期・成人発症もあり	小児期	DYT1 より遅い傾向，10 歳代中頃好発
初発症状	下肢ジストニア肢位，時に上肢	下肢ジストニア肢位，時に上肢	頭頸部
経過中にみることがある症状	躯幹のジストニア姿勢・捻転，ジストニア運動，姿勢時振戦，眼瞼攣縮，ミオクロヌス	症状の日内変動（10 歳代中頃以降目立たず），臨床型は姿勢ジストニア型，動作ジストニア型に分類される．	全身に広がる，上肢ジストニア，laryngeal dysphonia，他多様なジストニアを呈する．
経過	小児期緩徐進行性，数年で全身性となる．上肢初発例で非進行例あり．	10 歳代中頃まで進行性，以後安定することが多い．	進行性，全身ジストニアに広がる．頭部ジストニア・発声障害を呈した場合，全身に広がる傾向．
成人発症例	部分ジストニア（書痙），節性ジストニア（斜頸），振戦	部分ジストニア（書痙），節性ジストニア（斜頸），パーキンソニズム	成人発症も報告あり
家系内多様性	あり	あり	あり
診断	臨床的特徴，*TOR1A* 変異の証明	臨床的特徴，髄液ネオプテリン値低下，*GCH1* 変異の証明	臨床的特徴，*THAP1* 変異の証明
鑑別診断	DYT5，DYT6，症候性ジストニア，他	痙性対麻痺，脳性麻痺，他のドパ反応性ジストニア，PARK2 他	DYT1
治療	有効薬物はない，DBS 著効例が多い	レボドパ	DBS 有効例の報告あり
予後	初発症状で固定または進行後固定	多くはレボドパ著効	進行性
遺伝性	常染色体優性	常染色体優性	常染色体優性
染色体連鎖	9q34.11	14q22.1-q22.2	8p11.21
病因遺伝子	*TOR1A*．大部分が c.904-906 delGAG	GTP cyclohydrolase 1（*GCH1*）	*THAP1*
遺伝子産物	TOR1A	GTP cyclohydrolase 1	THAP1 protein

表2　DYT5（DYT/PARK-*GCH1*）（瀬川病）の鑑別診断を要する疾患（プテリジン代謝異常とジストニア）

疾患・欠損酵素	ジストニアに加えて見られる症状
劣性遺伝性 GCH1 欠損症	乳児期早期からの精神運動発達遅滞，躯幹筋緊張低下，セロトニン低下の症状，痙攣，発熱
劣性遺伝性ピルボイド・テトラヒドロプテリン・シンターゼ（PTPS）欠損症	早期からの精神運動発達遅滞，筋緊張低下，痙攣，症状の日内変動を呈することもある
劣性遺伝性セピアプテリン・リダクターゼ（SPR）欠損症	早期からの精神運動発達遅滞，筋緊張低下，oculogyric crisis，症状の日内変動を呈することもある
劣性遺伝性ディヒドロプテリン・リダクターゼ（DHPR）欠損症	精神運動発達遅滞，筋緊張低下，てんかん
劣性遺伝性チロシン水酸化酵素（TH）欠損症	発達早期からの進行性脳症の症状を呈し，精神運動発達遅滞，錐体路症状，眼瞼下垂，oculogyric crisis
若年性パーキンソニズム（PARK2）	20 ～ 40 歳でパーキンソニズムで発症するが，小児期 10 歳前後で下肢ジストニア姿勢で発症することもある．日内変動もみられる．

mennonite families. Ann Neurol 1997; **42**: 670–673

9) Fuchs T, Gavarini S, Saunders-Pullman R, et al. Mutations in the THAP1 gene are responsible for DYT6 primary torsion dystonia. Nat Genet 2009; **41**: 286–288

2. 各 論

■ 検索式・参考にした二次資料

PubMed（検索 2015 年 3 月 6 日）
("Dystonia/genetics"[Mesh] OR "Dystonic Disorders/genetics"[Mesh]) AND ("Adolescent"[Mesh] OR "Child"[Mesh] OR "Infant"[Mesh])
医中誌（検索 2015 年 3 月 6 日）
(ジストニア OR ジストニー OR ジストニック OR 異緊張症 OR 筋緊張異常 OR Dystonia OR dystonic OR dysmyotonia OR hemidystonia) AND ((SH=遺伝学) OR 遺伝学/TH OR 遺伝子/TH OR 遺伝性疾患/TH) AND (CK=新生児,乳児(1〜23 ヶ月),幼児(2〜5),小児(6〜12),青年期(13〜18)) AND DYT

Clinical Question 22-2　　　　㉒小児に多いジストニア

代謝異常によるジストニアで代表的なものは何ですか

回答

● 代謝異常は多岐にわたり，主症状としてジストニアを呈するものも少なくない[1]．代表的なものとしてビオプテリン代謝異常症，Wilson 病，Neurodegeneration with brain iron accumulation（NBIA），グルコーストランスポーター 1 欠損症症候群（GLUT-1DS），ミトコンドリア脳筋症について解説する．

2 各論

解説・エビデンス

1．ビオプテリン代謝異常症[2]

　3 種の芳香族アミノ酸（フェニルアラニン，チロシン，トリプトファン）水酸化酵素に共通の補酵素であるテトロヒドロビオプテリン（BH4）の欠乏による先天代謝異常症で，高フェニルアラニン血症を呈することもある．フェニルケトン尿症とは治療が異なるため早期の鑑別診断が大切である．

　BH4 生合成系の異常（GTP cyclohydrolase 1, 6-Pyruvoyl-tetrahydropterin synthase, Sepiapterinreductase or PTP reductase 欠損症），再生系の異常（Dihydropteridine reductase, 4a-carbinolamine-dehydratase 欠損症），Tyrosine hydroxylase 欠損症が報告されている（CQ 22–1 表 2 参照）．GTP cyclohydrolase 1 のヘテロの変異は DYT5（DYT/PARK-*GCH1*）（瀬川病）で遺伝性ジストニアに分類されている（CQ 22–1 参照）．これらは主症状としてジストニアを呈し，L-dopa が有効なことが多く早期診断が大切である．

　dopa から dopamine，L-threoDOPS から norepinephrine，5-Hydroxytryptophan から serotonin を生成する aromatic amino acid decarboxylase 欠損症もジストニアを呈する．本症は最近遺伝子治療が成功している．

2．Wilson 病[3,4]

　常染色体劣性遺伝の銅代謝異常症で肝障害，大脳基底核の変性を呈する．日本の発症頻度は 35,000～45,000 人に 1 人，保因者は 100～120 人に 1 人と推定されている．

　小児期に肝障害でみつかり，神経所見なく急速な経過をとることもある．神経症状による発症は多くは 10～20 歳と遅れる．不明瞭な話し方，球症状，急速な進行性ジストニアで初発．間もなく典型的な顔貌を呈する．激しい振戦（羽ばたき振戦）をみる．Kayser-Fleischer ring，精神発達遅滞，情緒障害をみることもある．

　検査は血清セルロプラスミン値，血清銅低下，尿中銅排泄量増加をみる．肝機能異常，アミノ酸尿症をみる場合もある．MRI は淡蒼球，尾状核頭部，視床に T1 強調像にて低信号，T2 強調像にて高信号となる．中脳，橋，小脳の異常，大脳萎縮をみることもある．治療可能な疾患であり早期の診断が大切である．

病因遺伝子は染色体 13q14.3 にある *ATP7B* である.

3. neurodegeneration with brain iron accumulation (NBIA)[5,6]

錐体外路系に鉄の沈着をみる遺伝性の神経変性疾患(neurodegeneration with brain iron accumulation:NBIA)で,現在 14 の病因遺伝子が同定されている.

最もよく知られているものは Pantothenate Kinase 2 欠損症(Hallervorden-Spatz 症候群:HSS)である.小児期にジストニアによる歩行障害で発症.全身に広がる.網膜変性,発達遅滞を呈することもある.進行性,成人まで生存することも多いが,早期死亡もある.死因は,顔面口部ジストニアのため嚥下,食事摂取の障害の合併症によることが多い.

対症療法で,経口トリヘキシフェニジルおよびバクロフェン,ボツリヌス注射,バクロフェン髄注,定位脳手術などがなされてきており,近年淡蒼球の脳深部刺激療法の報告がある.

病因遺伝子は *PANK2* である.

NBIA5, beta-propeller protein-associated neurodegeration(BPAN),または static encephalopathy of childhood with neurodegeneration in adulthood(SENDA),は最近注目され,筋強剛はドパ反応性との報告もある.

4. グルコーストランスポーター 1 欠損症症候群(GLUT-1DS)[7]

本症は脳のエネルギー代謝基質であるグルコースが中枢神経系に取り込まれないことにより生じる代謝性脳症で,血糖は正常であるが髄液中の糖が低値を示す.てんかん,筋緊張低下症,ジストニアなどを呈する.治療は診断がつき次第グルコースに代わりケトンをエネルギー源として供給するケトン食療法を開始するべきである.

大多数に *SLC2A1* 遺伝子ヘテロ接合性の *de novo* 変異を認める.

5. ミトコンドリア異常症

ミトコンドリア mitochondrial oxidative phosphorylation の異常は多くの神経変性疾患および神経筋疾患にて報告されてきている.ミトコンドリア/呼吸鎖異常症はジストニアを呈することがある.特に小児期にみられる.画像上は両側大脳基底核の病変がみられる.

Leigh 脳症,pyruvate dehydrogenase deficiency,Leber hereditary optic neuropathy,MELAS(mitochondrial encephalomyopathy, lactic acidosis, and stroke-like episode),Kearns-Sayre syndrome などである.

CQ 5–2 も参照.

文献

1) Pierre G. Neurodegenerative disorders and metabolic disease. Arch Dis Child 2013; **98**: 618–624
2) Smith I, Leeming RJ, Cavanagh NP, et al. Neurological aspects of biopterin metabolism. Arch Dis Child 1986; **61**: 130–137
3) 青木継稔.ウィルソン病,神経精神疾患モノグラフシリーズ 9.星和書店,東京,1984
4) 日本先天代謝異常学会.ウィルソン病ガイドライン
5) Hayflick SJ, Westaway SK, Levinson B, et al. Genetic, clinical, and radiographic delineation of Hallervorden-Spatz syndrome. N Engl J Med 2003; **348**: 33–40

6) Schneider SA, Hardy J, Bhatia KP. Syndromes of neurodegeneration with brain iron accumulation (NBIA): an update on clinical presentations, histological and genetic underpinnings, and treatment considerations. Mov Disord 2012; **27**: 42–53
7) Klepper J, Leiendecker B. GLUT1 deficiency syndrome--2007 update. Dev Med Child Neurol 2007; **49**: 707–716

検索式・参考にした二次資料

PubMed（検索 2015 年 4 月 10 日）
("Dystonia/etiology"[Mesh] OR "Dystonic Disorders/etiology"[Mesh]) AND "Metabolic Diseases/complications"[Mesh]
医中誌（検索 2015 年 4 月 10 日）
（ジストニア OR ジストニー OR ジストニック OR 異緊張症 OR 筋緊張異常 OR Dystonia OR dystonic OR dysmyotonia OR hemidystonia）AND 代謝性疾患/TH

2. 各 論

Clinical Question 22-3 　　㉒小児に多いジストニア

脳性麻痺でジストニアタイプを示すものは何ですか

回答

●発達早期における中枢神経系への非進行性の障害による姿勢または運動障害で，ジストニアを主症状とする場合である．四肢，体幹，頭頸部，喉頭も障害することが多い．全脳性麻痺のなかで17%前後を占めるとされる．治療は症状の程度によるが，multidiscipline のアプローチを要する．

解説・エビデンス

　脳性麻痺は胎生期，新生児期，乳児期の発達過程に起こった非進行性の障害による姿勢または運動障害と定義される[1]．

1. 分類
　臨床症状は個々の患者により異なり，障害の広がり，症状の重症度，臨床症状により分類されるが，必ずしも明確な分類は困難である．
　a）重症度による分類
　多くの場合 Gross Motor Function Classification System（GMFCS）によりなされる．
　レベル Ⅰ：制限なしに歩く
　レベル Ⅱ：制限を伴って歩く
　レベル Ⅲ：手に持つ移動器具を使用して歩く
　レベル Ⅳ：制限を伴って自力移動；電動の移動手段を使用してもよい
　レベル Ⅴ：手動車椅子で移送される
　b）障害部位による分類
　単麻痺
　対麻痺
　片麻痺
　四肢麻痺
　c）症状の特徴，筋緊張による分類
　1）痙直型
　2）非痙直型
　　2-1）Athetoid dyskinetic CP
　　2-1a）アテトーゼ型
　　2-1b）ジストニア型[2]
　　2-2）失調型
　　2-3）混合型

● **148** ●

痙性麻痺は頻度としては最も多く全体の80％を占める．athetoid dyskinetic CP はほぼ20％を占め choreo-athetoid 型および dystonic 型と分類する．失調型の頻度は少なく筋緊張は低下している．

choreo-athetoid 型は主として顔面，四肢を障害，dystonic 型は緩徐な強い筋収縮を示し，局所的または全身を障害する．すなわち，四肢，体幹の他，顔面，舌，口唇，顎，喉頭，呼吸筋も含むことがある．筋緊張は亢進または逆に低下していることもある．

ジストニアの症状は情緒，外的環境の変化により変動することがある．睡眠時完全に消失することもある．コントロールは困難なことが多く痛みを伴うこともある．

他に手の機能，コミュニケーションの機能，摂食能力により分類されることもある．知的能力の障害の有無は一定していない．

2．予後・合併症

重症度スケール GMFCS は予後も予測できる．athetoid dyskinetic CP ではしばしば頸椎の異常を生じ，それが頸髄損傷に及ぶことがある．

3．治療

理学療法，作業療法，言語療法，筋緊張をリラックスさせる薬剤，痛みに対しての薬剤などがある．トリヘキシフェニジル[3]，少量 L-dopa が試みられることもある．近年ボツリヌス治療（GMFCS レベル V は慎重投与），バクロフェンの髄腔内注射が使用されることもある．脳深部刺激療法の効果はあまり期待されない[4]．

■ 文献

1) Fairhurst C. Cerebral palsy: the whys and hows. Arch Dis Child Educ Pract Ed 2012; **97**: 122–131
2) Lin JP, Lumsden DE, Gimeno H, et al. The impact and prognosis for dystonia in childhood including dystonic cerebral palsy: a clinical and demographic tertiary cohort study. J Neurol Neurosurg Psychiatry 2014; **85**: 1239–1244
3) Ben-Pazi H. Trihexyphenidyl improves motor function in children with dystonic cerebral palsy: a retrospective analysis. J Child Neurol 2011; **26**: 810–816
4) Keen JR, Przekop A, Olaya JE, et al. Deep brain stimulation for the treatment of childhood dystonic cerebral palsy. J Neurosurg Pediatr 2014; **14**: 585–593

■ 検索式・参考にした二次資料

PubMed（検索 2015 年 4 月 10 日）
("Dystonia"[Mesh] OR "Dystonic Disorders"[Mesh]) AND "Cerebral Palsy"[Mesh]
医中誌（検索 2015 年 4 月 10 日）
(ジストニア OR ジストニー OR ジストニック OR 異緊張症 OR 筋緊張異常 OR Dystonia OR dystonic OR dysmyotonia OR hemidystonia) AND 脳性麻痺

2. 各 論

Clinical Question 23-1　㉓パーキンソン病に伴うジストニア

パーキンソン病に関連したジストニアの症状にはどのようなものがありますか

回答

●体軸のジストニアとして体幹の前屈，側屈，頸部の前屈（首下がり；antecollis），回旋，側屈，後屈がみられる．上下肢，手足にもジストニアを生じることがある．後者には striatal hand（中手指節間関節伸展，近位指節間関節屈曲），striatal toe（母趾背屈）が知られる．

●その他，眼瞼痙攣，まれには肛門周囲筋のジストニアであるアニスムスがみられる．

●抗パーキンソン病薬が，眼球上転発作や，四肢，口舌，呼吸筋，腹筋，上下肢，体軸のジストニアを誘発することもある．

■ 解説・エビデンス

　パーキンソン病患者はしばしばジストニアを合併する．脳神経領域，体軸，四肢に生じることが多い[1]．パーキンソン病の症状として生じる場合と，治療で生じる場合とがある．前者では体軸，手足のジストニアが多い．薬剤誘発性のジストニアは服薬とジストニア出現の時間関係により peak-dose，diphasic，off-dystonia，early morning dystonia に分けられる．ジストニアを伴うパーキンソン病患者 207 例の検討では，7.2%が peak-dose，15.9%が early morning，9.7%がそれ以外のオフ時にみられ，2.4%は投薬開始前から出現していた[2]．複数ジストニアの合併が30%との報告がある．薬剤性ジストニアの出現部位であるが，オフ時（＋early morning）ジストニアは足に生じることが多い．peak-dose dystonia は口唇や舌など，脳神経領域に生じる例が多い．若年発症者では下肢に生じることも多く，L-dopa 服用後下肢が突っ張って歩きづらくなると訴える．diphasic dystonia は上下肢，脳神経領域とも同程度に出現する．脳深部刺激療法により眼輪筋や上下肢にジストニアを生じることもある．

　ジストニアは運動障害の他に二次的障害を生じる．体幹前屈では腰痛，背部痛，逆流性食道炎，流涎，易転倒，首下がりでは肩こり，後頸部痛，嚥下障害，視界の障害，呼吸筋ジストニアは呼吸困難，腹筋，下肢ジストニアは当該部の疼痛の原因となる．

1. 体軸のジストニア（「⑭体幹・体軸のジストニア」を参照）

　筋力低下がなく，臥位で矯正可能な姿勢異常を呈する．しばしば立位や歩行で悪化する．進行例では二次的な骨，結合織の変化により異常姿位が固定したり，筋力が低下する．体軸の姿勢異常は異常を生じた部位，方向により体幹の前屈，側屈，頸部の前屈，側屈，後屈，回旋に分けられる．

　体幹前屈（bent spine）は，屈曲の位置が腰で曲がるもの，背で曲がるもの，全体が緩やかにカーブするものなどが含まれる．腰部での顕著な前屈は camptocormia と呼ばれ，通常 45°以上の屈曲に対して呼称される．側屈のうち，10°以上の顕著なものを Pisa 徴候と呼ぶことがある．

● *150* ●

運動症状重症側の対側に傾く場合が多い（対側 60％，同側 30％[3]）．運動症状の左右差が大きいほど生じやすい[3]．側彎（scoliosis）は脊柱の彎曲を示す用語で，ジストニアとは異なる概念である．

頸部前屈（首下がり）は頸部伸筋の筋力低下で生じる場合と，屈筋，伸筋の緊張のバランスの不均衡で生じる場合（antecollis）とがある．ジストニアとしての頸部前屈は後者である．肩甲挙筋など頸部伸筋の板状硬化が特徴で，伸筋の筋力低下で生じる首下がりとの鑑別点となる．後屈はホーン・ヤール重症度が5になると頻度が増える[4]．

姿勢異常は運動障害の進行に並行して徐々に顕著となるが，抗パーキンソン病薬，特にドパミンアゴニストが誘発，悪化させることがある．オフ時の悪化もみられる．危険因子には高齢，運動障害の重症化，抗パーキンソン病薬高用量などがある．固縮無動型でより生じやすい．脊椎手術の既往も危険因子である．

2. 眼瞼痙攣，四肢，その他のジストニア

パーキンソン病に伴う他のジストニアとして眼瞼痙攣，手指の異常姿勢（striatal hand），足の母趾背屈（striatal toe）がある．まれな症状に肛門周囲筋のジストニアであるアニスムスも知られる．背景にパーキンソン病か薬物による線条体の機能異常が想定されている．眼瞼痙攣の類似症状に開瞼失行（開眼失行）がある．上眼瞼に麻痺はないのに随意的に挙上できず，開瞼しがたい状態をいう．パーキンソン病，その他の錐体外路疾患でみられる開眼失行は眼瞼痙攣と併存しており[5]，真の意味での失行ではない．むしろ，眼輪筋のジストニアや，運動開始の障害，すなわちすくみが加わって生じていると考えられる．手指，足趾のジストニアは足よりも手に生じやすく，パーキンソン症状重症側により顕著である．また，若年発症者に生じやすい[6]．

抗パーキンソン病薬と関連したジストニアには眼球上転発作（oculogyric crisis），口舌，呼吸筋，腹筋，四肢ジストニアなどがある．眼球上転発作は一般には抗精神病薬の錐体外路系副作用として生じるが，パーキンソン病でもまれにみられる．peak-dose，オフ時の両出現が報告されている．薬剤に関連した四肢ジストニアは，上肢より下肢に多い．腹筋や下肢のジストニアは，しばしば疼痛を伴う．

■ 文献

1) Poewe WH, Lees AJ, Stern GM. Dystonia in Parkinson's disease: clinical and pharmacological features. Ann Neurol 1988; **23**: 73–78

2) Kidron D, Melamed E. Forms of dystonia in patients with Parkinson's disease. Neurology 1987; **37**: 1009–1011

3) Tassorelli C, Fumari A, Buscone S, et al. Pisa syndrome in Parkinson's disease: clinical, electromyographic, and radiological characterization. Mov Disord 2012; **27**: 227–235

4) Kashihara K, Imamura T. Frequency and clinical correlates of retrocollis in Parkinson's disease. J Neurol Sci 2013; **324**: 106–108

5) Yoon WT, Chung EJ, Lee SH, et al. Clinical analysis of blepharospasm and apraxia of eyelid opening in patients with parkinsonism. J Clin Neurol 2005; **1**: 159–165

6) Ashour R, Tintner R, Jankovic J. Striatal deformities of the hand and foot in Parkinson's disease. Lancet Neurol 2005; **4**: 423–431

2. 各 論

検索式・参考にした二次資料

PubMed（検索 2015 年 2 月 21 日）
"Parkinson Disease"[Mesh] AND ("Dystonia"[Mesh] OR "Dystonic Disorders"[Mesh] OR "Dystonia Musculorum Deformans"[Mesh] OR "Torsion Abnormality"[Mesh] OR "Movement Disorders"[Mesh]) AND ("postural deformity" OR "postural disorder" OR "Posture"[Mesh] OR "Postural Balance"[Mesh] OR antecollis OR anterocollis OR "dropped head" OR "Neck Muscles"[Mesh] OR "Neck"[Mesh] OR "bent spine" OR camptocormia OR "anterior trunk flexion" OR ("anterior flexion" AND trunk*) OR "Spinal Curvatures"[Mesh] OR retrocollis OR "Torticollis"[Mesh] OR scoliosis OR "lateral trunk flexion" OR ("lateral flexion" AND trunk*) OR "Pisa syndrome" OR "Scoliosis"[Mesh])

医中誌（検索 2015 年 2 月 21 日）
(Parkinson 病 OR パーキンソン病 OR "Parkinson Disease") AND (ジストニア OR dystonia OR 眼瞼けいれん OR 眼瞼痙攣 OR blepharospasm) AND (姿勢/TH OR 姿勢バランス/TH OR 姿勢異常 OR "postural deformity" OR "postural disorder" OR "Postural Balance" OR 首下がり OR antecollis OR anterocollis OR "dropped head" OR 腰曲がり OR 前屈 OR 脊柱前彎症 OR "bent spine" OR camptocormia OR "anterior trunk flexion" OR ("anterior flexion" AND trunk*) OR 脊柱側彎症 OR 側彎 OR ピサ徴候 OR ピサ症候群 Pisa 徴候 OR "Pisa syndrome" OR retrocollis OR 頚部後屈 OR 頸部後屈 OR 脊柱後湾症 OR scoliosis OR "lateral trunk flexion" OR ("lateral flexion" AND trunk*))

㉓パーキンソン病に伴うジストニア

Clinical Question 23-2　㉓パーキンソン病に伴うジストニア

パーキンソン病に関連したジストニアの頻度はどのくらいですか

回答
- camptocormia の頻度は 3～18%，Pisa 徴候は 6～8%，首下がり（antecollis）は 3～6%にみられる.
- 眼瞼痙攣は 0.9～3.3%にみられる.

解説・エビデンス

　姿勢異常の頻度であるが，基準となる定義や測定法が統一されておらず，同一基準での比較はできない．また，対象となる患者群の重症度，若年発症患者比率，性差，使用薬，遺伝的背景の違いによっても異なりうる．100 例以上のパーキンソン病患者を対象に体軸姿勢異常の頻度をまとめた報告を表 1 に示した.

表 1　姿勢異常のタイプ別頻度（100 例以上の検討をまとめた）

報告	N	国	定義	頻度(%)
Antecollis				
Yamada et al, 2003	126	Japan		6.3
Kashihara et al, 2006	252	Japan		6.0
Fujimoto, 2006	131	Japan		5.3
Ashour & Jankovic, 2006	164	USA		5.5
Oyama et al, 2009	2,315	Japan		0.7
Kashihara et al, 2012	365	Japan		3.1
camptocormia				
Ashour & Jankovic, 2006	164	USA	45°以上	12.2
Lepoutre et al, 2006	700	France	40°以上	3.3
Bonanni et al, 2007	1,400	Italy	UPDRS part Ⅲ, item 28：3 以上	2.6
Tiple et al, 2009	275	Italy	45°以上	6.9
Abe et al, 2010	153	Japan	45°以上	17.6
Seki et al, 2011	531	Japan	45°以上	4.1
Kashihara et al, 2012	365	Japan	MDS-UPDRS part Ⅲ, item 13：3 以上	12.5
Yoritaka et al, 2013	1,453	Japan	顕著な前屈	9.5
Song et al, 2014	705	中国		6.5
Pisa Syndrome				
Bonanni et al, 2007	1,400	Italy	UPDRS part Ⅲ, item 28：3 以上	1.9
Kashihara et al, 2012	365	Japan	顕著な側屈	6.5
Scoliosis				
Grimes et al, 1987	103	Canada		60.2
Ashour & Jankovic, 2006	164	USA		8.5

首下がりの頻度は 3〜6％程度である．一方，顕著な腰曲がりないし camptocormia は報告に幅があり，3〜12％程度である．また，Pisa ないし scoliosis の頻度は 6〜8％である．

眼瞼痙攣の出現頻度には 0.9〜3.3％という報告がある[1,2]．進行性核上性麻痺，多系統萎縮症，大脳皮質基底核変性症を含むその他のパーキンソニズムではより高頻度であり，進行性核上性麻痺では 70％，多系統萎縮症は MSA-P で 11.2％，MSA-C で 8.9％である[1]．一方，本態性振戦 274 例にはみられなかった[2]．

文献

1) Yoon WT, Chung EJ, Lee SH, et al. Clinical analysis of blepharospasm and apraxia of eyelid opening in patients with parkinsonism. J Clin Neurol 2005; **1**: 159–165
2) Rana AQ, Kabir A, Dogu O, et al. Prevalence of blepharospasm and apraxia of eyelid opening in patients with parkinsonism, cervical dystonia and essential tremor. Eur Neurol 2012; **68**: 318–321

検索式・参考にした二次資料

PubMed（検索 2015 年 2 月 21 日）
"Parkinson Disease"[Mesh] AND ("Dystonia"[Mesh] OR "Dystonic Disorders"[Mesh] OR "Dystonia Musculorum Deformans"[Mesh] OR "Torsion Abnormality"[Mesh] OR "Movement Disorders"[Mesh]) AND ("postural deformity" OR "postural disorder" OR "Posture"[Mesh] OR "Postural Balance"[Mesh] OR antecollis OR anterocollis OR "dropped head" OR "Neck Muscles"[Mesh] OR "Neck"[Mesh] OR "bent spine" OR camptocormia OR "anterior trunk flexion" OR ("anterior flexion" AND trunk*) OR "Spinal Curvatures"[Mesh] OR retrocollis OR "Torticollis"[Mesh] OR scoliosis OR "lateral trunk flexion" OR ("lateral flexion" AND trunk*) OR "Pisa syndrome" OR "Scoliosis"[Mesh])

医中誌（検索 2015 年 2 月 21 日）
(Parkinson 病 OR パーキンソン病 OR "Parkinson Disease") AND (ジストニア OR dystonia OR 眼瞼けいれん OR 眼瞼痙攣 OR blepharospasm) AND (姿勢/TH OR 姿勢バランス/TH OR 姿勢異常 OR "postural deformity" OR "postural disorder" OR "Postural Balance" OR 首下がり OR antecollis OR anterocollis OR "dropped head" OR 腰曲がり OR 前屈 OR 脊柱前彎症 OR "bent spine" OR camptocormia OR "anterior trunk flexion" OR ("anterior flexion" AND trunk*) OR 脊柱側彎症 OR 側彎 OR ピサ徴候 OR ピサ症候群 Pisa 徴候 OR "Pisa syndrome" OR retrocollis OR 頚部後屈 OR 頸部後屈 OR 脊柱後湾症 OR scoliosis OR "lateral trunk flexion" OR ("lateral flexion" AND trunk*))

㉓パーキンソン病に伴うジストニア

Clinical Question 23-3　㉓パーキンソン病に伴うジストニア

パーキンソン病に関連したジストニアはどのように診断しますか

回答

●体軸ジストニアは筋力低下や骨の一次的変形なく体軸が曲がっており，かつ，臥位では異常姿勢が正常化する場合に診断する．

●筋萎縮性側索硬化症，頸椎症，重症筋無力症，筋疾患，脊椎圧迫骨折，関節リウマチなどを鑑別する．

●必要に応じ，血液検査，脊髄，脊椎，筋のX線，CT，MRIなどによる補助診断を行う．

●薬剤誘発性が考えられる場合には，peak-dose か off-period かなど，服薬との時間関係の把握に努める．

解説・エビデンス

　診断法であるが，筋力低下がなく，また，骨の変形によらず体軸が曲がっており，かつ，臥位では異常姿勢が正常化する場合に診断する．補助的に脊椎，脊髄，筋のX線，CT，MRI検査や血液検査を行い，脊椎圧迫骨折や筋萎縮性側索硬化症，頸椎症，重症筋無力症，筋疾患，関節リウマチなど，他疾患による二次的姿勢，姿位異常でないことを確認する．ジストニア姿勢が長く続くことで筋の損傷（stretch injury）や廃用性萎縮，筋力低下を生じ，これらが診察，画像検査などで他疾患による異常と判定される可能性に注意する．

　評価法であるが，体幹部姿勢異常はしばしば連続性に悪化する．異常と診断する閾値として変形の強さによる定義が考慮されており，camptocormia は腰での屈曲が45°以上，Pisa 徴候は10°以上の側方への傾きとする報告が多い[1]．scoliosis の重症度は正面からのX線写真像をもとに彎曲度を測定する Cobb 角が用いられ，10°以上を陽性とする報告が多い．また，これら異常はしばしば正常姿位から連続的に変化し，あるかないかの2択で診断できる症状とは限らない．症状を経時的に評価するには写真やビデオ画像をもとに傾きを実測する方法や，UPDRS，MDS-UPDRS などの評価尺度を用いる方法がある．写真画像を含め，角度測定による姿勢評価法の問題点は，屈曲角度が起立，歩行など運動状態の変化や，写真撮影時の頑張りで容易に変動することにある．MDS-UPDRS では，立位，歩行時，姿勢反射検査時の最も悪い姿勢で評価し，自力による姿勢の正常化が可能かどうかなど，動的な評価も組み合わされている．この他，日常生活動作能力を FIM で，結果的に生じる疼痛の評価を visual analogue scale で評価するなど，多面的な評価が工夫されている．

2. 各 論

文献

1) Doherty KM, van de Warrenburg BP, Peralta MC, et al. Postural deformities in Parkinson's disease. Lancet Neurol 2011; **10**: 538–549

検索式・参考にした二次資料

PubMed（検索 2015 年 2 月 21 日）
"Parkinson Disease"[Mesh] AND ("Dystonia"[Mesh] OR "Dystonic Disorders"[Mesh] OR "Dystonia Musculorum Deformans"[Mesh] OR "Torsion Abnormality"[Mesh] OR "Movement Disorders"[Mesh]) AND ("postural deformity" OR "postural disorder" OR "Posture"[Mesh] OR "Postural Balance"[Mesh] OR antecollis OR anterocollis OR "dropped head" OR "Neck Muscles"[Mesh] OR "Neck"[Mesh] OR "bent spine" OR camptocormia OR "anterior trunk flexion" OR ("anterior flexion" AND trunk*) OR "Spinal Curvatures"[Mesh] OR retrocollis OR "Torticollis"[Mesh] OR scoliosis OR "lateral trunk flexion" OR ("lateral flexion" AND trunk*) OR "Pisa syndrome" OR "Scoliosis"[Mesh]) AND (diagnosis OR diagnostic)
医中誌（検索 2015 年 2 月 21 日）
(Parkinson 病 OR パーキンソン病 OR "Parkinson Disease") AND (ジストニア OR dystonia OR 眼瞼けいれん OR 眼瞼痙攣 OR blepharospasm) AND (姿勢/TH OR 姿勢バランス/TH OR 姿勢異常 OR "postural deformity" OR "postural disorder" OR "Postural Balance" OR 首下がり OR antecollis OR anterocollis OR "dropped head" OR 腰曲がり OR 前屈 OR 脊柱前彎症 OR "bent spine" OR camptocormia OR "anterior trunk flexion" OR ("anterior flexion" AND trunk*) OR 脊柱側彎症 OR 側彎 OR ピサ徴候 OR ピサ症候群 Pisa 徴候 OR "Pisa syndrome" OR retrocollis OR 頚部後屈 OR 頸部後屈 OR 脊柱後湾症 OR scoliosis OR "lateral trunk flexion" OR ("lateral flexion" AND trunk*)) AND ((SH=診断的利用,診断,画像診断,X 線診断,放射性核種診断,超音波診断) OR 診断/TH OR 診断/TI OR diagnosis/TI OR diagnostic/TI)

㉓パーキンソン病に伴うジストニア

Clinical Question 23-4　㉓パーキンソン病に伴うジストニア

パーキンソン病に関連したジストニアはどのように治療しますか

回答

● 姿勢異常，その他のジストニアがドパミン補充療法薬の開始，増量を機に生じた場合は減量，中止する．改善しなければ，ドパミン補充療法薬の増量を試みる．
● 体幹の前屈，側屈には腹直筋や外腹斜筋へのボツリヌス毒素，リドカイン注入が有効な場合がある．
● 脳深部刺激療法による改善例がある．
● リハビリテーションの有効例がある．

2 各論

解説・エビデンス

　L-dopa 誘発ジストニアでは，血中 L-dopa 濃度の上昇時，ピーク時，下降時，オフ時それぞれに対応してジストニアが出現する[1]．どのタイミングに出現するかを検討することで，効果的対応が期待できる．基本的には血中 L-dopa 濃度の極端な変動を避ける continuous dopaminergic stimulation に沿った治療により，よりよいコントロールが期待できる．

　体軸ジストニアでは薬剤を開始，増量後早期に体幹の前，側屈や首下がりが悪化した場合，薬剤の影響を考え，減薬，中止，変薬する．プラミペキソールなどのドパミンアゴニストが原因となることが多いが，L-dopa，アマンタジンなどの薬物も誘発しうる．薬剤誘発でない場合は，抗パーキンソン病薬を増量する．姿勢異常を誘発しがたい薬物から選択するのが妥当と思われる．側屈は表面筋電図で電気活動が目立つタイプで薬物調整による改善が期待できる[2]．

　上部で屈曲する体幹前屈（上部型腰曲がり）の場合，外腹斜筋へのリドカインやボツリヌス毒素の注射薬が有効である[3,4]．リドカインは一度ないし数度の反復注射で効果が数週間以上持続する．改善した状態でリハビリテーションを励行し，傍脊柱筋の筋力を強化することで，より長期の改善が期待できる．Furusawa ら[3]は1日1回，4〜5日注射し，効果があれば2週に1回，1回のみで効果がなければ2,3回連日注射し，リハビリテーションを組み合わせることで3ヵ月間，良好な姿勢が維持できた例を報告している．Jankovic ら[5]は腹直筋へのボツリヌス治療の有効性を報告している．腸腰筋への筋注も報告があるが，効果に乏しく，下肢筋力低下を生じて歩きづらくなる懸念もある．側屈にもボツリヌス治療が試され，改善が報告されている[6]．屈曲側の傍脊柱筋に注入するが，屈側腰方形筋，腹直筋などにも試されている[7-9]．注射による改善に加え，正常化した姿勢でのリハビリテーションが，改善状態の維持に重要である[3,8]．首下がりでもボツリヌス治療の奏効例が報告されている．痙性斜頸前屈への治療に準じて胸鎖乳突筋が注射候補部位となるが，これだけで症状が軽快することは少ない．両側の胸鎖乳突筋に治療を行うと，嚥下障害をきたすおそれがあるため，片側ずつ治療を行い，対側は前斜角筋を候補とする．痙性斜頸の前屈では両側の広頸筋やオトガイ下筋群，椎前筋などへの注入も試みられるが，パーキンソン病の首下がりに有効かどうかの報告はない．リドカインは一時的効果を

157

2. 各 論

示すが，体幹前屈への注入ほど効果が持続しない．

定位脳手術，特に視床下核脳深部刺激による前，側屈や首下がりの改善が報告されている[10~14]．脊髄への磁気刺激による姿勢異常の改善も報告されている[15]．

運動療法に関する報告は少ない．1日90分，4週間の体幹運動による体幹姿勢異常の改善が得られる[16]．リドカインやボツリヌス治療と組み合わせることでよりよい効果と，より長い効果の持続が期待できる[3,7,8]．

これらによる十分改善しない場合，腰曲がり，側屈に関してはコルセット，歩行器，杖など補装具の使用で生活における制約の改善が期待できる．背中にリュックを背負うことで姿勢が改善する場合があり，バックパック療法と呼ばれる．脊椎の固定術による姿勢の改善も報告されている．首下がりにはソフトネックカラーが有用である．また，丈の高い歩行器を使用すると体幹の姿勢が改善し，視界が拡大する．

文献

1) McHale DM, Sage JI, Sonsalla PK, et al. Complex dystonia of Parkinson's disease: clinical features and relation to plasma levodopa profile. Clin Neuropharmacol 1990; **13**: 164–170

2) Di Matteo AD, Fasano A, Squintani G, et al. Lateral trunk flexion in Parkinson's disease: EMG features disclose two different underlying pathophysiological mechanisms. J Neruol 2011; **258**: 740–745

3) Furusawa Y, Mukai Y, Kobayashi Y, et al. Role of the external oblique muscle in upper camptocormia for patients with Parkinson's disease. Mov Disord 2012; **27**: 802–803

4) Wijemanne S, Jimenez-Shahed J. Improvement in dystonic camptocormia following botulinum toxin injection to the external oblique muscle. Parkinsonism Relat Disord 2014; **20**: 1106–1107

5) Azher SN, Jankovic J. Camptocormia: pathogenesis, classification, and response to therapy. Neurology 2005; **65**: 355–359

6) Bonanni L, Thomas A, Varanesse S, et al. Botulinum toxin treatment of lateral axial dystonia in Parkinsonism. Mov Disord 2007; **22**: 2097–2103

7) Santamato A, Ranieri M, Panza F, et al. Botulinum toxin type A and a rehabilitation program in the treatment of Pisa syndrome in Parkinson's disease. J Neurol 2010; **257**: 139–141

8) Tassorelli C, De Icco R, Alfonsi E, et al. Botulinum toxin type A potentiates the effect of neuromotor rehabilitation of Pisa syndrome in Parkinson disease: a placebo controlled study. Parkinsonism Relat Disord 2014; **20**: 1140–1144

9) Dupeyron A, Viollet E, Coroian F, et al. Botulinum toxin-A for treatment of Pisa syndrome: a new target muscle. Parkinsonism Relat Disord 2015; **21**: 669–670

10) Sako W, Nishio M, Maruo T, et al. Subthalamic nucleus deep brain stimulation for camptocormia associated with Parkinson's disease. Mov Disord 2009; **24**: 1076–1079

11) Umemura A, Oka Y, Ohkita K, et al. Effect of subthalamic deep brain stimulation on postural abnormality in Parkinson disease. J Neurosurg 2010; **112**: 1283–1288

12) Bartolo M, Serrao M, Tassorelli C, et al. Four-week trunk-specific rehabilitation treatment improves lateral trunk flexion in Parkinson's disease. Mov Disord 2010; **25**: 325–331

13) Schulz-Schnaeffer WJ, Margraf NG, Munser S, et al. Effect of neurostimulation on camptocormia in Parkinson's disease depends on symptom duration. Mov Disord 2015; **30**: 368–372

14) Chieng LO, Madhavan K, Wang MY. Deep brain stimulation as a treatment for Parkinson's disease related camptocormia. J Clin Neurosci 2015; **22**: 1555–1561

15) Arii Y, Sawada Y, Kawamura K, et al. Immediate effect of spinal magnetic stimulation on camptocormia in Parkinson's disease. J Neurol Neurosurg Psychiatry 2014; **85**: 1221–1226

16) Bartolo M, Serrao M, Tassorelli C, et al. Four-week trunk-specific rehabilitation treatment improves lateral trunk flexion in Parkinson's disease. Mov isord 2010; **25**: 325–331

㉓パーキンソン病に伴うジストニア

検索式・参考にした二次資料

PubMed（検索 2015 年 2 月 21 日）
"Parkinson Disease"[Mesh] AND ("Dystonia"[Mesh] OR "Dystonic Disorders"[Mesh] OR "Dystonia Musculorum Deformans"[Mesh] OR "Torsion Abnormality"[Mesh] OR "Movement Disorders"[Mesh]) AND ("postural deformity" OR "postural disorder" OR "Posture"[Mesh] OR "Postural Balance"[Mesh] OR antecollis OR anterocollis OR "dropped head" OR "Neck Muscles"[Mesh] OR "Neck"[Mesh] OR "bent spine" OR camptocormia OR "anterior trunk flexion" OR ("anterior flexion" AND trunk*) OR "Spinal Curvatures"[Mesh] OR retrocollis OR "Torticollis"[Mesh] OR scoliosis OR "lateral trunk flexion" OR ("lateral flexion" AND trunk*) OR "Pisa syndrome" OR "Scoliosis"[Mesh]) AND (therapy OR therapeutic OR treatment)

医中誌（検索 年 月 日）
(Parkinson 病 OR パーキンソン病 OR "Parkinson Disease") AND (ジストニア OR dystonia OR 眼瞼けいれん OR 眼瞼痙攣 OR blepharospasm) AND (姿勢/TH OR 姿勢バランス/TH OR 姿勢異常 OR "postural deformity" OR "postural disorder" OR "Postural Balance" OR 首下がり OR antecollis OR anterocollis OR "dropped head" OR 腰曲がり OR 前屈 OR 脊柱前彎症 OR "bent spine" OR camptocormia OR "anterior trunk flexion" OR ("anterior flexion" AND trunk*) OR 脊柱側彎症 OR 側彎 OR ピサ徴候 OR ピサ症候群 Pisa 徴候 OR "Pisa syndrome" OR retrocollis OR 頚部後屈 OR 頭部後屈 OR 脊柱後湾症 OR scoliosis OR "lateral trunk flexion" OR ("lateral flexion" AND trunk*)) AND ((SH=治療的利用,治療,薬物療法,外科的療法,移植,食事療法,精神療法,放射線療法) OR [治療]/TH OR 治療/TI or 療法/TI)

2. 各 論

Clinical Question 24-1   ㉔その他の神経疾患に伴うジストニア

その他の神経疾患に伴うジストニアにはどのようなものがありますか

回答

- ●多系統萎縮症ではパーキンソン病よりも高頻度に頸部の姿勢異常（首下がり，斜頸）を生じる．
- ●進行性核上性麻痺では頸部後屈，眼瞼痙攣，一側上肢ジストニアが出現する．
- ●大脳皮質基底核変性症では一側上肢のジストニアが多い．
- ●脊髄小脳変性症では SCA2，SCA3，SCA17 でジストニア出現率が高い．DRPLA，SCA1，SCA6，SCA7，SCA8，SCA12，SCA14，SCA20，SCA31 でも出現することがある．

■ 解説・エビデンス

　パーキンソニズムを呈する変性疾患ではパーキンソン病と同種のジストニアがみられる．しかし，頻度や好発部位は疾患ごとに異なる．多数例の文献をまとめた Stamelou らの報告[1] によると，大脳皮質基底核変性症（CBD）では 48.8%（162 例中 79 例），進行性核上性麻痺（PSP）では 40.6%（32 例中 13 例），前頭側頭型認知症では 17.2%（29 例中 5 例）である．好発する部位や症状は疾患により異なり，多系統萎縮症（MSA）は頸部の姿勢異常（首下がり，後屈）や一側上下肢のジストニアが多い．PSP では頸部後屈，眼瞼痙攣，一側上肢のジストニアが多い．CBD や大脳皮質基底核症候群（CBS）では一側上肢のジストニアが多い[2]．これら疾患では，概してパーキンソン病よりも頸部や四肢ジストニアの頻度が高く，camptocormia や Pisa 徴候は少ない．脊髄小脳変性症（SCD）も病型によりジストニアの出現頻度，出現部位が異なる．ミオローヌス，舞踏病様運動，パーキンソン症状などの錐体外路症状を伴う病型でジストニア出現頻度が高い[3]．しかし，小脳症状を主に呈する病型でも出現例が報告されている（CQ 5–2 も参照）．

1. 多系統萎縮症（MSA）

　1989 年，Quinn[4] は病理学的に証明された MSA 患者の 50% 以上に首下がりがみられることを指摘した．Wenning ら[5] は病理診断された MSA 203 例を検討し，最大 9% に首下がりがみられると結論した．MSA-C よりも MSA-P で紬現頻度が高い[6]．MSA にみられる antecollis では首が左右のどちらかに傾き，あるいは回旋して痙性斜頸の要素を示すことがある．Rivest ら[7] の集計では，ジストニアを呈する MSA 患者 6 例中 2 例（MSA-P，MSA-C 各 1 例）が痙性斜頸を示した．

　口部，顔面のジストニアもしばしばみられる．Köllensperger ら[8] は MSA-P における出現頻度を 25.0% と報告し，MSA を診断する警告徴候（red flag）のひとつにあげている．

　多系統萎縮症の特徴のひとつに呼吸異常があり，呼気時喘鳴，無呼吸，大きないびきを呈する．喘鳴は日中でも就寝中でもみられ，吸気時に生じるのが特徴である．日中の喘鳴が 22.8%，

160

㉔その他の神経疾患に伴うジストニア

睡眠中の喘鳴が37.7%との報告がある[8]．睡眠時無呼吸は19.2%，大いびきは37.0%[8]である．これらの背景として声帯の吸気時外転障害があげられる．Shimohataらの検討[9]によると，MSA患者の声帯は正常者とは逆に吸気時内転し，呼気時外転している．彼らはその原因のひとつに披裂筋のジストニアを考察している．

2. 進行性核上性麻痺（PSP）

PSPでは主要神経徴候として頸部の後屈が強調されている．Brusaら[10]は75例中64例に項部ジストニアを認め，30例が頸部後屈，6例が前屈を示したと報告した．報告により差異があり，17%とする報告もある[11]．痙性斜頸はPSPではまれとされるが，Rivestら[7]は10例中2例にこれを見出している．眼瞼痙攣の頻度も報告間で差異が大きく，24〜70%である[9,10,12]．四肢のジストニアが27%に報告されている[11]．まれながら，口舌ジストニアの報告もある．

3. 大脳皮質基底核変性症（大脳皮質基底核症候群：CBS）

CBD，CBSでは一側上肢にジストニアを生じることが多い（「㉑片側性ジストニア」参照）．

4. 脊髄小脳変性症（SCD）

病型により出現する症状や頻度が異なる．最も高頻度に出現するのはSCA17で，53%との報告がある．多くは手や足の限局性ジストニアである．続いて多いSCA3が24%，SCA2が14%と報告されている[3]．頻度は低いが，SCA1，SCA6，SCA7，SCA8，SCA12，SCA14，SCA20，SCA31，DRPLAでも報告がみられる．SCA10，SCA11，SCA13，SCA15，SCA16，SCA19，SCA21，SCA22，SCA23，SCA25，SCA27，SCA28，SCA36，SCA38，Fragile X associated tremor/ataxia syndrome（FXTAS），Friedreich運動失調症では報告されていない．ジストニアを合併する病型では他にも不随意運動やパーキンソン症状などの錐体外路症状を呈するものが多い[3,12]．背景に大脳基底核の障害が考えられるが，一方で，SCA31のように病理が小脳に限局していてもジストニア発現例がある．基底核と小脳ないし，両者を結ぶネットワークの障害もジストニア発現に関与する可能性がある[13]．

CQ 5–2も参照．

文献

1) Stamelou M, Alonso-Canovas A, Bhatia KP. Dystonia in corticobasal degeneration: a review of the literature on 404 pathologically proven cases. Mov Disord 2012; **27**: 696–702
2) Godeiro-Junior C, Felocio AC, Barsottini OGP, et al. Clinical features of dystonia in atyoical parkinsonism. Arq Neuropsiquiatr 2008; **66**: 800–804
3) van Gaalen J, Giunti P, van de Warrenburg BP. Movement disorders in spinocerebellar ataxias. Mov Disord 2011; **26**: 792–800
4) Quinn N. Disproportionate antecollis in multiple system atrophy. Lancet 1989; **I**: 844–845
5) Wenning GK, Tison F, Ben Shlomo Y, et al. Multiple system atrophy: a review of 203 pathologically proven cases. Mov Disord 1997; **12**: 133–147
6) Kashihara K, Ohno M. Reply: Disproportionate antecollis: no longer a red flag for multiple system atrophy? Mov Disord 2007; **22**: 1986–1987
7) Rivest J, Quinn N, Marsden CD. Dystonia in Parkinson's disease, multiple system atrophy, and progressive supranuclear palsy. Neurology 1990; **40**: 1571–1578
8) Köllensperger M, Geser F, Seppi K, et al. Red flags for multiple system atrophy. Mov Disord 2008; **23**: 1093–1099

161

2. 各 論

9) Shimohata T, Shinoda H, Nakayama H, et al. Daytime hypoxemia, sleep-disordered breathing, and laryngopharyngeal findings in multiple system atrophy. Arch Neurol 2007; **64**: 856–861
10) Brusa A, Mancardi GL, Bugiani O. Progressive supranuclear palsy 1979: an overview. Ital J Neurol Sci 1980; **4**: 205–222
11) Barclay CL, Lang AE. Dystonia in progressive supranuclear palsy. JNNP 1997; **62**: 352–356
12) Yoon WT, Chung EJ, Lee SH, et al. Clinical analysis of blepharospasm and apraxia of eyelid opening in patients with parkinsonism. J Clin Neurol 2005; **1**: 159–165
13) Prudente CN, Hess EJ, Jinnah HA. Dystonia as a network disorder: what is the role of the cerebellum? Neuroscience 2014; **260**: 23–35

検索式・参考にした二次資料

PubMed（検索 2015 年 3 月 12 日）
"Nervous System Diseases"[Mesh] AND ("Dystonia"[Mesh] OR "Dystonic Disorders"[Mesh] OR "Dystonia Musculorum Deformans"[Mesh] OR "Torsion Abnormality"[Mesh] OR "Movement Disorders"[Mesh]) AND (secondary OR non-primary OR acquired OR degenerative OR heredodegenerative OR "dystonia plus")
医中誌（検索 2015 年 3 月 12 日）
(神経疾患 OR 神経系疾患) AND (ジストニア OR dystonia OR 眼瞼けいれん OR 眼瞼痙攣 OR blepharospasm)

㉕発作性ジストニア

Clinical Question 25-1   ㉕発作性ジストニア

発作性ジストニアとは何ですか

回答

●その名のとおり，突然，発作性にジストニアが出現する疾患である．ジストニア以外に，ジスキネジア，舞踏アテトーシスといった不随意運動が出現することもある．

解説・エビデンス

　ある動作に伴って起こる場合（運動起原性（kinesigenic），もしくは運動誘発性（exercise-induced））と，動作に関係なく起こる場合（非運動起原性（nonkinesigenic））がある．運動起原性の場合，数秒から数分の短い発作時間，突然の予期しない運動により誘発される．バスや電車に急いで乗り込もうと走り出したりしたときに足がもつれる症状が出ることが多い．遺伝性のものとして，DYT8，DYT10，DYT12，DYT18，DYT19，DYT20 が報告されているが，頻度としては，DYT10 が多く，原因遺伝子として *PRRT2* が発見されている．熱性痙攣の既往や片頭痛との併発も報告されている[1~3]．日本国内でも DYT10 家系が報告されている．発作の持続時間を表1 にまとめた．

表1　原因遺伝子と発作の持続時間

遺伝子座 - 遺伝子名	症状の持続時間
DYT8-*MR-1*	数分から数時間
DYT10-*PRRT2*	数秒から数分
DYT18-*GLUT1*	数分から 1 時間
DYT19-unknown	数分以内
DYT20-unknown	2 分から 5 分

文献

1) Groffen AJ, Klapwijk T, van Rootselaar AF, et al. Genetic and phenotypic heterogeneity in sporadic and familial forms of paroxysmal dyskinesia. J Neurol 2013; **260**: 93–99
2) Xiao J, Vemula SR, LeDoux MS. Recent advances in the genetics of dystonia. Curr Neurol Neurosci Rep 2014; **14**: 462
3) Klein C. Genetics in dystonia. Parkinsonism Relat Disord 2014; **20**: S137–S142

検索式・参考にした二次資料

PubMed（検索 2015 年 2 月 19 日）
"Paraxysmal Dystonia" [Mesh] OR "Hereditary Dystonia" [Mesh] OR "Movement Disorders" [Mesh] AND "Genetics"

2. 各論

Clinical Question 25-2　㉕発作性ジストニア

発作性ジストニアはどのように治療しますか

回答
- カルバマゼピンなどの抗てんかん薬が有効な場合がある．

解説・エビデンス

　発作性ジストニア（ジスキネジア）は，他の発作性神経疾患と同様，チャネル異常（channelopathy）により生じているのではないかとの考えもあり，カルバマゼピンなどの抗てんかん薬が投与されてきた．そして，実際，効果が得られる場合もある[1〜3]．PRRT2などの原因遺伝子が判明して以降，遺伝子型と抗てんかん薬の効果の関連の報告は，今のところない．

文献

1) Margari L, Presicci A, Ventura P, et al. Channelopathy: hypothesis of a common pathophysiologic mechanism in different forms of paroxysmal dyskinesia. Pediatr Neurol 2005; **32**: 229–235
2) Yang Y, Su Y, Guo Y, et al. Oxcarbazepine versus carbamazepine in the treatment of paroxysmal kinesigenic dyskinesia. Int J Neurosci 2012; **122**: 719–722
3) Strzelczyk A, Bürk K, Oertel WH. Treatment of paroxysmal dyskinesias. Expert Opin Pharmacother 2011; **12**: 63–72

検索式・参考にした二次資料

PubMed（検索 2015 年 2 月 19 日）
"Paraxysmal Dystonia" [Mesh] OR "Hereditary Dystonia" [Mesh] OR "Movement Disorders" [Mesh] AND "Treatment" [Mesh] OR "Therapy" [Mesh]

㉖薬剤性ジストニア

Clinical Question 26-1　　　　　㉖薬剤性ジストニア

薬剤性ジストニアの症状にはどのようなものがありますか

回答

● 薬物の摂取または減量・中止が原因で生じる薬剤性ジストニアには，急性ジストニア，遅発性ジストニア，薬物離脱時症候群などがある．しばしばジストニア以外の運動異常を同時に呈する．非薬剤性ジストニアとの鑑別に有用な症候上の特徴は認められない．

解説・エビデンス

　薬剤性ジストニアとは，薬物の摂取または減量・中止が原因で生じるジストニアである．局所性から全身性まで，その症状は非薬剤性ジストニアの症状と同様であり，統計上の差異を認めても個々の患者では鑑別に役立たない．動作特異性は認めないことが多いが，例外もある．また，ジストニア以外にも多様な不随意運動を呈することがある．パーキンソン症候群との合併もあるが，遅発性ジストニア・ジスキネジアとパーキンソン症候群とでは，発症可能性の逆相関が指摘されている（有意差はない）[1]．

　なお，パーキンソン病に伴うジストニアについては別項で記載されるので省略する（CQ 23-1〜CQ 23-4 参照）．

1.　急性ジストニア（acute dystonia；急性ジストニア反応 acute dystonic reaction）

　原因薬物の服用開始後に急性発症する．若年者では体幹を中心とする例が比較的多いが，高齢になると頭頸部罹患が増加するとされる[2,3]．しばしば高度の口・下顎ジストニアを呈し，また，眼球回転発作（oculogyric crisis）を伴うことがある．筋緊張はしばしば高度であり，著しい痛みを伴うことがある．

2.　遅発性ジストニア（tardive dystonia）

　比較的長期間の薬物使用により緩徐発症する運動異常症を遅発性症候群（tardive syndrome）と総称する．薬剤性パーキンソン症候群はこの概念に含めない．様々な種類の不随意運動を呈しうるが，ジストニア（遅発性ジストニア）はジスキネジアに次いで多い．薬物の減量または中止によって発症することも多い．

　遅発性ジストニアと遅発性ジスキネジアとの異同はジスキネジアの定義に依存するが，両者は運動の特徴が異なる．また，治療反応性も異なり，ジストニアでは抗コリン薬を治療薬として用いるが，ジスキネジアではむしろ増悪する傾向があるため，併用している場合には中止すべきである[4,5]．したがって，本項では両者を異なる病態として扱う．ただしこの両者はしばしば合併する．ジストニアと古典的な遅発性ジスキネジア（口・頬・舌などに生じる定型的な不随意運動）との合併はまれであるとする記載もあるが[6]，他のジスキネジアを含めると半数以上で両

165

者の合併を認める．ジスキネジアの発症を，のちの遅発性ジストニアの予測因子とする報告もある [7]．

　Kiriakakis によると，若年例では下肢発症例が比較的多く，発症年齢が上がるほど上行する傾向があった [8]．初期には大半（83％）が局所性であるが，観察期間終了時まで局所性にとどまったのは 16％に過ぎず，多くは罹患範囲が拡大して，分節性 60％，全身性 23％，多巣性 1％に至った．また，頭頸部の罹患が 87％でみられた．罹患部位は頸部が最も多い．なお，Dressler は体肢発症をまれであると記載しているが [6]，Kiriakakis の報告では発症時から上肢または下肢の罹患を認める例が少なくない（各々15％，12％）．このほか，眼球回転発作を認める例もある．若年者ほど全身性になりやすいと報告されている [9]．

　薬物の減量または中止による発症または増悪については，数週間で消失する場合は次項の薬物離脱時症候群（withdrawal emergent syndrome），長期間持続する場合は遅発性ジストニアと考える．

3. 薬物離脱時症候群（withdrawal emergent syndrome）

　小児では原因薬物の急激な減量・中止により一過性の不随意運動を発症することがある [10]．ジスキネジアが最も多く，このほかジストニア，舞踏症，アテトーシス，ミオクローヌスなどを呈する．通常，主な罹患部位は頸部・体幹・上肢であり，顔面はおかされないとされる．成人における薬物中止後の遅発性症候群に似るが，遅くとも 3 ヵ月（4〜8 週間）以内に治癒する．これ以上持続する場合には遅発性症候群とみなす．

▮ 文献

1) van Harten PN, Hoek HW, Matroos GE, et al. The inter-relationships of tardive dyskinesia, parkinsonism, akathisia and tardive dystonia: the Curaçao Extrapyramidal Syndromes Study II. Schizophr Res 1997; **26**: 235–242

2) Keepers GA, Clappison VJ, Casey DE. Initial anticholinergic prophylaxis for neuroleptic-induced extrapyramidal syndromes. Arch Gen Psychiatry 1983: **40**; 1113–1117

3) Winslow RS, Stillner V, Coons DJ, et al. Prevention of acute dystonic reactions in patients beginning high-potency neuroleptics. Am J Psychiatry 1986; **143**: 706–710

4) Rana AQ, Chaudry ZM, Blanchet PJ. New and emerging treatments for symptomatic tardive dyskinesia. Drug Des Devel Ther 2013; **7**: 1329–1340

5) Cloud LJ, Zutshi D, Factor SA. Tardive dyskinesia: therapeutic options for an increasingly common disorder. Neurotherapeutics 2014; **11**: 166–176

6) Dressler D. Nonprimary dystonias. Handb Clin Neurol 2011; **100**: 513–538

7) van Harten PN, Kahn RS. Tardive dystonia. Schizophr Bull 1999; **25**: 741–748

8) Kiriakakis V, Bhatia KP, Quinn NP, et al. The natural history of tardive dystonia: a long-term follow-up study of 107 cases. Brain 1998; **121**: 2053–2066

9) Kang UJ, Burke RE, Fahn S. Natural history and treatment of tardive dystonia. Mov Disord 1986; **1**: 193–208

10) Mejia NI, Jankovic J. Tardive dyskinesia and withdrawal emergent syndrome in children. Expert Rev Neurother 2010; **10**: 893–901

㉖薬剤性ジストニア

検索式・参考にした二次資料

PubMed（検索 2015 年 1 月 23 日）
("drug induced dystonia" OR "tardive dystonia" OR "acute dystonia" OR ("drug withdrawal" AND dystonia) OR "Dystonia/chemically induced"[Mesh] OR "Dystonic Disorders/chemically induced"[Mesh] OR "Dystonia Musculorum Deformans/chemically induced"[Mesh] OR "Torsion Abnormality/chemically induced"[Mesh]) AND (symptom* OR semiology)

医中誌（検索 2015 年 1 月 23 日）
(("drug induced dystonia"/AL OR 薬剤性ジストニア OR "tardive dystonia"/AL OR 遅発性ジストニア OR "acute dystonia"/AL OR 急性ジストニア OR (("drug withdrawal" OR 薬物離脱 OR 薬剤離脱) AND (dystonia OR ジストニア))) OR ((ジストニア OR ジストニー OR ジストニック OR 異緊張症 OR 筋緊張異常 OR Dystonia OR dystonic OR dysmyotonia OR hemidystonia) AND (SH=化学的誘発))) AND 症状/AL

2. 各 論

Clinical Question 26-2　　　㉖薬剤性ジストニア

薬剤性ジストニアはどのように診断しますか

回答

●中枢神経に作用する薬物の服用または服用歴があり，ジストニアを発症した場合に薬剤性ジストニアを疑う．原因薬がドパミン拮抗作用を持つとは限らず，発症機序は不明である．

解説・エビデンス

　薬剤性ジストニアの診断には，①原因となる薬物の服用または服用歴があること，②ジストニアを認めること，が必須である．なお，パーキンソン病に伴うジストニアについては CQ 23–1〜CQ 23–4 参照.

　原因薬物の多くはドパミン拮抗作用を持ち，特に D_2 受容体の遮断が遅発性症候群を誘発しやすいと考えられている．抗精神病薬（新旧の世代を問わない）のほか，モノアミン（ドパミン）枯渇薬，抗うつ薬（スルピリド），抗不随意運動薬（チアプリド），カルシウム拮抗薬，制吐薬，抗めまい薬などが記載されている．

　これらの場合，ドパミン受容体の脱神経性過敏を原因と考えることが多いが，真の発症機序は明らかでない．他の薬理作用を持つ薬物として，選択的セロトニン再取り込み阻害薬，セロトニン・ノルアドレナリン再取り込み阻害薬，三環系抗うつ薬，抗てんかん薬，抗ヒスタミン薬，リチウム，抗認知症薬，抗寄生虫薬（アルベンダゾール）などの記載がある．抗不安薬を原因として指摘する文献もある [1]．このように原因薬物は多岐にわたるため，中枢神経に作用する薬物の服用者では，常に薬剤性ジストニアを疑う必要がある．このほか，ときに服薬中止が発症または増悪の誘因になる．

　なお，原因になりうる薬物の服用または服薬歴があっても，薬剤性であるとは限らない．未発症のジストニアが薬物によって顕性化した可能性のほか，精神疾患患者またはその親族（精神疾患の有無を問わない）では運動異常症が対照群に比べて多いとされるため [2]，精神疾患の運動症状である可能性もある．また，精神症状と錐体外路症候とを合併する神経変性疾患がある．全身状態の急速な悪化，片側性の症候，他の神経症候，他の臓器障害などを認める場合には，頭部 MRI や血液検査などで薬物以外の原因を検索する．

1. 急性ジストニア

　原因薬物摂取から 24 時間以内（90%以上は 5 日以内）に発症するとされるが，より遅い例もある [3]．時間または日単位で急激に増悪することが多く，薬物服用と発症との時間的関連性が明らかであるため，診断は比較的容易である．若年者・重症精神症状・陰性症状・男性・高用量の服薬・コカイン使用歴などが危険因子とされる．急性ジストニアの罹患歴がある場合，原因薬物の再使用を避け，また，他の同効薬にも注意する．

● **168** ●

㉖薬剤性ジストニア

2. 遅発性ジストニア

遅発性ジストニアは多くが緩徐発症である．Diagnostic and Statistical Manual of Mental Disorders 第4版（DSM-Ⅳ）では，遅発性症候群の診断において，発症までの服薬期間を3ヵ月以上（60歳以上では1ヵ月以上）とし，原因薬物中止後1ヵ月以上持続することを要件とした（同第5版［DSM-5］では明確な規定がない）．しかし，4日間の服薬で発症した例もある[4]．遅発性ジストニアは一般に難治性であり，原因薬物の中止・抗コリン薬の使用で速やかに改善する急性ジストニアとは病態が異なると考えられる．

遅発性ジストニアの有病率は抗精神病薬服用者の数％〜20％程度と考えられる．発症および増悪の危険因子として，非白人，高齢者，服薬と中止との頻繁な反復，器質的脳病変があり，このほか，65歳以上の女性，遅発性症候群の長期間の罹病，ドパミン拮抗薬の長期間の服用，感情障害，強迫性障害などもあげられている．服用開始から5年以内の発症が80％を占めるとの報告[5] がある一方で，5年以内の発症は約半数にとどまったとする報告もある[6]．発症は必ずしも用量依存性ではなく，患者が遺伝素因を持つ可能性はあるが，同胞に発症率の上昇はなく，発症を促進する遺伝子多型も特定されていない．

3. 薬物中止による発症・増悪

薬物中止によって遅発性ジストニアが発症または増悪することがある．DSM-Ⅳでは経口薬中止から4週以内（徐放製剤では8週以内）に発症した場合とするが，過去1年間の服薬歴を考慮すべきであるとする立場もある[7]．遅発性ジストニアでは薬物中止後も症状が長期間持続するのに対し，小児で急な断薬によって発症する薬物離脱時症候群（withdrawal emergent syndrome；DSM-5では神経遮断薬離脱性ジスキネジア［neuroleptic withdrawal-emergent dyskinesia］として記載）は，通常，4〜8週間以内に消失する．また，後者では顔面がおかされにくいとされる[8]．

■ 文献

1) Wakakura M, Tsubouchi T, Inouye J. Etizolam and benzodiazepine induced blepharospasm. J Neurol Neurosurg Psychiatry 2004; **75**: 506–507

2) Koning JP, Tenback DE, Kahn RS, et al. Movement disorders are associated with schizotypy in unaffected siblings of patients with non-affective psychosis. Psychol Med 2011; **41**: 2141–2147

3) Singh H, Levinson DF, Simpson GM, et al. Acute dystonia during fixed-dose neuroleptic treatment. J Clin Psychopharmacol 1990; **10**: 389–396

4) Kiriakakis V, Bhatia KP, Quinn NP, et al. The natural history of tardive dystonia: a long-term follow-up study of 107 cases. Brain 1998; **121**: 2053–2066

5) Burke RE. Neuroleptic-induced tardive dyskinesia variants. In: Lang AE, Weiner WJ, editors. Drug-induced Movement Disorders. Mount Kisco: Futura Publishing; 1992. p.167–168

6) Kang UJ, Burke RE, Fahn S. Natural history and treatment of tardive dystonia. Mov Disord 1986: **1**; 193–208

7) Waln O, Jankovic J. An update on tardive dyskinesia: from phenomenology to treatment. Tremor Other Hyperkinet Mov (NY) 2013 Jul 12; 3

8) Saifee TA, Edwards MJ. Tardive movement disorders: a practical approach. Pract Neurol 2011; **11**: 341–348

2. 各 論

検索式・参考にした二次資料

PubMed（検索 2015 年 1 月 23 日）
(("drug induced dystonia" OR "tardive dystonia" OR "acute dystonia" OR ("drug withdrawal" AND dystonia)) AND diagnosis) OR ("Dystonia/chemically induced"[Mesh] AND "Dystonia/diagnosis"[Mesh]) OR ("Dystonic Disorders/chemically induced"[Mesh] AND "Dystonic Disorders/diagnosis"[Mesh]) OR ("Dystonia Musculorum Deformans/chemically induced"[Mesh] AND "Dystonia Musculorum Deformans/diagnosis"[Mesh]) OR ("Torsion Abnormality/chemically induced"[Mesh] AND "Torsion Abnormality/diagnosis"[Mesh])

医中誌（検索 2015 年 1 月 23 日）
(("drug induced dystonia"/AL OR 薬剤性ジストニア OR "tardive dystonia"/AL OR 遅発性ジストニア OR "acute dystonia"/AL OR 急性ジストニア OR (("drug withdrawal" OR 薬物離脱 OR 薬剤離脱) AND (dystonia OR ジストニア))) OR (((ジストニア OR ジストニー OR ジストニック OR 異緊張症 OR 筋緊張異常 OR Dystonia OR dystonic OR dysmyotonia OR hemidystonia) AND (SH=化学的誘発)))) AND 診断

㉖薬剤性ジストニア

Clinical Question 26-3　　　　　㉖薬剤性ジストニア

薬剤性ジストニアはどのように治療しますか

推奨

❶薬剤性ジストニアが服薬中に発症した場合，原因薬物を中止できる場合には中止する[1C]．

❷逆に服薬中止によって発症したと考えられる場合には，少量の原因薬物を再開し，症状が安定してから徐々に減量する[1D]．

❸原疾患の治療のために薬物の減量・中止が困難な場合には，継続したままでジストニアへの対症療法を行う[2D]．

2 各論

解説・エビデンス

パーキンソン病に伴うジストニアについては別項で記載されるので省略する（CQ 23-4 参照）．

1．急性ジストニア

急性ジストニアでは原因薬物を中止する．これのみで改善する可能性もあるが，痛みが激しい場合，会話・嚥下・呼吸障害がある場合，重症例で呼吸停止や横紋筋融解の危険性がある場合には，抗コリン薬を用いる．ベンズトロピン（コゲンチン®：日本では販売されていない）1～2mg を静脈注射または筋肉内注射すると数分以内に改善することが多いとされる[1]．改善後も抗コリン薬を 4～7 日間経口投与（漸減）することが望ましい．日本では乳酸ビペリデン（アキネトン®）5mg 筋肉内注射がしばしば代用されるほか，抗ヒスタミン薬（ジフェンヒドラミン，プロメタジン）も有効とされる．不安が強い例ではベンゾジアゼピン系薬物を用いる．

抗コリン薬の併用には発症抑制効果が期待できる．

2．遅発性ジストニア

可能であれば原因薬物を中止する．通常は症状が長期間持続するため，日常生活に支障をきたしている場合にはジストニアの治療を行う．

局所性ジストニアではボツリヌス治療が第一選択である．ただし日本で適用できる疾患は，ジストニアでは眼瞼痙攣・痙性斜頸・痙攣性発声障害のみである．

内服薬はすべて適応外使用であり有効率も低いが，簡便であるため，しばしば初期治療とされる．通常，第一選択は抗コリン薬である．Kang らは，遅発性ジストニアの 67 例について，原因薬物を中止した 42 例中 5 例が寛解し，薬物治療は 62 例中 32 例（52%）で有効であったとした[2]．モノアミン枯渇薬（レセルピン，テトラベナジン），抗コリン薬（トリヘキシフェニジル，エトプロパジン），ベンゾジアゼピン系薬剤（ジアゼパム，クロナゼパム，ロラゼパム）の有効率は各々53%，52%，41%，35%，33%，20%，11%であり，また，ドパミン拮抗薬も 13 例中 10 例（77%）で有効であった（一部は日本未承認）．ただし，有効例のうち満足できる治療効果を得た

171

患者は少数にとどまった．またドパミン拮抗薬は新たに遅発性症候群を生じる可能性があるため，長期的には好ましくない．

非定型抗精神病薬のなかではクロザピン（クロザリル®）が比較的安全であり，かつ有効であるとされるが[3]，日本では使用上の制約が著しい．また，ドパミン枯渇薬テトラベナジンが比較的有望と考えられる[4]．いずれもまれにジストニアの原因となる．抗不整脈薬メキシレチンの有効性が眼瞼痙攣・痙性斜頸・全身性ジストニアで報告されているが，遅発性症候群における有効性は不明である．

遅発性ジストニアでは定位脳手術の有効性が高い[5]．重症例や他の治療に抵抗する例では検討する．また海外ではバクロフェン髄注療法（intrathecal baclofen）も試みられるが[6]，日本で承認されている病態は重度の痙縮のみであり，ジストニアへの適用には支障がある．

遅発性ジストニアは長期間持続することが多い．Kiriakakis らは，107 例を発症から平均 8.3 年（抄録では 8.5 年）経過観察し，寛解（1 ヵ月以上の症状消失）が 14％，改善が 39％，不変または増悪が 47％であったと報告した[7]．寛解した 15 例は非寛解例と比較して服薬中止例が多く，若く，発症までの服薬期間が短く，発症から介入（服薬中止や変更など）までの服薬期間も短かった．寛解は発症から平均 5.2 年後に生じ，12 例で寛解時に服薬を中止していた．服薬中止例では中止から寛解までに平均 2.4 年（2 ヵ月～9 年；抄録では平均 2.6 年，1 ヵ月～9 年）を要した．寛解した全例が観察終了時に寛解を維持しており，うち 10 例では服薬していなかった．服薬中止例の寛解率は服薬継続例の 4 倍であり，また，服薬歴 10 年以内の寛解率は 10 年以上の服薬例と比較して 5 倍であった．すなわち，服薬中止により寛解率が上昇すると考えられるが，寛解または改善した群と非改善群とで比較した場合には，両者に服薬中止率（各々53％，44％）の有意差はなかった．なお，原因薬物継続例・中止例を合算しても 64～80％が寛解したとする報告がある[8]．抗コリン薬の併用が遅発性ジストニアを予防できるとの証拠はない．

薬物の減量・中止によってジストニアが発症・増悪した場合には，原因薬物を少量のみ再開し，のちにゆっくり減量する．

文献

1) Kipps CM, Fung VSC, Grattan-Smith P, et al. Movement disorder emergencies. Mov Disord 2005; **20**: 322–334
2) Kang UJ, Burke RE, Fahn S. Natural history and treatment of tardive dystonia. Mov Disord 1986; **1**: 193–208
3) Hazari N, Kate N, Grover S. Clozapine and tardive movement disorders: a review. Asian J Psychiatr 2013; **6**: 439–451
4) Jankovic J, Beach J. Long-term effects of tetrabenazine in hyperkinetic movement disorders. Neurology 1997; **48**: 358–362
5) Mentzel CL, Tenback DE, Tijssen MA, et al. Efficacy and safety of deep brain stimulation in patients with medication-induced tardive dyskinesia and/or dystonia: a systematic review. J Clin Psychiatry 2012; **73**: 1434–1438
6) Martínez JA, Pinsker MO, Arango GJ, et al. Neurosurgical treatment for dystonia: long-term outcome in a case series of 80 patients. Clin Neurol Neurosurg 2014; **123**: 191–198
7) Kiriakakis V, Bhatia KP, Quinn NP, et al. The natural history of tardive dystonia: a long-term follow-up study of 107 cases. Brain 1998; **121**: 2053–2066
8) van Harten PN, Matroos GE, Van Os J. The course of tardive dystonia in Afro Caribbean patients, a population-based study: the Curacao extrapyramidal syndromes study: VII. Schizophr Res 2008; **98**: 79–83

㉖薬剤性ジストニア

検索式・参考にした二次資料

PubMed（検索 2015 年 1 月 23 日）
(("drug induced dystonia" OR "tardive dystonia" OR "acute dystonia" OR (("drug withdrawal" AND dystonia))) AND therapy) OR ("Dystonia/chemically induced"[Mesh] AND "Dystonia/therapy"[Mesh]) OR ("Dystonic Disorders/chemically induced"[Mesh] AND "Dystonic Disorders/therapy"[Mesh]) OR ("Dystonia Musculorum Deformans/chemically induced"[Mesh] AND "Dystonia Musculorum Deformans/therapy"[Mesh]) OR ("Torsion Abnormality/chemically induced"[Mesh] AND "Torsion Abnormality/therapy"[Mesh])

医中誌（検索 2015 年 1 月 23 日）
(("drug induced dystonia"/AL OR 薬剤性ジストニア OR "tardive dystonia"/AL OR 遅発性ジストニア OR "acute dystonia"/AL OR 急性ジストニア OR (("drug withdrawal" OR 薬物離脱 OR 薬剤離脱) AND (dystonia OR ジストニア))) OR (((ジストニア OR ジストニー OR ジストニック OR 異緊張症 OR 筋緊張異常 OR Dystonia OR dystonic OR dysmyotonia OR hemidystonia) AND (SH=化学的誘発)))) AND 治療

2 各論

173

2. 各 論

Clinical Question 27-1　　㉗緊急性のあるジストニア

緊急性のあるジストニアにはどのようなものがありますか

回答　●緊急性のあるジストニアには，ジストニア重積，薬剤によるジストニア急性反応などがある．

解説・エビデンス

1. ジストニア重積

　全身のジストニア性痙攣が治まらずに持続する危険な状態である[1]．status dystonicus あるいは dystonic storm とも呼ばれる．典型的には，脳性麻痺や pantothenate kinase-associated neurodegeneration（PKAN）のような病理変化のある小児のジストニアで認められる[2]．発熱，感染や外傷が引き金となることがある．脳深部刺激療法（DBS）下での電極不全，断線などでも生じる．抗コリン薬を含む一般の薬剤治療に抵抗性であることが多く，重積を頓挫させるために集中治療室での鎮静，筋弛緩，人工呼吸が必要になることもある．薬剤治療抵抗性のジストニア重積に対しては，バクロフェン髄注療法[3,4]や脳深部刺激療法[5,6]を検討する．

2. 薬剤によるジストニア急性反応

　薬剤投与後急性に（ほとんどは 24 時間以内），oculogyric crisis，喉頭ジストニア，斜頸などが起こることがある[7]．ジストニア急性反応は，自然に改善していく性格を持つが，気道や呼吸に影響を与えるジストニアが生じた場合は，生命に危険が及ぶ可能性がある[8]．多くの場合で抗精神病薬とドパ遮断性制吐薬が原因である．治療には抗コリン薬の注射や抗ヒスタミン薬が用いられる[9]．ジアゼパム注射も効果的とされる[10]．症状が改善していても，1 週間程度は抗コリン薬を継続して再発予防を行うことが望ましい[9]．

文献

1) Manji H, Howard RS, Miller DH, et al. Status dystonicus: the syndrome and its management. Brain 1998; **121** (Pt 2): 243–252

2) Frucht SJ. Treatment of movement disorder emergencies. Neurotherapeutics 2014; **11**: 208–212

3) Narayan RK, Loubser PG, Jankovic J, et al. Intrathecal baclofen for intractable axial dystonia. Neurology 1991; **41**: 1141–1142

4) Dalvi A, Fahn S, Ford B. Intrathecal baclofen in the treatment of dystonic storm. Mov Disord 1998; **13**: 611–612

5) Grandas F, Fernandez-Carballal C, Guzman-de-Villoria J, et al. Treatment of a dystonic storm with pallidal stimulation in a patient with PANK2 mutation. Mov Disord 2011; **26**: 921–922

6) Miyamoto R, Goto S, Sako W, et al. Generalized dystonia in a patient with a novel mutation in the GLUD1 gene. Mov Disord 2012; **27**: 1198–1199

7) Pollera CF, Cognetli F, Nardi M, et al. Sudden death after acute dystonic reaction to high-dose metoclo-

pramide. Lancet 1984; **2**: 460–461

8） Koek RJ, Pi EH. Acute laryngeal dystonic reactions to neuroleptics. Psychosomatics 1989; **30**: 359–364

9） van Harten PN, Hoek HW, Kahn RS. Acute dystonia induced by drug treatment. BMJ 1999; **319**: 623–626

10） Gagrat D, Hamilton J, Belmaker RH. Intravenous diazepam in the treatment of neuroleptic-induced acute dystonia and akathisia. Am J Psychiatry 1978; **135**: 1232–1233

検索式・参考にした二次資料

PubMed（検索 2015 年 4 月 9 日）
("Dystonia"[Majr] OR "Dystonic Disorders"[Majr] OR "Dystonia Musculorum Deformans"[Majr] OR "Torsion Abnormality"[Majr]) AND ("Emergencies"[Mesh] OR "Emergency Medical Services"[Mesh] OR "Evidence-Based Emergency Medicine"[Mesh] OR "Emergency Medical Technicians"[Mesh] OR "Emergency Treatment"[Mesh] OR "Emergency Medicine"[Mesh] OR "Intensive Care Units"[Mesh])
医中誌（検索 2015 年 4 月 9 日）
(ジストニア OR ジストニー OR ジストニック OR 異緊張症 OR 筋緊張異常 OR Dystonia OR dystonic OR dysmyotonia OR hemidystonia) AND (緊急/AL OR 病院救急医療サービス/TH)

2. 各 論

Clinical Question 28-1　　　　　㉘心因性ジストニア

ジストニアは心因性の要素がありますか

回答

●ジストニアは，器質的か精神的かの二元論で論じられてきたが，原因遺伝子 DYT1（DYT-*TOR1A*）の発見から，器質的との考えが主流になった．しかし，遺伝性素因を有する患者でもジストニアが精神的ストレスをきっかけとして発症しうる．心因性ジストニアは，いくつかの共通した特異的な症候に基づいて診断されるが，器質性ジストニアでもその症候が認められうる．また，近年，機能的神経画像検査や電気生理学的検査による研究では，器質性ジストニアと心因性ジストニア間で，異なった病態生理のみならず，共通の脆弱性が明らかになってきている．以上より，ジストニアでも心因性の要素を伴うことがある．

解説・エビデンス

　　1911 年，Oppenheim によるジストニアの呼称の導入以来，器質的か精神的かの二元論で論じられてきたが，ユダヤ人家系における優性遺伝形式の若年発症全身性捻転ジストニアにおける原因遺伝子 DYT1（DYT-*TOR1A*）の発見などにより，器質的との考えに大きく傾いた[1]．一方，心因性（機能性）ジストニアは，典型的な神経疾患として説明できないこと[2,3]，一貫性の欠如，注意を逸らすことによる症状の軽減・消失，症状と異なるリズムで指示された運動に同調すること[2,3]，暗示にかかりやすいこと[2,3]，ある部位での運動が抑制されると直ちに他の部位で再出現すること（モグラ叩きゲーム徴候 "whack-a-mole" sign）[4]，偽薬の劇的な効果[2,3]，のようないくつかの共通した特異的所見を有する．しかし，これらの項目のうちどのひとつも器質性ジストニアでも認められる可能性があり，また，遺伝性素因を有する器質性ジストニアも精神的ストレスをきっかけとして発症することも知られている[1]．近年，機能的神経画像検査や電気生理学的検査による研究では，器質性ジストニアと心因性ジストニア間で，大脳皮質・皮質下の異なった病態生理のみならず，大脳運動前野における共通の異常が明らかになってきた[1,5]．

　　したがって，心因性と判定されるジストニアであっても心的外傷などが契機となっていることがあり，詐病とは区別されねばならない．

文献

1) 宮本亮介，梶　龍兒．心因性（機能性）ジストニア―fixed dystonia を含めて．Ann Rev 神経 2013 各種疾患 11.機能性疾患，2013: p.262–267

2) Thenganatt MA, Jankovic J. Psychogenic movement disorders. Neurol Clin 2015; **33**: 205–224

3) Edwards MJ, Fotopoulou A, Parees I. Neurobiology of functional (psychogenic) movement disorders. Curr Opin Neurol 2013; **26**: 442–447

4) Park JE, Maurer CW, Hallett M. The "whack-a-mole" sign in functional movement disorders. Mov Disord Clin Pract (Hoboken) 2015; **2**: 286–288

㉘心因性ジストニア

5) Schrag AE, Mehta AR, Bhatia KP, et al. The functional neuroimaging correlates of psychogenic versus organic dystonia. Brain 2013; **136**: 770–781

検索式・参考にした二次資料

PubMed（検索 2015 年 2 月 16 日）
("psychogenic dystonia" OR "functional dystonia" OR psychogenic movement disorder* OR functional movement disorder* OR ((psychogenic OR functional) AND (dystonia OR "movement disorder*"))) AND ("Dystonia"[Mesh] OR "Dystonic Disorders"[Mesh] OR "Dystonia Musculorum Deformans"[Mesh] OR "Torsion Abnormality"[Mesh] OR "Movement Disorders"[Mesh] OR "Psychomotor Disorders"[Mesh])
医中誌（検索 2015 年 2 月 16 日）
顎口腔ジストニア/AL OR "oromandibular dystonia"/AL OR (口顎疾患/TH AND ジストニア/TH) OR (開口型 AND スパズム) OR "jaw opening spasm" OR ((開口障害 OR 閉口筋) AND スパズム) OR "jaw closing spasm" OR 口部ジストニア OR "orolingual dystonia" OR 口部ジスキネジア OR "orolingual dyskinesia" OR 舌ジストニア OR "tongue dystonia" OR "tongue protrusion dystonia" OR (舌疾患/TH AND ジストニア/TH) OR (ブラキシズム OR bruxism) AND (ジストニア OR dystonia OR 筋緊張異常性障害) OR Meige 症候群 OR "Meige's syndrome" OR 顔面ジストニア OR "facial dystonia" OR (顔面/TH AND ジストニア/TH) OR ((顎関節症 OR 顎関節障害 OR "temporomandibular joint disorder") AND (ジストニア OR dystonia OR 筋緊張異常性障害))

2. 各 論

Clinical Question 29-1　　　　㉙経済負担・社会資源

ジストニアに対する社会資源や扶助はありますか

回答

● ボツリヌス毒素製剤による治療など，医療費が高額になることがあるが，被保険者または被扶養者が同月内に同一医療機関に支払った自己負担額が高額療養費算定基準額を超えた場合に，その超えた額が支給される.

解説・エビデンス

　高額療養費とは，健康保険法などに基づき，日本において保険医療機関の窓口で支払う医療費を一定額以下にとどめる制度である[1]. 1ヵ月間（同月内）に同一の医療機関でかかった自己負担額を世帯単位で合算し，自己負担限度額を超えた分については保険者（全国健康保険協会，公的医療保険組合など）によって支給される. 原則としては，保険者に対し高額療養費支給申請書を提出することで自己負担限度額を超えた分について後に支給されるが，保険者によっては支給申請書を提出しなくても自動的に支給される制度を採用していることがあるため保険者に確認が必要である. 部屋代などの特別料金，歯科材料における特別料金，先進医療の先進技術部分，自費診療を受けて償還払いを受けた場合における算定費用額を超える部分など，保険外の負担については対象外となる. また保険給付であっても定額制（標準負担額）である入院時の食事療養や生活療養も対象外である. 被保険者または被扶養者が同月内に同一医療機関に支払った自己負担額が次の自己負担限度額（高額療養費算定基準額）を超えた場合に，その超えた額が支給される. 70歳未満，70歳以上75歳未満，75歳以上で，それぞれ計算方法が異なる.

　2015年7月1日より遺伝性ジストニアが指定難病に認定された.

文献

1)　高額療養制度を使用される皆様へ. 厚生労働省ホームページ（2015年7月24日）

検索式・参考にした二次資料

PubMed（検索2015年2月28日）
(("Dystonia"[Mesh] OR "Dystonic Disorders"[Mesh] OR "Dystonia Musculorum Deformans"[Mesh] OR "Torsion Abnormality"[Mesh]) AND ("Costs and Cost Analysis"[Mesh] OR "Economics, Medical"[Mesh] OR "Socioeconomic Factors"[Mesh] OR "Insurance, Health"[Mesh])) OR "Dystonia/economics"[Mesh] OR "Dystonic Disorders/economics"[Mesh] OR "Dystonia Musculorum Deformans/economics"[Mesh] OR "Torsion Abnormality/economics"[Mesh]

㉙経済負担・社会資源

医中誌（検索 2015 年 2 月 28 日）
(ジストニア OR ジストニー OR ジストニック OR 異緊張症 OR 筋緊張異常 OR Dystonia OR dystonic OR dysmyotonia OR hemidystonia) AND (経済負担 OR 社会資源 OR 経済的負担 OR 自己負担 OR 医療費 OR 診療費 OR 公的扶助 OR 医療保険)

2. 各論

Clinical Question 30-1　㉚重症度 rating scale BFMDRS/BI/mRS

評価スケールにはどのようなものがありますか

回答
● 「ジストニア研究に用いられる種々の評価尺度」を表 1[1〜9]，図 1 に示す．

文献

1) Albanese A, Sorbo FD, Comella C, et al. Dystonia rating scales: critique and recommendations. Mov Disord 2013; **28**: 874–883
2) Jankovic J, Kenney C, Grafe S et al. Relationship between various clinical outcome assessments in patients with blepharospasm. Mov Disord 2009; **24**: 407–413
3) Cano SJ, Warner TT, Linacre JM, et al. Capturing the true burden of dystonia on patients: the Cervical Dystonia Impact Profile (CDIP-58). Neurology 2004; **63**: 1629–1633
4) Comella CL, Stebbins GT, Goetz CG et al. Teaching tape for the motor section of the Toronto Western Spasmodic Torticollis Scale. Mov Disord 1997; **12**: 570–575
5) Muller J, Wissel J, Kemmler G, et al. Craniocervical dystonia questionnaire (CDQ-24). J Neurol Neurosurg Psychiat. 2004; **75**: 749–753
6) Craig J, Tomlinson C, Stevens K, et al. Combining voice therapy and physical therapy: a novel approach to treating muscle tension dysphonia. J Commun Disord 2015; **58**: 169–178
7) Carding PN, Horsley IA, Docherty GJ. The effectiveness of voice therapy for patients with non-organic dysphonia. Clin Otolaryngol Allied Sci 1998; **23**: 310–318
8) Peterson DA, Berque P, Jabusch H-C, et al. Rating scales for musician's dystonia: The state of the art. Neurology 2013; **81**: 589–598
9) Burke RE, Fahn S, Marsden CD, et al. Validity and reliability of a rating scale for the primary torsion dystonias. Neurology 1985; **35**: 73–77

検索式・参考にした二次資料

PubMed，医中誌（検索 2015 年 4 月 9 日）
(ジストニア OR ジストニー OR ジストニック OR 異緊張症 OR 筋緊張異常 OR Dystonia OR dystonic OR dysmyotonia OR hemidystonia) AND ([重症度指標]/TH OR "rating scale")

⑳重症度 rating scale BFMDRS/BI/mRS

表1　ジストニア評価尺度

評価尺度	疾患特異性	基準 1	基準 2	基準 3	推奨度	参照文献
眼瞼痙攣（Blepharospasm）						
Blepharospasm Disability Index（BSDI）	○	○	○	○	推奨	2
Jankovic rating scale	○	○	○	×	使用可	2
Blepharospasm Disability Scale	○	○	○	×	使用可	1
痙性斜頸（Cervical dystonia）						
Cervical Dystonia Impact Scale（CDIP-58）	○	○	○	○	推奨	3
Toronto Western Spasmodic Torticollis Rating Scale（TWSTRS）	○	○	○	○	推奨	4
Tsui scale	○	○	○	×	使用可	1
Modified Tsui scale	○	○	×	×	参考	1
Freiberg Questionnaire for Dystonia torticollis version	○	○	×	×	参考	1
Disability questionnaire for patients with cervical dystonia	○	○	×	×	参考	1
Body Concept Scale	○	○	×	○	使用可	1
Ways of Coping Checklist	×	○	×	×	参考	1
眼瞼痙攣／痙性斜頸（Blepharospasm/cervical dystonia）						
Craniocervical Dystonia Questionnaire（CDQ-24）	○	○	○	○	推奨	5
口顎部ジストニア（Oromandibular dystonia）						
Oromandibular dystonia questionnaire	○	○	×	○	使用可	1
喉頭ジストニア（Laryngeal dystonia）						
Unified Spasmodic Dysphonia Rating Scale	○	○	○	×	使用可	1
Voice Handicap Index（VHI）	×	○	○	○	推奨	6
Voice Handicap Index 10	×	○	○	×	使用可	1
Pediatric Voice Handicap Index	×	△	○	×	参考	1
Pediatric Voice-Related Quality of Life	×	△	○	×	参考	1
Voice-Related Quality of Life	×	○	○	×	使用可	1
Vocal Performance Questionnaire（VPQ）	×	○	○	○	推奨	7
上肢ジストニア（Arm dystonia）						
Arm Dystonia Disability Scale	○	○	○	×	使用可	1
動作特性ジストニア（Task-specific dystonia）						
Dystonia Evaluation Scale	○	○	×	×	参考	1
Tubiana-Chamagne Score	○	○	○	×	使用可	1
Writer's Cramp Rating Scale	○	○	○	×	使用可	1
Musician's Dystonia Rating Scales	○	○	不明	不明	不明	8
全身性ジストニア（Generalized dystonia）						
Global Dystonia rating Scale	○	○	○	×	使用可	1
Fahn-Marsden Dystonia Rating Scale（FMDRS）	○	○	○	○	推奨	9
Unified Dystonia Rating Scale	○	○	○	×	使用可	1

基準
1. 報告されている.
2. 複数の研究で用いられている.
3. 有用性が確立している.
（文献1より改変）

2. 各 論

Barthel Index

	点数	特記事項	得点
1 食事	10 5 0	自立，自助具などの装着可，標準的時間内に食べ終える 部分介助（たとえば，おかずを切って細かくしてもらう） 全介助	
2 車椅子か らベットへ の移動	15 10 5 0	自立，ブレーキ，フットレストの操作も含む（非行自立も含む） 軽度の部分介助または監視を要する 座ることは可能であるがほぼ全介助 全介助または不可能	
3 整容	5 0	自立（洗面，整髪，歯磨き，ひげ剃り） 部分介助または不可能	
4 トイレ動 作	10 5 0	自立（衣服の操作，後始末を含む，ポータブル便器などを使 用している場合はその洗浄も含む） 部分介助，体を支える，衣服，後始末に介助を要する 全介助または不可能	
5 入浴	5 0	自立 部分介助または不可能	
6 歩行	10 5 0	45 M 以上の歩行，補装具（車椅子，歩行器は除く）の使用 の有無は問わず 45 M 以上の介助歩行，歩行器の使用を含む 歩行不能の場合，車椅子にて 45 M 以上の操作可能 上記以外	
7 階段昇降	10 5 0	自立，手すりなどの使用の有無は問わない 介助または監視を要する 不能	
8 着替え	10 5 0	自立，靴，ファスナー，装具の着脱を含む 部分介助，標準的な時間内，半分以上は自分で行える 上記以外	
9 排便コン トロール	10 5 0	失禁なし，浣腸，坐薬の取り扱いも可能 ときに失禁あり，浣腸，坐薬の取り扱いに介助を要する者も含む 上記以外	
10 排尿コ ントロール	10 5 0	失禁なし，収尿器の取り扱いも可能 ときに失禁あり，収尿器の取り扱いに介助を要する者も含む 上記以外	

合計得点

／100

図1　現在日本の難病指定で用いられている尺度

巻末資料

巻末資料

別表　ジストニア鑑別の手引き

（Fung VS et al. Mov Disord 2013; 28: 889-898 Suppl を参考に作成）

（p.21 表 1 も参照）

別表 1　乳幼児・小児期発症のジストニア

遺伝性
ドパミン代謝の異常
常染色体優性
○ GTP-cyclohydrolase 1 (Segawa disease)
常染色体劣性
○ Dopamine metabolic pathway
• Phenylketonuria (in adulthood)
• GTP-cyclohydrolase 1 homozygous mutations
• Tyrosine hydroxylase
• L-amino acid decarboxylase deficiency
○ Tetrahydrobiopterin synthesis pathway
• Homozygous (autosomal recessive) GTP-cyclohydrolase 1 deficiency
• 6-Pyruvoyl-tetrahydropterin synthase (PTPS)
• Sepiapterin reductase (SR)
○ Tetrahydrobiopterin regeneration pathway
• Pterin-4 α -carbinolamine dehydratase (PCD)
• Dihydropteridine reductase (DHPR)
○ Other
• Dopamine transporter deficiency
他の主にジストニアをきたす疾患
常染色体優性
○ Huntington's disease
常染色体劣性
○ Wilson's disease
○ Pantothenate kinase-associated neurodegeneration (PKAN)
○ Phospholipase A2 associated neurodegeneration (PLAN)
○ DYT16 (PRKRA mutations)
○ Manganese transporter deficiency
○ GM1 gangliosidosis
○ GM2 gangliosidosis (incl. Tay-Sach's disease)
○ Hyperinsulinism–hyperammonaemia syndrome(GLUD1 gene mutation)
伴性
○ Rett syndrome
後天性
感染
○ Japanese B encephalitis
○ Mycoplasma
○ Measles
○ Encephalitis lethargica (some cases)
自己免疫
○ Encephalitis lethargica (some cases)
代謝性
○ Hypoxia (often delayed onset)
• Asphyxia
• Perinatal hypoxia-ischemia
○ Extrapontine myelinosis

ジストニア鑑別の手引き

別表2 思春期から青年期発症のジストニア・パーキンソニズム

遺伝性

常染色体優性
- GTP-cyclohydrolase 1 mutations (Segawa disease)
- Huntington's disease
- SCA1
- SCA3
- SCA2
- SCA6
- SCA17
- Neuroferritinopathy
- Rapid onset dystonia-parkinsonism (DYT12)
- Fahr's syndrome
- Autosomal dominant striatal degeneration 1 (PDE10A) , 2

常染色体劣性
- Wilson's disease
- Parkin (PARK2)
- PINK1 mutations (PARK6)
- DJ-1 mutations (PARK7)
- Kufor-Rakeb disease (PARK9)
- FBXO7 mutations
- Pantothenate kinase associated neurodegeneration (PKAN)(NBIA1)
- Phospholipase A2 associated neurodegeneration (PLAN)(NBIA2)
- Mitochondrial protein associated neurodegeneration (MPAN)(NBIA4)
- DYT16 (PRKRA mutations)
- SPG11 (SPATACSIN mutations)
- Chorea-acanthocytosis (CHOREIN mutations)
- Niemann-Pick Type C
- Manganese transporter deficiency
- GM1 gangliosidosis (adult variant)
- GM2 gangliosidosis (adult variant)
- Chediak-Higashi disease

伴性
- Lubag (DYT3 (DYT/PARK-TAF1))
- Rett syndrome
- Phosphoglycerate kinase deficiency
- Static encephalopathy of childhood with neurodegeneration in adulthood (SENDA)

伴性または突然変異 WDR45 (NBIA5)

後天性

感染
- Japanese B encephalitis
- Mycoplasma
- Herpes simplex (especially infants)
- Human herpes virus 6
- Measles
- Cryptococcus
- Toxoplasma
- HIV
- Prion disease

薬剤性
- Typical and atypical neuroleptics
- Dopamine blocking anti-emetics

中毒性
- Wasp sting
- Carbon monoxide (delayed onset)
- Methanol (delayed onset)
- Disulfiram (delayed onset)
- Cyanide (delayed onset)
- Manganese
  - Manganese miners
  - Welders
  - Chronic liver disease (hepatolenticular degeneration)
  - TPN
  - Ephedrone recreational use

代謝性
- Hypoxia (often delayed onset)
  - Asphyxia
  - Perinatal hypoxia-ischemia
- Extrapontine myelinosis
- Hepatolenticular degeneration

腫瘍性
- Glioma
- Lymphoma

特発性

後天性
- Multiple system atrophy
- Encephalitis lethargica

家族性
- X-linked agammaglobulinemia

巻末資料

巻末資料

別表 3　成人にみられるジストニア・パーキンソニズム

1. パーキンソン症候群に合併

局所性

孤発性
- Early onset Parkinson's disease
- Multiple system atrophy
- Progressive supranuclear palsy

皮質基底核症候群として

孤発性
- Corticobasal degeneration
- Progressive supranuclear palsy
- Alzheimer's disease

常染色体優性
- Tau gene mutations
- Progranulin gene mutations
- c9orf72 gene mutations

感染
- Prion disease

小脳失調を伴う

孤発性
- Multiple system atrophy

常染色体優性
- SCA2
- SCA3
- SCA17
- SCA6

2. ジストニアとパーキンソン症候群がいろいろな割合で出現

遺伝性

常染色体優性
- Fahr's syndrome
- Neuroferritinopathy

常染色体劣性
- Wilson's disease ＊
- Neuroacanthocytosis
- Niemann-Pick type C
- Manganese transporter deficiency

伴性
- Lubag (DYT3 (DYT/PARK-TAF1))　初期はジストニアのみのことが多い

後天性

感染
- HIV
- Prion disease

薬剤性
- Typical and atypical neuroleptics
- Dopamine blocking anti-emetics

中毒性
- Wasp sting
- Carbon monoxide (delayed onset)
- Methanol (delayed onset)
- Disulfiram (delayed onset)
- Cyanide (delayed onset)
- Manganese
  - Manganese miners
  - Welders
  - Chronic liver disease (hepatolenticular degeneration)
  - TPN
  - Ephedrone recreational use

代謝性
- Hypoxia (often delayed onset)
  - Asphyxia
  - Perinatal hypoxia-ischemia
- Extrapontine myelinosis
- Hepatocerebral syndrome

腫瘍性
- Glioma
- Lymphoma

186

別表4 痙縮を伴うジストニア（＋パーキンソニズム）

痙縮とパーキンソニズムを伴いうる
常染色体優性
○ GTP-cyclohydrolase 1 mutations (Segawa disease)
常染色体劣性
○ Parkin (PARK2)
○ DJ-1 mutations (PARK7)
○ Kufor-Rakeb disease (PARK9)
○ FBXO7 mutations (PARK15)
○ TH mutations
○ Pantothenate kinase associated neurodegeneration (PKAN)
○ Phospholipase A2 associated neurodegeneration (PLAN)
○ Mitochondrial protein associated neurodegeneration (MPAN)
○ DYT16 (PRKRA mutations)
○ Spatacsin mutations (SPG11)
○ Cerebrotendinous xanthomatosis
伴性
○ BPAN もしくは NBLAS
WDR45 *de novo* 変異
○ Static encephalopathy of childhood with neurodegeneration in adulthood (SENDA)
パーキンソニズムを伴わない痙縮合併
常染色体劣性
○ GM1 gangliosidosis (adult variant)
○ GM2 gangliosidosis (adult variant)
○ Manganese transporter deficiency
○ Pantothenate kinase associated neurodegeneration (PKAN)
○ Phospholipase A2 associated neurodegeneration (PLAN)
○ Mitochondrial protein associated neurodegeneration (MPAN)
○ Cerebrotendinous xanthomatosis
○ Xeroderma pigmentosum
周産期脳外傷
○ Cerebral palsy (secondary to perinatal birth injury)
ジストニアを伴う遺伝性痙性対麻痺
常染色体優性
○ Autosomal dominant spastic paraplegia with dystonia (Chr2)
常染色体劣性
○ Fatty acid hydroxylase associated neurodegeneration (FAHN) (SPG35)
伴性
○ Partington X-linked mental retardation syndrome
○ Allan-Herndon-Dudley syndrome (monocarboxylate transporter 8 mutations, MCT8)

巻末資料

別表 5　小脳失調を伴うジストニア

遺伝性
常染色体優性
○ SCA1 (ATXN1 mutations)
○ SCA2 (ATXN3 mutations)
○ SCA3 (ATXN3 mutations)
○ SCA6 (CACNA1A mutations)
○ SCA7 (ATX7 mutations)
○ SCA11 (TTBK2 mutations)
○ SCA12 (PPP2R2B mutations)
○ SCA14 (PRKCG mutations)
○ SCA17 (TATA-box binding protein mutations)
○ SCA36 (Asidan; NOP56 mutation)
○ Dentatorubropallidoluysian atrophy (DRPLA)
○ Glucose transporter 1 deficiency (SLC2A1 mutations)
常染色体劣性
○ Friedreich's ataxia
○ Ataxia-telangiectasia
○ Ataxia-oculomotor apraxia type 1
○ Ataxia-oculomotor apraxia type 2
○ Ataxia-telangiectasia like syndrome　(MRE11 mutation 他)
○ Cerebrotendinous xanthomatosis
○ CoQ10 deficiency (e.g. CABC1/ADCK3 mutations)
○ SPG7 (paraplegin)
○ AFG3L2 mutations (SCA28)
○ Cockayne syndrome
○ Xeroderma pigmentosum
○ Polymerase gamma (POLG) mutations
○ Fatty acid hydroxylase-associated neurological disease (FAHN)
○ Niemann-Pick Type C
○ Aceruloplasminemia
○ Neuronal ceroid lipofuscinosis
○ STUB1 mutation（SCAR16; 舞踏症も伴うことあり）
伴性
○ Fragile-X tremor ataxia syndromes (FXTAS)
ミトコンドリア
○ Mitochondrial disease
特発性
孤発性
○ Multiple system atrophy (MSA)
○ Dystonia with cerebellar atrophy (DYTCA)
○ Cerebral folate deficiency

ジストニア鑑別の手引き

別表6　ミオクローヌスを伴うジストニア

遺伝性

常染色体優性
- ○ Myoclonus dystonia
  - • DYT 11 (SGCE mutations)
  - • DYT24 (ANO3 mutations)
- ○ Benign hereditary chorea secondary to NKX2-1 mutations
- ○ DYT 1 (Torsin gene mutations)
- ○ DYT 6 (THAP1 mutations)
- ○ SCA14 (PRKCG mutations)

常染色体劣性
- ○ Tyrosine hydroxylase deficiency
- ○ Polymerase gamma (POLG) mutations
- ○ Neuronal ceroid lipofuscinosis
- ○ Succinic semialdehyde dehydrogenase deficiency
- ○ Ataxia telangiectasia
- ○ Ataxia-telangiectasia like syndrome　(MRE11 mutation 他)

染色体異常
- ○ Chromosome 18p deletion
- ○ Russell-Silver syndrome associated with mUPD7

後天性

周産期脳外傷
- ○ Cerebral palsy

自己免疫
- ○ Celiac disease

感染
- ○ Prion disease

血管性
- ○ Lesional (focal)

特発性

孤発性
- ○ Multiple system atrophy (MSA)
- ○ Corticobasal syndrome

巻末資料

189

巻末資料

別表7　発作性ジスキネジアの一部としてのジストニア

遺伝性
常染色体優性
○ Paroxysmal non-kinesigenic dyskinesia
• Myofibrillogenesis regulator 1 (MR1) mutations
• Proline rich transmembrane protein 2 (PRRT2) mutations
• Fahr's disease
• SCA27 (Fibroblast growth factor (FGF14) mutations)
○ Paroxysmal exercise induced dyskinesia
• GLUT1 deficiency
• GTP-cyclohydrolase 1
○ Paroxysmal kinesigenic dyskinesia / Infantile convulsions and choreoathetosis syndrome
• Proline rich transmembrane protein 2 (PRRT2) mutations
○ Autosomal dominant frontal lobe epilepsy (nicotonic ACh receptor mutations)
○ ADCY5 mutations（舞踏症も伴う）
常染色体劣性
○ Pyruvate dehydrogenase deficiency
○ Glutaric aciduria
○ 3-Methylglutaconic aciduria
○ Methylmalonic aciduria
○ Propionic aciduria
後天性
自己免疫性
○ Demyelination
薬剤性
○ Neuroleptics
○ Propofol
血管性
○ Critical large artery stenosis
○ Moyamoya disease
代謝性
○ Hypocalcemia
○ Hypoparathyroidism
○ Hypoglycemia
心因性

ジストニア鑑別の手引き

別表 8　難聴を伴うジストニア

遺伝性
常染色体優性
○ Beta-actin mutations
常染色体劣性
○ Woodhouse-Sakati syndrome (C2orf37 mutations)
○ MEGDEL (3-methylglutaconic aciduria with sensorineural deafness, encephalopathy, and Leigh-like) syndrome (SERAC1 mutations)
○ SUCLA2 mutations
○ Methylmalonic aciduria
○ Nephrin mutations (congenital nephrotic syndrome, Finnish type)
○ Xeroderma pigmentosum
伴性
○ Mohr-Tranebjaerg syndrome (DDP1 gene mutations)
○ CASK mutations
ミトコンドリア
○ Mitochondrial disease (eg 3243, 8332 mutations)
染色体異常
○ dXq28 deletion
○ Chr 10p deletion
○ Chr 18q deletion
後天性
周産期脳外傷
○ Kernicterus
脳外傷
○ Trauma
炎症
○ Meningoencephalitis

巻末資料

巻末資料

別表9　眼症状を伴うジストニア

核上性注視麻痺

垂直性
- Kufor-Rakeb syndrome (often upward gaze first)
- Niemann-Pick Type C (often downward gaze first)
- Progressive supranucear palsy (often saccadic slowing before restriction)
- Tau-gene associated frontotemporal dementia and parkinsonism
- SPG7 (paraplegin)
- SPG11
- Phospholipase A2 associated neurodegeneration (PLAN) (PLA2G6 mutations)
- Pantothenate kinase associated neurodegeneration (PKAN) (pantothenate kinase mutations)
- FBXO7 mutations
- Phosphoglycerate kinase deficiency
- Glutaric aciduria
- Prion disease
- Kernicterus

多方向性
- Huntington's disease
- Spinocerebellar ataxias (especially SCA2 and SCA3)
- Neuroacanthocytosis
- AFG3L2 homozygous mutations

眼球運動失調
- Coriticobasal degeneration
- Ataxia-telangiectasia
- Ataxia-oculomotor apraxia type 1
- Ataxia-oculomotor apraxia type 2
- Ataxia-telangiectasia like syndrome
- GM2 gangliosidosis

進行性外眼筋麻痺

- Mitochondrial disease

網膜異常

Cherry red spot
- GM1 gangliosidosis
- GM2 gangliosidosis

色素性網膜変性症
- Mitochondrial disease
- Pantothenate kinase associated neurological disease
- Aceruloplasminemia
- Metachromatic leukodystrophy
- SCA7

視神経萎縮
- Mitochondrial protein associated neurological disease (MPAN)
- Mohr-Tranebjaerg syndrome (DDP1 gene mutations)
- SPG7 (paraplegin)
- Metachromatic leukodystrophy
- Methylmalonic aciduria
- CASK mutations

網膜血管拡張症・血管腫
- Cerebroretinal microangiopathy with calcifications and cysts

白内障

- Wilson's disease
- Homocystinuria
- Cerebrotendinous xanthomatosis
- Mitochondrial disease
- FBXO7 mutations

角膜異常

- Wilson's disease (Kayser-Fleischer rings)
- GM1 gangliosidosis (corneal clouding)
- Xeroderma pigmentosum (corneal opacification, neoplasms)

別表 10　末梢神経障害を伴うジストニア

遺伝性
常染色体優性
○ SCA3
○ SCA1
○ SCA11
常染色体劣性
○ MPAN
○ Arginase deficiency
○ POLG mutations
○ AFG3L2 homozygous mutations
○ Chorea-acanthocytosis
○ Friedreich's ataxia
○ Ataxia-telangiectasia
○ Ataxia-oculomotor apraxia type 1
○ Ataxia-oculomotor apraxia type 2
○ Ataxia-telangiectasia like syndrome
○ Cerebrotendinous xanthomatosis
○ Tay-Sach's disease (late onset form)
○ Cockayne syndrome
○ Xeroderma pigmentosum
○ Sterol carrier protein X (SCPx) mutations
○ Niemann-Pick type C
○ Metachromatic leukodystrophy
○ Globoid cell leukodystrophy (Krabbe disease)
○ Chediak-Higashi disease
ミトコンドリア
○ Mitochondrial disease
染色体異常
○ Chr 18q deletion
後天性
感染
○ HIV

巻末資料

別表 11　内分泌疾患に伴うジストニア

糖尿病
- Mitochondrial diseases
- Woodhouse-Sakati syndrome
- Aceruloplasminemia
- Uremia with diabetes
- Hyperglycemic hyperosmolar state (HHS)
- Chr 18q deletion

低血糖
- Insulin overdose
- Insulinoma
- 3-oxothiolase deficiency
- Short-chain acyl-coA dehydrogenase (SCAD) deficiency
- L-amino acid decarboxylase deficiency
- Glutaric aciduria
- GLUD1 mutation (Hyperinsulinemia-Hyperammonemia)

甲状腺疾患
- Hyperthyroidism
- Allan-Herndon-Dudley syndrome (monocarboxylate transporter 8 mutations, MCT8)
- Benign hereditary chorea
- Chr 18q deletion

カルシウム代謝
- Hypocalcemia
- Hypoparathyroidism
- Chr 10p deletion
- Russell-Silver syndrome (mUPD7)

精線機能障害
- Woodhouse-Sakati syndrome

抗尿酸血症
- Lesch-Nyhan syndrome+B4

別表 12　血液疾患に伴うジストニア

有棘赤血球症
○ Chorea-acanthocytosis (chorein mutations)
○ Pantothenate kinase associated neurodegeneration (PKAN)
○ Mcleod syndrome
○ Huntington's disease-like 2 (junctophilin mutations)

貧血
○ Diarrhea-associated hemolytic uremic syndrome
○ Wilson's disease
○ Aceruloplasminemia
○ Lesch-Nyhan syndrome
○ Mitochondrial disease (e.g. Leigh's syndrome)
○ Multiple system atrophy
○ Neuroferritinopathy (low ferritin rather than anemia)
○ Glut1(SLC2A1) mutations
○ triosephosphate isomerase deficiency
○ 3-Oxothiolase deficiency
○ Phosphoglycerate kinase deficiency
○ Gaucher disease

多血症
○ Manganese transporter deficiency
○ Fumarate hydratase deficiency

白血球減少
○ Gaucher disease
○ Fumarate hydratase deficiency

血小板減少
○ Wilson's disease
○ Gaucher disease
○ Methylmalonic aciduria
○ Aceruloplasminenia
○ Manganese transporter deficiency
○ Aicardi-Goutieres syndrome
○ 3-Oxothiolase deficiency

ガンマグロブリン欠乏
○ X-linked agammaglobulinemia (BTK mutations)
○ Mohr-Tranebjaerg syndrome due to DDP1 deletion with contiguous BTK deletion

その他
○ Methemoglobinemia type II

巻末資料

別表 13　他の臓器疾患に伴うジストニア

肝機能障害
- Wilson's disease
- Hepatocerebral degeneration
- Manganese transporter deficiency

臓器腫大（肝脾腫）
- Niemann-Pick type C
- Wilson's disease
- Methylmalonic aciduria
- Aicardi-Goutieres syndrome

腎機能障害
- Methylmalonic aciduria
- Lesch-Nyhan disease
- Diarrhea-associated hemolytic uremic syndrome
- Nephrin mutations (congenital nephrotic syndrome, Finnish type)
- Glutaric aciduria

別表 14　MRI で鉄の沈着を伴うジストニア

疾患	遺伝子	発表	MRI 所見
Autosomal dominant			
Neuroferritinopathy	FTL	2001	May also have t1-t2 hyperintensity and cystic degeneration, asymmetry
Autosomal recessive			
Aceruloplasminemia	CP	1995	Symmetrical hypointensity of basal ganglia, thalamus, and dentate nuclei
Pantothenate-kinase–associated neurodegeneration (PKAN)	PANK2	2008	Eye-of-the-tier sign [REF]
Phospholipase A2-associated neurodegeneration (PLAN)	PLA2G6	2006	May have cerebellar atrophy or white matter changes, MRI normal in some gene-proven patients
Kufor-Rakeb disease	ATP13A2	2006	Brain iron accumulation not always present
Fatty acid hydroxylase-associated neurodegeneration (FAHN)	FA2H	2008	Associated with leukodystrophy, thinning corpus callosum, brain stem and cerebellar atrophy
Woodhouse-Sakati syndrome	C2orf37	2008	Associated with leukodystrophy
Mitochondrial protein-associated neurodegeneration (MPAN)	C19orf12	2011	Hypointensity only in globus pallidus and substantia nigra, rarely eye-of-the-tiger sign
Static encephalopathy of childhood with neurodegeneration in adulthood (SENDA)	WDR45 遺伝子の de novo 変異または伴性劣性	2012	Characteristic slit-like hyperintensity with substantia nigra hypointensity on T1-weighted scans

ジストニア鑑別の手引き

別表 15　基底核病変を伴うジストニア

Acute/subacute onset	Gradual onset（つづき）
INHERITED 　Autosomal recessive 　　○ Glutaric aciduria 　　○ Methylmalonic aciduria 　　○ Leigh's syndrome (eg PDH deficiency) 　　○ 3-Oxothiolase deficiency 　　○ Biotin responsive encephalopathy (thiamine transporter 　　　deficiency) 　　○ Autosomal recessive infantile bilateral striatal necrosis 　　　(can also be gradual) 　　○ Aicardi-Goutiere syndrome 　Mitochondrial 　　○ Leigh's syndrome (eg A2343G mutations) ACQUIRED 　Perinatal brain injury 　　○ Hypoxic-ischemic insult 　Infection 　　○ Japanese B encephalitis 　　○ Mycoplasma 　　○ Herpes simplex (especially infants) 　　○ Human herpes virus 6 　　○ Diarrhea-associated hemolytic uremic syndrome 　　○ Measles 　　○ Cryptococcus 　　○ Toxoplasma 　　○ Prion disease 　Immune-mediated 　　○ Acquired disseminated encephalomyelitis (ADEM) [CHECK] 　　○ NMDAR antibody associated encephalitis (especially 　　　children) 　　○ Sydenham's chorea (atypical) 　Toxic 　　○ Wasp sting 　Vascular 　　○ Stroke 　　○ Moyamoya disease 　Metabolic 　　○ Hypocalcemia 　　○ Hypoparathyroidism 　　○ Uremia with diabetes	ACQUIRED 　Perinatal brain injury 　　○ Hypoxia-ischemia 　　○ Stroke 　Infection 　　○ HIV 　　○ Prion disease 　Immune-mediated 　　○ Multiple sclerosis 　　○ Sydenham's chorea (atypical) 　　○ Juvenile rheumatoid arthritis 　Toxic 　　○ Carbon monoxide (delayed onset) 　　○ Methanol (delayed onset) 　　○ Disulfiram (delayed onset) 　　○ Cyanide (delayed onset) 　　○ Manganese 　　　• Manganese miners 　　　• Welders 　　　• Chronic liver disease (hepatolenticular degeneration) 　　　• TPN 　　　• Ephedrone recreational use 　Vascular 　　○ Cerebral autosomal dominant arteriopathy with subcortical 　　　infarcts and leukoencephalopathy (CADASIL) 　　○ Cavernous hemangioma 　Metabolic 　　○ Hypoxia (often delayed onset) 　　　• Asphyxia 　　　• Perinatal hypoxia-ischemia 　　○ Hyperglycemia (hyperosmolar non-ketotic acidosis, 　　　HONK) 　　○ Hypoglycemia 　　○ Extrapontine myelinosis 　　○ Hypocalcemia 　　○ Hypoparathyroidism 　　○ Hepatolenticular degeneration 　Neoplastic 　　○ Glioma 　　○ Lymphoma 　　○ Germ cell tumor 　　○ Metastatic IDIOPATHIC
Gradual onset	**Sporadic**
INHERITED 　Autosomal dominant 　　○ Huntington's disease 　　○ Autosomal dominant striatal degeneration 　　○ Neurofibromatosis type 1 　Autosomal recessive 　　○ Wilson's disease 　　○ Manganese transporter deficiency 　　○ MEGDEL (3-methylglutaconic aciduria with sensorineural 　　　deafness, encephalopathy, and Leigh-like syndrome) 　　　syndrome (SERAC1 mutations) 　　○ Cerebral creatine deficiency 　　○ GM1 gangliosidosis (adult variant) 　　○ GM2 gangliosidosis (incl. Tay-Sach's disease) 　　○ Succinic semialdehyde dehydrogenase deficiency 　　○ Creatine transporter deficiency 　　○ Hypomyelination with atrophy of the basal ganglia and 　　　cerebellum (H-ABC) 　　○ Nephrin mutations (congenital nephrotic syndrome, Finnish 　　　type) 　　○ Sterol carrier protein X (SCPx) mutations (thalamus and 　　　brainstem) 　　○ Fucosidosis 　Mitochondrial 　　○ Mitochondrial disease (eg Leigh syndrome, Leber's 　　　hereditary optic neuropathy, polymerase gamma 　　　mutations)	○ Multiple system atrophy

巻末資料

● *197* ●

巻末資料

別表 16　MRI で白質脳症を伴うジストニア

基底核病変を伴う
遺伝性
常染色体優性
○ Cerebral autosomal dominant arteriopathy with subcortical infarcts and leukoencephalopathy (CADASIL)
常染色体劣性
○ Phospholipase A2 associated neurodegeneration (PLAN)
○ Fatty acid hydroxylase associated neurodegeneration (FAHN)
○ Woodhouse-Sakati syndrome
○ Leigh's syndrome (complex 1 deficiency)
○ Hypomyelination with atrophy of the basal ganglia and cerebellum (H-ABC)
○ Sterol carrier protein X (SCPx) mutations
○ Glutaric aciduria
○ Cerebroretinal microangiopathy with calcifications and cysts
○ Fucosidosis
○ Aicardi-Goutieres syndrome
ミトコンドリア
○ Leigh's syndrome (various mutations)
後天性
感染
○ Progressive multifocal leukoencephalopathy
自己免疫
○ Acquired disseminated encephalomyelitis (ADEM)
基底核病変を伴わない
遺伝性
常染色体優性
○ Alexander disease (GFAP mutations)
常染色体劣性
○ Globoid leukodystrophy (Krabbe's disease)
○ Metachromatic leukodystrophy
○ Complex 1 deficiency
○ POL III-related leukodystrophies
○ Megalencephalic leukoencephalopathy with subcortical cysts (MLC)
○ Glutaric aciduria
○ Xeroderma pigmentosum
ミトコンドリア
○ Complex 1 deficiency
伴性
○ X-linked adrenoleukodystrophy
○ Pelizaeus-Merzbacher disease (PMD)
○ Allan-Herndon-Dudley syndrome (monocarboxylate transporter 8 mutations, MCT8)
後天性
周産期脳外傷
○ Periventricular hemorrhage
○ Perinatal stroke
感染
○ HIV infection
中毒性
○ Heroin inhalation ("chasing the dragon")

198

ジストニア鑑別の手引き

別表 17　基底核石灰化を伴うジストニア

遺伝性
常染色体優性
○ Fahr disease (phosphate transporter 2 deficiency mutations in ~ 50%)
常染色体劣性
○ Leigh's syndrome (eg PDH deficiency)
○ Aicardi-Goutieres syndrome
○ ADAR1 (adenosine deaminase acting on the RNA 1 gene mutation)
○ Cockayne syndrome
○ Cerebroretinal microangiopathy with calcifications and cysts
ミトコンドリア
○種々の変異
染色体異常
○ Down syndrome (trisomy 21)
○ Chr 10p deletion

後天性
代謝性
○ Hypocalcemia
○ Hypoparathyroidism
感染
○ Cysticercosis

巻末資料

別表 18　MRI で正常か全般性脳萎縮を伴う進行性ジストニア

認知障害を伴わない
常染色体優性
○ Rapid onset dystonia-parkinsonism (ATP1A3 mutations)
○ AD dopa responsive dystonia (Segawa disease) due to GTP cyclohydrolase I mutations
○ DYT1 (torsin 1a mutations)
○ DYT6 (THAP1 mutations)
常染色体劣性
○ Parkin (PARK2)
○ PINK1 mutations (PARK6)
○ DJ-1 mutations (PARK7)
○ FBXO7 mutations
伴性
○ DYT3 (DYT/PARK-TAF1) (TAF1 遺伝子変異)　ただし進行期には基底核病変
精神発達遅滞を伴う
常染色体優性
○ KMT2B 遺伝子変異（microcephaly）
常染色体劣性
○ Homocystinuria
○ STUB1 mutation（ataxia, chorea）
伴性
○ Lesch-Nyhan disease
進行性の認知機能障害を伴う
遺伝性
常染色体劣性
○ Neuronal ceriod lipofuscinoses
○ Niemann-Pick Type C
○ Gaucher's disease
○ Kufor-Rakeb disease (PARK9 due to ATP13A2 mutations) (some have NBIA)
○ Phospholipase A2 associated neurodegeneration (PLAN) (most have NBIA or leukoencephalopathy)
伴性
○ Mohr-Tranebjaerg syndrome (DDP1 gene mutations)
特発性
孤発性
○ Progressive supranuclear palsy—局所性萎縮を伴いうる
○ Corticobasal degeneration—局所性萎縮を伴いうる
T1,T2 では正常だが特殊な撮像で異常
遺伝性
常染色体劣性
○ Some NBIAs (eg PLAN)—鉄の沈着
○ Cerebral creatine deficiency syndromes—MRS
後天性
感染
○ Prion disease—DWI を要することがある

200

ジストニアコンソーシアム　ホームページの案内

ジストニアコンソーシアムホームページは以下の URL となります.
　http://neuro-tokushima.com/dystonia.html

ジストニア患者の支援の会のリストやリンクも上記に掲載しています.

巻末資料

索 引

欧文

A

abductor hypoactivity 100
abobotulinumtoxinA 39
acquired dystonia 10
action dystonia 2, 6
acute dystonia 165
acute dystonic reaction 165
adductor hyperactivity 100
apraxia of lid opening 67

B

bent spine 150
bent spine syndrome 87
beta-propeller protein-associated neurodegeration（BPAN） 146
blepharochalasis 67
camptocormia 41, 87, 150, 153, 155
Cobb 角 155
combined dystonia 9
corticobasal syndrome（CBS） 138
Creutzfeldt-Jakob 病 138

D

de novo 変異 13, 24
Dromedarshaltung 131
dropped head 87
Dysport® 39
dystonia-plus syndrome 9
dystonic movement 2, 19
dystonic posture 2, 19
dystonic storm 131, 174
DYT1（DYT-*TOR1A*） 5, 13, 24, 26, 142
DYT3（DYT/PARK-*TAF1*） 26
DYT5（DYT/PARK-*GCH1*） 13, 24, 26, 142
DYT6（DYT-*THAP1*） 26, 142
DYT10（PxMD-*PRRT2*） 24, 26
DYT11（DYT-*SGCE*） 13, 24, 28
DYT23（PxMD-*CACNA1B*） 24
DYT25（DYT-*GNAL*） 28

DYT28（DYT-*KMT2B*） 28

E

electrotherapy 84
embouchure dystonia 69
EMG biofeedback training 84

F

familial dystonia 10
focal dystonia 8

G

generalized dystonia 9
GPi-DBS 45

H

heredodegenerative dystonia 9
idiopathic dystonia 10
Immobilization 107
incobotulinumtoxinA 39
inherited dystonia 10
intrathecal baclofen（ITB） 43, 135
isolated dystonia 9

J

Jankovic 評価スケール 55
jaw closing spasm 69
jaw opening spasm 69

L

L-dopa 37, 157

M

Meige 症候群 56
morning benefit 19
multifocal dystonia 9
muscle afferent block（MAB） 41, 71
muscular elongation 84
musician's cramp 115

203

索　引

N

neurodegeneration with brain iron accumulation
（NBIA）　28, 146

O

occupational cramp　115
occupational dystonia　115
oculogyric crisis　165
onabotulinumtoxinA　39, 67
opisthotonus　131

P

paradoxical vocal cord movement　101
patterned movements　6
Pisa 症候群　87
pleurothotonus　87
postural exercises　84
pretarsal blepharospasm　67
primary dystonia　9
Pseudodystonia　22

R

repetitive TMS（rTMS）　47
rimabotulinumtoxinB　39

S

segmental dystonia　9
sensory trick　6
sensory-motor disintegration　5
spasmodic dysphonia（SD）　93
sporadic dystonia　10
static encephalopathy of childhood with neurodegen-
　eration in adulthood（SENDA）　146
status dystonicus　131, 174

T

tardive dystonia　165
tardive syndrome　165
task-specific　6
task-specific dystonia　115
TorontoWestern Spasmodic Toriticollis Rating Scale
　（TWSTRS）　75
transcranial direct current stimulation（tDCS）　47
transcranial magnetic stimulation（TMS）　47, 107
transcutaneous electrical nerve stimulation（TENS）
　107, 113

Tsui 評価スケール　75
typist's cramp　115

V

vocal cord dysfunction　101

W

Wilson 病　145
withdrawal emergent syndrome　166, 169

X

Xeomin®　39

Y

yps　115

和文

あ

アンブシュア　123

い

一次性ジストニア　9
遺伝性ジストニア　10, 13, 24, 26, 142
遺伝性変性ジストニア　9

う

運動ループ仮説　15

お

オーバーフロー現象　15
音楽家　115, 121, 122, 123, 124
音声訓練　95

か

開眼失行　67
開瞼失行　67
下肢ジストニア　126, 128, 129
歌唱者の喉頭ジストニア　101
家族性ジストニア　10
カルバマゼピン　164
感覚トリック　6, 15
眼球回転発作　165
眼瞼痙攣　54, 58, 60, 62, 63, 65
眼瞼弛緩症　67
眼瞼手術　58

204

索　引

顔面神経切除手術　63
眼輪筋切除術　58, 63

き
奇異性声帯運動異常　101
急性ジストニア　165, 168
急性ジストニア反応　165
共収縮　15
局所性ジストニア　8
筋トーヌス　19

く
首下がり症候群　87
クラッチ眼鏡　65, 68
グルコーストランスポーター1欠損症症候群
　（GLUT-1DS）　146
クロナゼパム　37, 60

け
経頭蓋磁気刺激　47, 107
経頭蓋直流電気刺激　47
痙性斜頸　73, 75, 78, 80, 82, 84
経皮電気刺激法　107, 113
頸部ジストニア　73
痙攣性発声障害　93
瞼板前部型眼瞼痙攣　67

こ
口顎部ジストニア　69
後弓反張　131
甲状軟骨形成術　96
甲状披裂筋切除　96
後天性ジストニア　10
喉頭ジストニア　93, 95
抗ドパミン薬　60
腰曲がり　87
固定ジストニア　119
孤発性ジストニア　10
孤立性ジストニア　9

さ
羞明　65

し
ジストニア運動　2, 19
ジストニア姿勢（姿位）　19
ジストニア重積状態　131, 136, 174

ジストニア・プラス症候群　9
自然寛解率　34
舌ジストニア　69
社会資源　178
遮光眼鏡　65, 68
就業　51
手術治療　45, 63, 82, 111
上眼瞼眼輪筋切除術　63
症候性喉頭ジストニア　100
上肢ジストニア　102, 106
小児発症　142
職業性ジストニア　115
職業性攣縮　115
食事制限　51
書痙　102, 106, 115
心因性ジストニア　10, 176
神経可塑性　16
進行性核上性麻痺　161
振戦　104

す
睡眠　51
スポーツ選手　115

せ
声帯機能不全　101
瀬川病　13, 24, 142
脊髄小脳変性症　161
全身性ジストニア　9, 131, 133, 135
前頭筋吊り上げ術　63

そ
奏楽手痙　115
装具　65
側反弓　87
ゾルピデム　37, 78

た
体幹前屈　150
大脳基底核　15
大脳皮質基底核変性症　161
タイピスト攣縮　115
多系統萎縮症　160
多巣性ジストニア　9

ち
遅発性ジストニア　165, 169

205

索　引

遅発性症候群　165
治療アルゴリズム　35

て
定位脳手術　135
テトラベナジン　78

と
動作性ジストニア　2
動作特異性ジストニア　115
特発性呼吸性喉頭ジストニア　101
特発性ジストニア　10
ドパミン拮抗・枯渇薬　37,78
トリヘキシフェニジル　60,78

な
ナーブロック®　39
内服療法　37

の
脳深部刺激療法（DBS）　23,45,58,107
脳性麻痺　148
脳内鉄沈着神経変性症　28

は
パーキンソン病　150,153,155,157
バイオフィードバック法　113
バクロフェン　37,78
バクロフェン髄注療法　43,135
針筋電図　23,86
ハンガー反射　84
反復経頭蓋磁気刺激　47

ひ
ビオプテリン代謝異常症　145

ヒトコブラクダ様姿勢　131
評価スケール　180
病型分類　8
表面筋電図　23

ふ
複合性ジストニア　9
扶助　178
分節性ジストニア　9

へ
片側性ジストニア　137,138,140

ほ
発作性ジストニア　163,164
ボツリヌス治療　39,58,62,75,80,106,109,135
ボトックス®　39,67

み
ミオクローヌス・ジストニア　13
ミトコンドリア異常症　146

め
メキシレチン　37,78

や
薬剤性ジストニア　165,168,171
薬物離脱時症候群　166,169

り
リハビリテーション　49,84,113,136

ジストニア診療ガイドライン 2018

2018 年 6 月 5 日　第 1 刷発行	監修者　日本神経学会
2022 年 8 月 15 日　第 2 刷発行	発行者　小立健太
	発行所　株式会社　南 江 堂

〒113-8410　東京都文京区本郷三丁目 42 番 6 号
☎(出版)03-3811-7236　(営業)03-3811-7239
ホームページ http://www.nankodo.co.jp/
印刷・製本　真興社

© Societas Neurologica Japonica, 2018

定価は表紙に表示してあります.
落丁・乱丁の場合はお取り替えいたします.
ご意見・お問い合わせはホームページまでお寄せください.

Printed and Bound in Japan
ISBN978-4-524-24818-6

本書の無断複製を禁じます.

JCOPY 〈出版者著作権管理機構　委託出版物〉

本書の無断複製は,著作権法上での例外を除き禁じられています.複製される場合は,そのつど事前に,
出版者著作権管理機構 (TEL 03-5244-5088,FAX 03-5244-5089,e-mail: info@jcopy.or.jp) の許諾
を得てください.

本書の複製(複写,スキャン,デジタルデータ化等)を無許諾で行う行為は,著作権法上での限られた
例外(「私的使用のための複製」等)を除き禁じられています.大学,病院,企業等の内部において,業
務上使用する目的で上記の行為を行うことは私的使用には該当せず違法です.また私的使用であって
も,代行業者等の第三者に依頼して上記の行為を行うことは違法です.